中医师承学堂

金谷子讲伤寒论

口述　高继平
整理　徐　莉

中国中医药出版社
·北京·

图书在版编目(CIP)数据

金谷子讲伤寒论 / 高继平口述;徐莉整理. --北京:中国中医药出版社，2013.4（2024.10 重印）
(中医师承学堂)
ISBN 978-7-5132-1315-8

Ⅰ. ①金… Ⅱ. ①高… ②徐… Ⅲ. ①《伤寒论》-研究 Ⅳ. ①R222.29

中国版本图书馆 CIP 数据核字(2013)第 015877 号

中 国 中 医 药 出 版 社 出 版
北京经济技术开发区科创十三街 31号院二区 8 号楼
邮政编码 100176
传真 010 64405721
北京盛通印刷股份有限公司印刷
各地新华书店经销
*
开本 880×1230 1/32 印张 14.875 字数 333 千字
2013 年 4 月第 1 版 2024 年 10月第 2 次印刷
书 号 ISBN 978-7-5132-1315-8
*
定价 35.00 元
网址 www.cptcm.com

服务热线 010 64405510
购书热线 010 89535836
书店网址 csln.net/qksd/
官方微博 http://e.weibo.com/cptcm

作者简介

金谷子，本名：高继平。男，1965年生。1987年毕业于北京中医学院（现北京中医药大学）六年制本科，毕业后于中国医学科学院中国协和医科大学从事中西医结合临床，对血液病、血管血栓病、结缔组织病、各种微循环障碍相关的疾病进行中医和中西医结合治疗，曾参与相关的国家科研课题。其间随协和医科大学客座教授日本汉医高岛基史博士做临床研究生三年，专业方向是针灸。工作十年后，回山东潍坊。从村里开始做个体中医，进行中医全科的基础诊疗。先后到镇区、县城开办中医诊所，综合应用中医各项技术，独立诊疗各科杂病。

2006年以来，以网名金谷子在网络上发表一些中医见解和临床病例的讨论，2008、2009年，应邀先后在潍坊、苏州举办过两届中医经方学习班，讲述自己临床应用经方的经验。

独立行医以来，潜心研究了《内经》《伤寒论》《金匮要略》，并在临床带教中向学生讲解。结合在基层工作的数十万人次的诊疗经验，引导学生学经典，并熟练应用经方和经典的针灸方法治疗疾病。

前　言

历来诸家注《伤寒论》，多偏于于理论的解析，理论的解释虽然不无意义，也可以有助于从理的层面上解释病机。但在临床实践中，在具体操作上，我们遵从什么样的具体指征来应用这部方书治病？从一个临床医生的角度，从可操作的层面入手，直接落实到实践中来，是我结合这些年自己的临床实践，讲解《伤寒论》时所着重讨论的。

仅自《伤寒论》来说，是“辨某病、脉、证、并治”，后来说是“辨证论治”的始祖，不错，但首重的辨病［编者按：此处所说“病”，指辨太阳病之类（非辨糖尿病、高血压之病名也），乃传统所说“辨证论治”之意；此处所说“证”，乃“脉证并治”中的证，古代证、症通用，此“证”指具体症状］。

辨病，先于辨证（同症）。

辨病，先辨阴阳。

阴阳中再分三阴三阳。（如六经说、六病说似皆欠妥，不过是阴阳和阴阳的再分）

辨脉，是独列的一项，定表里、定虚实的关键。

辨证（同症），就是辨一个个具体的症状、体征表现，就是病人能感觉到的，医生能看得到的，这样就具体了。

病、脉、证（同症）辨明了后，如何治，还要再辨。有一方治多病、脉、证（同症），有多方治同一证（同症）、脉。层层细析，具体落实。《伤寒论》虽是个历经多次编注的古卷，但从中还是能看出文章的对举、排列的格式。

关于“证”和“症”二字，现代中医有个区分。传统中医中是一个字，无区别，都是具体的症状、体征、证据，故在本书中，不做区别。这个概念弄清，对认识传统有意义。

个人认为，本书有别于我所见的其他书的特点，可能有以下几点：

1.一切随从“善言理者，必验于实”的理念，从临床治验后，反过来再解读《伤寒论》。

2.辨病、脉、证、治，是分层递进的一个思维层次。临床要遵守，才会由大到小、由粗到细、及至治疗的落实肯定。

3.这个由辨病到治病的方法，以伤寒病为示例，可及于一切病。

4.文章本身有结构层次，有彼此详略。通篇结合，以经解经的方法，更能不杂己意，从经求真。

5.《伤寒论》就是临床操作的标准手册，可以重复得验。

简单说：是讲临床实战后的，不是空来空去的理论解说；是辨病、脉、证、治层次的，不是方症相应、“六经是什么、不是什么的”。辨病（六经病），重于辨证（通症）的。

《伤寒论》现存的版本是有结构的，“选读”、“重编次”会失去一些东西。本讲稿定位在给临床一线的医生、学生、学《伤寒》觉得困难入不了门的，或是学了后和临床挂不上钩联系不起来看不了病的人看的。

本讲稿是由苏州徐莉同学（网名女儿渡）不辞劳苦，根据录音整理而成，同时参考了浙江台州何忠明（网名本为树根）整理的部分资料。并联系出版社刘观涛老师、魏杰老师给予指导，在此深表感谢。由于是口语实时讲述，我只做了个别的文字修改，为求达意，粗俚之语在所难免。倘使此讲能有益于读者临床疗效的提高，或能切实地看待《伤寒论》，我就很知足了。

高继明

2012.12

目 录

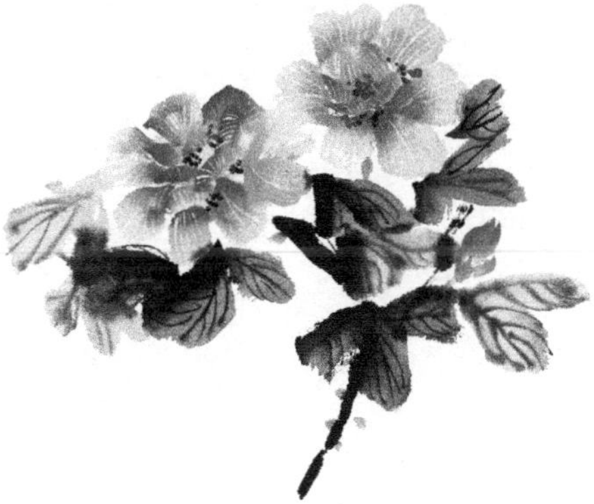

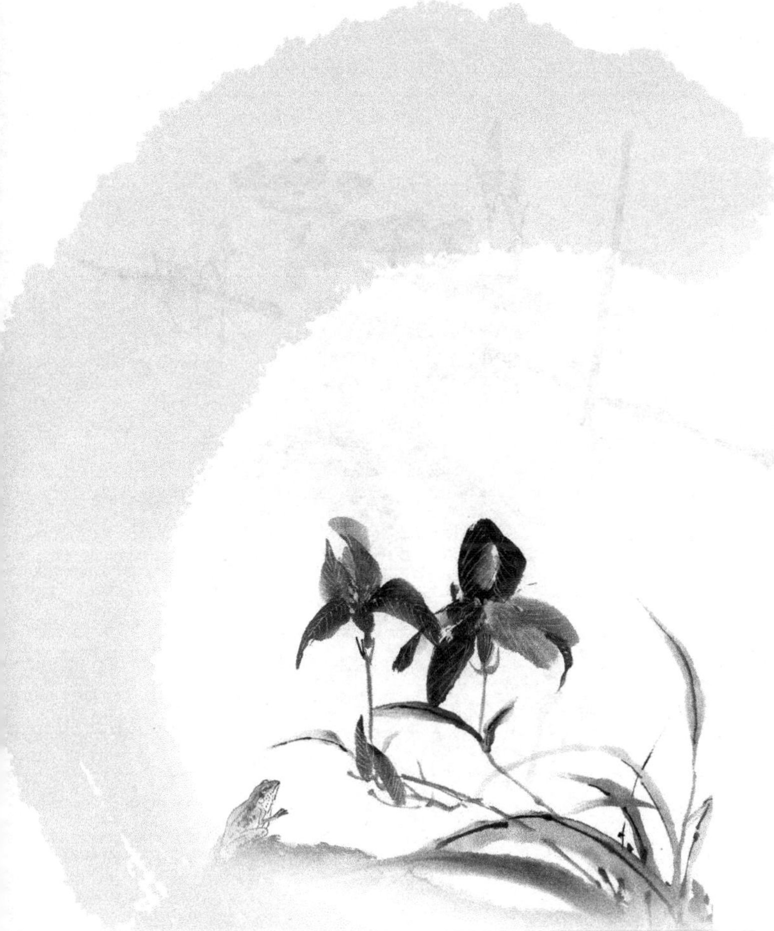

《伤寒杂病论》原序

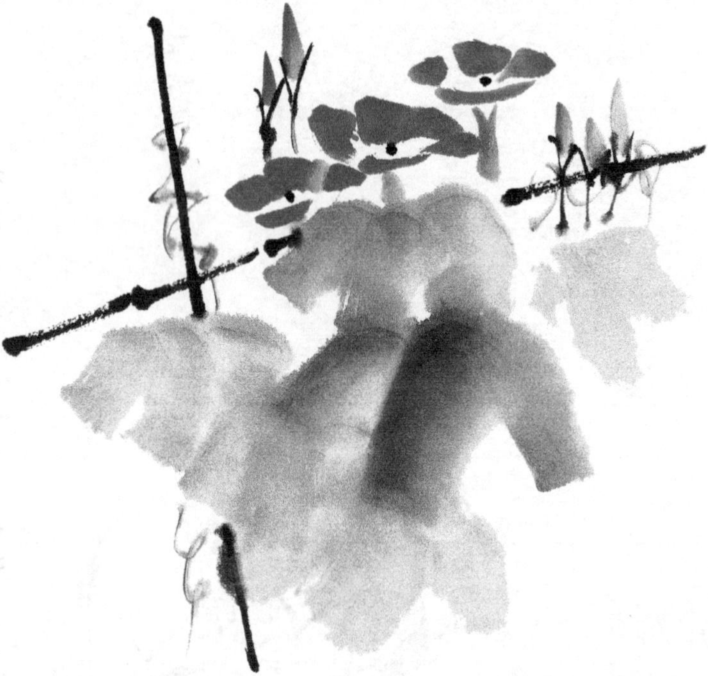

先说《伤寒杂病论》这本书。这本书的版本流传过程，有许多考证。现在看到的版本一般指的是明本，明本是根据宋朝的版本来整理的。宋本是不可见的。再以前的时候到唐朝孙思邈，那时候就提到见的不全了，提到“江南诸师，秘仲景之方而不传”。再往上到晋朝太医令王叔和做了第一次整理，那时候叫《伤寒杂病论》（查：原撰《伤寒杂病论》十六卷中的“杂病”部分。经晋王叔和整理后，其古传本之一名《金匮玉函要略方》，共3卷，上卷为辨伤寒，中卷则论杂病，下卷记载药方。后北宋校正医书局林亿等人根据当时所存的蠹简文字重予编校，取其中以杂病为主的内容，仍厘定为3卷，改名《金匮要略方论》。全书共25篇，方剂262首，列举病证60余种。所述病证以内科杂病为主，兼有部分外科妇产科等病证，包括伤寒论和杂病的一部分。后来就分成了两册，一本是 《伤寒论》，再一本叫《金匮要略方论》。

到宋朝的时候有人重新做了整理。在流传过程中，有人认为前面的平脉法之类，属于后人加上去的。到清朝的时候，有人认为是晋朝王叔和加上去的，甚至可能是宋朝时加上去的。现在根据出土的文献和考证来看，这个说法不确切。

现在看到的整理的版本一般就是所说的叫“六经净本”，我们的讲述，也是从“六经净本”开始。

具体的版本之事，不是搞学问的研究，就不深入地去探讨这个问题了。大家可以看看资料，自己就知道了。但是张仲景的原序一直保存着，所以有必要看看。这里面谈到了好多的写作过程和当时的情况，对于认识整个《伤寒论》非常有必要。

论曰：余每览越人入虢之诊，望齐侯之色，未尝不慨然叹其才秀也。

开篇发论的时候谈的是一个历史故事。越人，大家都知道秦越人——扁鹊。“入虢之诊”就是给虢太子看病的那个故事，在《史记·扁鹊仓公列传》上记载着。“望齐侯之色”也是《史记》上的一个故事。从这里可以看出，首先张仲景尊崇前世名医的治病经验，重视看前人的医案。感叹“才秀”，得有一定的聪明才智才能做一个医生。提到了入虢之诊的脉诊和望诊。这个提法说明张仲景重视色脉。然后笔锋一转谈到了当时的现状。

怪当今居世之士，曾不留神医药，精究方术，上以疗君亲之疾，下以救贫贱之厄，中以保身长全，以养其生。

当时，看来对医药不够重视。是个什么样的情况呢？

但竞逐荣势，企踵权豪，孜孜汲汲，惟名利是务。

争名夺利，古来如此，世人皆然，不独汉代。汉前也好，汉后也好，现代也好，不乏其人。但是张仲景所处的时代正是一个混乱的年代，东汉末年，各方势力相互征战。在乱世的时候，这个情况尤为明显。

崇饰其末，忽弃其本，华其外而悴其内。皮之不存，毛将安附焉？

你名再高，利再多，一生病，全完。可是人在追逐名利的时候不考虑这个东西，躺在病床上再后悔，那就晚了。

卒然遭邪风之气，婴非常之疾患，及祸至而方震栗。

等到有了病了，才知道害怕。

降志屈节，钦望巫祝，告穷归天，束手受败。

那时候再求神告鬼的，统统不管用了。

赍百年之寿命，持至贵之重器，委付凡医，恣其所措。

把自己的病，随便找个医生看看，由他摆布去吧！

咄嗟呜呼！厥身已毙，神明消灭，变为异物，幽潜重泉，徒为啼泣。

治不好，你完了，都晚了。

痛夫！举世昏迷，莫能觉悟，不惜其命，若是轻生，彼何荣势之云哉？

在乱世的时候，都不顾性命，看到机会比较多，都去争那些名利去了。人要是生命一完的话，你的荣势又在哪里呢？全没了。

而进不能爱人知人，退不能爱身知己，遇灾值祸，身居厄地，蒙蒙昧昧，惷若游魂。

这是说：不论是谁，后果危险。

哀乎！趋世之士，驰竞浮华，不固根本，忘躯徇物，危若冰谷，至于是也！

继续感叹对生命的不重视。下面叙述了一个具体的事件。

余宗族素多，向余二百。

他们老张家那一门、那一户很大。一直以来保持二百以上的人口。

建安纪年以来。

从汉代建安年间以来。

犹未十稔。

不到十年的工夫。

其死亡者，三分有二。

二百人死了三分之二，那得多少人？一百四五十人吧。

伤寒十居其七。

而得伤寒病占了百分之七十。那么这里就有一个问题，一个具体的问题：这个伤寒到底是什么病？一般根据张仲景提到的“撰用《素问》”，考证的依据是《素问》：“凡热病者，皆伤寒之类也”和《难经》的说法：广义的伤寒包括：伤寒、中风、温病；还有狭义的伤寒，就是和中风并列的热病中的一种。那么到底张仲景指的伤寒是什么呢？是哪一种伤寒，广义的也好，狭义的也好，能引起这么高的死亡率来？在当时，建安纪年以来的十年间，在张仲景的家乡，在他的家族内部发生了什么事件导致了这么高的死亡率？这确实是一个问题。单纯一个病引起这么高死亡率来的，在历史上确实发生过。有人考证根据这个死亡情况和张仲景提到的传变情况和伤寒六病的表现过程，结合现代的认识，有人提出来说这个病就是鼠疫。

现在鼠疫被国家列为传染病的01号，02号是霍乱。鼠疫是烈性的传染病，是通过鼠疫杆菌来传播的。去年看到在藏区和青海的牧区，通过老鼠传播有散发的鼠疫，政府非常重视，及时上报采取措施，进行隔离治疗，才没有导致大的传播。

在中国的历史上最后一次爆发的鼠疫，在东北、河北、山东一带，是这些地区的人到蒙古草原，去挖那个水獭（一种啮齿类动物）。染上鼠疫的人们在回家的途中，沿途散播，死了成百上千万的人。最后采取了隔离封闭的措施，采用了一个留德的医学博士的方法，最终控制住了。在欧洲的历史上曾经有过鼠疫流行，他们采用的方法是在村庄的周围挖壕沟，把人隔离起来，然后用火烧掉这个村庄。

因为历史上没有更多明确的记载，现在只能推测，根据这个病证，根据这个死亡率，进行推测。可以想象当时的社会背景，军阀征战的时候，北方地区最终被曹操统一起来称为魏，南方被孙权、刘备割据成为三国时代，这正是张仲景生活的年代。军阀的混战，你来我往，战争时候必须动用大量的物资、粮食，人吃不上饭，军民死伤众多，尸体不能及时有效处理，老鼠要是吃不上饭，怎么办？只能吃人肉，这是很可能的。恶鼠到处流窜，通过老鼠身上的跳蚤之类，导致鼠疫的发生，完全符合历史的条件。结合这个死亡率，现代人考证是鼠疫，具有相当高的可信度，但也不能作定论，为什么？因为缺乏更多的证据。再一个，这个东西如果仅仅是指鼠疫的话，这个病很少见，现在国家采取的控制措施比较好，这个疫病不是很大。当然如果说它不是鼠疫，同样缺乏证据。

《伤寒论》也好，中医也好，治病的时候，并不是仅仅着眼于一个病来治，而是着眼于它的共性，无论什么菌，什么致病微生物，对人体造成的损害所形成的状态。《伤寒论》这部书，后面便会提到用三阴三阳归类的方法，你可进行治疗。所以这个呢，知道了解推测，不知道也没有关系。增加一些认识，了解一下别人的研究，开阔一下视野。下面是一些感慨。

感往昔之沦丧，伤横夭之莫救，乃勤求古训，博采众方。

“勤求古训，博采众方”这句话学中医的人都熟悉。有感于当时医药卫生情况的落后，“勤求古训”并没有说是研究创新，是继承性的。这也提示了一种学习方法，要勤奋学习古来的经验和教训。“博采众方”这里并没有说创研新方。“博采”，广泛采取多家的方剂。这里明确地说明他的方子是搜集来的众家的方剂。

在汉以前的时候就有经方家，经方家就是以传承有效的方子行医的医家，而张仲景只是把它们收集起来。后来所谓的经方单纯指张仲景经典的方子，也就是《伤寒杂病论》的方子。这个概念是狭义的。广义的经方，指的是传承的经验有效的方子。

经方家和医经家是并列的，《汉书·艺文志》中记载，当时的经方家不止一家，有许多家。其中有效的方子，依赖张仲景的《伤寒杂病论》流传至今。虽然在历史上有些时代找不到了，但最终我们能看到有效的、完整的文字版本。这就是当时的经方，而不是后来尊张仲景的方子为经方。张仲景收集的时候，这些方子已经不知道流传了多少年了。流传的方式一个是可以文字流传，再一个是口头流传。那么是否在人类没有文字之前就开始流传了呢？可以这么猜想。有人类，人类要吃饭，那就要接触自然，接触天然的动植物、矿物，那么人类对这些动物、植物、矿物的知识积累到底有多少年呢？可能伴随人类同时存在。曾经看到一个电视，说在一个丛林中的猴子都会用药，怎么用药呢？吃木炭，当地山中烧木炭的经常发现木炭丢失，结果是被猴子偷了，偷来干什么呢？治胃痛。有了这个木炭以后猴子的食谱扩展了，以前从来不吃的一种树叶，据说吃了这种叶子会引起猴子腹痛，一腹痛，用木炭可以解，后来猴子就偷这个木炭，还把它储备起来，一吃这种树叶，猴子就啃木炭。动物都有这种本能，那么人呢？不比动物差甚至更聪明，文字史才多少年？三千年、五千年，可人类史呢？是几百万年，怎么传承？口头传承和文字传承都包括。所以说这个中医药除了文明史以外可以追溯到远古，自从有人类诞生以来，人就需要吃饭，需要同自然界打交道。这种经验是辈辈相传的，不会灭绝，总会代有其人。所以对经方的重视，绝对不能和从单纯的理论研究想象创制的方子列在同一个位置上。应该看到这是人类文明的结晶，这是最宝贵的东西。张仲景写作时，还是依据了好多文字资料。

撰用《素问》《九卷》《八十一难》《阴阳大论》《胎胪药录》并《平脉辨证》，为《伤寒杂病论》，合十六卷。

《素问》不用说了，就是《内经》的素问部分。《九卷》指的是《灵枢经》又叫《针经》。《八十一难》是秦越人的《难经》。《阴阳大论》《胎胪药录》并《平脉辨证》，现在不好考证了。所以文献赖张仲景的《伤寒杂病论》得以保存一部分，更多的是遗失了。

虽未能尽愈诸病。

虽然不可能治好所有的病。

庶可以见病知源。

但是你可以看这些病共同的表现，知道病机上是怎么引起来的，知道病源。

若能寻余所集，思过半矣。

你照这个方法去思考的话，可以治疗大部分的疾病。下面的一段讲的是医理。

夫天布五行，以运万类，人禀五常，以有五脏。

说天，五行。说地，生万类。然后说的人禀五常，然后提到五脏。

经络府俞，阴阳会通，玄冥幽微。

人的结构非常微妙。

变化难极。

不断变化，很难细致到生命的根源和根本，所以叫“难极”。

自非才高识妙，岂能探其理致哉？

除非特别聪明的人，很难研究到极高的最细致的地方。

上古有神农、黄帝、岐伯、伯高、雷公、少俞、少师、仲文。

这是说古代的传承医家的祖宗。

中世有长桑、扁鹊。

《史记》中记载扁鹊的老师叫长桑君。

汉有公乘阳庆及仓公。

《史记·扁鹊仓公列传》记载有仓公，是汉代的名医。

下此以往，未之闻也。

在汉朝的时候，当时著名的医生他能听到这些，华佗和张仲景基本是同时代的，在当时并不是很出名，所以他没有提到，“未之闻也”。然后反观现实。

观今之医，不念思求经旨，以演其所知。

医生要读经，注重经典，思求经旨。你不研读经典，那么你的知识体系很难连贯起来，很难“演其所知”啊。

各承家技，终始顺旧。

守着那两个家传秘方，死死不动，有效这样治，没效也这样治。一个固定方案，一个诊疗常规。现在有些医院如果不搞科研进取，吸收成熟技术，也容易有这个问题。

省疾问病，务在口给。

问你了，什么病啊？做个透视看看，比如肺结核一个方案，大叶性肺炎一个方案，现在靠仪器，过去只是问。这是说不要这么粗略。

相对斯须，便处汤药。

你一问是什么病，就给开汤药了，不进行详细地检查。

按寸不及尺，握手不及足；人迎、趺阳，三部不参。

从这里可以看出来张仲景是用三部遍诊法，寸指的是什么？是寸口脉，尺指的是尺肤。手、足、人迎、趺阳，这明显是《内经》中的遍诊法。

动数发息，不满五十。

说的是摸脉的时间太短，像结脉、代脉这样有间歇的脉，你就看不出来。现代医学诊断也是这样，做心电图，心电图发现不了的，可以背一个二十四小时动态心电图，可以捕捉一昼夜心跳的情况，最快的心率、最慢的心率、间歇的次数和异常的波形。这些检查都可以参考，并不能说这样就不是中医了，至少你可以知道有这个结代的情况。

短期未知决诊。

时间短了不能做出正确的诊断。

九候曾无仿佛；明堂阙庭，尽不见察，所谓窥管而已。

你不进行长期的、细致的、全面的脉诊和色诊同时的检查，那就叫“窥管”。所以看病要综合地看，不要光看一个寸口脉就在那里想象。从《内经》到《难经》一直到张仲景，从来没有这个说法，仅凭一个脉去演绎，那是很不负责任的态度。有时病人用脉诊来考医生，其实他不可能蒙上你的眼睛来考，人一进门就可以看出好多东西来。“明堂、阙庭”鼻子什么样都可以看得见，不可能都戴口罩、戴眼镜，就是戴着眼镜鼻子也露在外面。

夫欲视死别生，实为难矣！

诊断不详细，要想知道生死预期是很难的，单凭一个脉是不全面的。

孔子云：生而知之者上，学则亚之。

什么是生而知之？不是什么都知道，知道吃奶、知道哭、知道大小便，这就是上，就是天然的、不用学的。学则亚之，而有些知识是需要学习的。

多闻博识，知之次也。

靠听、靠记，比如：这东西治什么病，那个东西治什么病，这些人类的经验是要学习的。

余宿尚方术，请事斯语。

方术应该博闻、博识，需要学习才可以掌握，所以“请事斯语”，这绝对不是生下来就会的。就是说要当个医生学点技术，要下工夫学习，天生聪明不可恃，除了生下来就会吃奶等以外，其他的都得学习。

千万不要以为我特别聪明，什么都不用学习，我明白一套理论就可以自由组方了。你的东西和人类长期积累的经验无法比较，不是不对，效果不同。这是一个大问题。假如说我们学习了一套中医理论、中药理论、方剂理论、诊断理论、辨证论治的理论和临床的理论，就去对病人凭想象开方，或许有效，或许无效。好多从中医学院出来的学生有这个过程。我也是走过这个过程的。我特别要强调：与其自己想象着开方，不如先踏实地把经典学扎实学牢固。学上一点根本，那你用起方子来大不一样。出手有把握、有根基、敢肯定、能预期的还是经方、经验集成的方子。个人的经验穷一生精力能试几个人？何况人是不能试的。有老师，随老师学，有家传秘方好好守着，没有的怎么办？跟经典学，经典是大家共同的老师，是共同的祖宗所传的真正的祖传秘方。

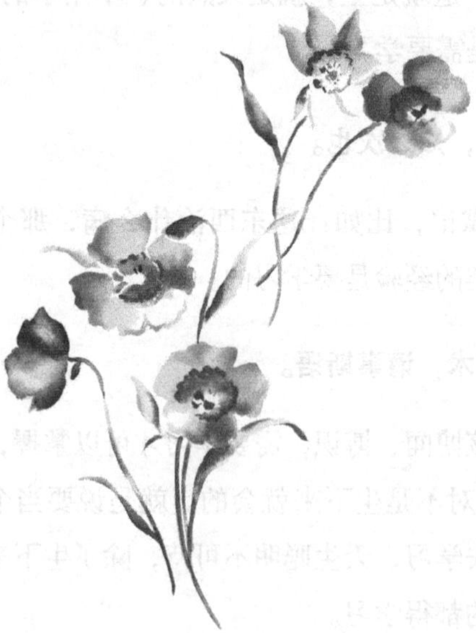

辨太阳病脉证并治（上）

合一十六法，方十四首。

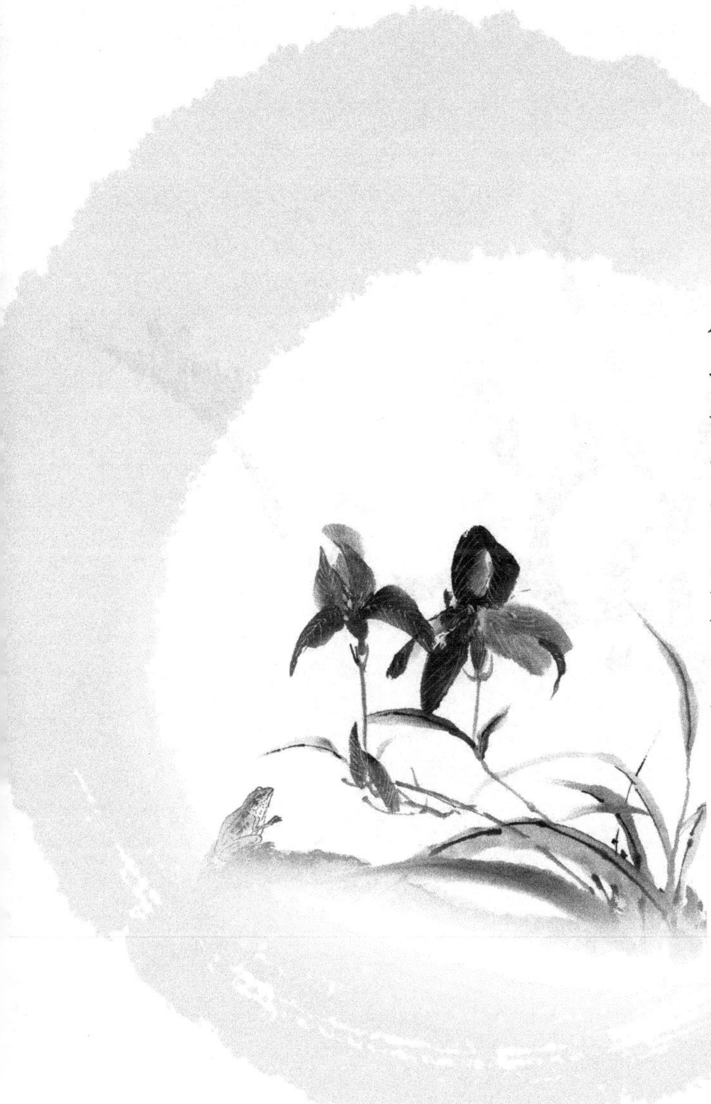

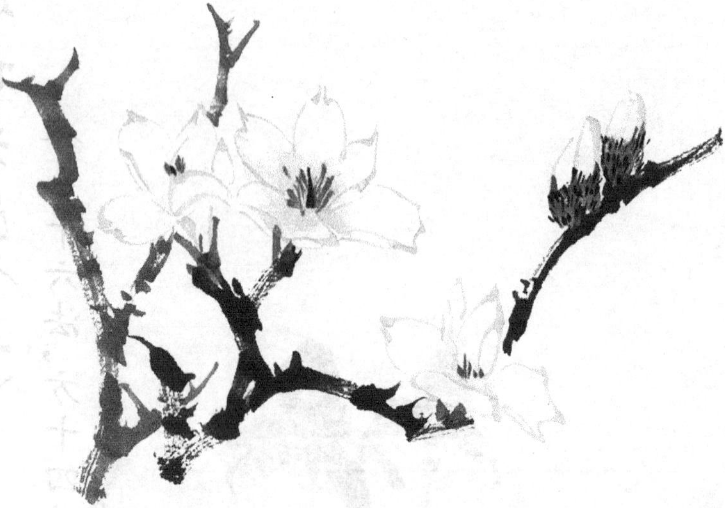

题目格式：辨：病、脉、证并治。

1. 首先辨病——病有很多种需要分辨，所以首先提出的是：什么是太阳病？太阳指什么？太阳、阳明、少阳、太阴、少阴、厥阴是以阴阳三分的方法分出的这六病，后来研究《伤寒论》的称作六经辨证或三阴三阳病或六病。

2. 对于太阳病有许多种说法，但我认为这只是个病的分类方法，在阳病中又依据阳气的多少，分三类，在阴病中又分三类。

3. 阴阳是用来说理的，不特指某一种或某一类病。

4. 辨脉——根据脉的不同，会有不同的治疗。

5. 辨证——病的具体表现、症状、体征，包括脉、证合在一起，都算是证。

一、太阳之为病，脉浮，头项强痛而恶寒。

1. 之——其代太阳，这里指太阳作为一个病来讲。（太阳这个理论运用到病的分类上来说）

2. 要辨太阳病，首先脉：浮；证：头项强痛而恶寒。

3. 脉浮，头项强痛而恶寒——这是太阳病的提纲，太阳病的典型表现。

二、太阳病，发热，汗出，恶风，脉缓者，名为中风。

这条说明中风的特征：发热，汗出，恶风，脉缓。

三、太阳病，或已发热，或未发热，必恶寒，体痛，呕逆，脉阴阳俱紧者，名为伤寒。

伤寒的或然症状：发热；必然症状：恶寒，体痛，呕逆，脉阴阳俱紧。

四、伤寒一日，太阳受之，脉若静者，为不传；颇欲吐，若躁烦，脉数急者，为传也。

病是否传，要以实际脉证为依据，以见证为准。

五、伤寒二三日，阳明、少阳证不见者，为不传也。

见哪个病的证就是哪个证，以临床见证为准。

六、太阳病，发热而渴，不恶寒者，为温病。若发汗已，身灼热者，名风温。风温为病，脉阴阳俱浮，自汗出，身重，多眠睡，鼻息必鼾，语言难出。若被下者，小便不利，直视失溲，若被火者，微发黄色，剧则如惊痫，时瘛疭，若火熏之。一逆尚引日，再逆促命期。

1. 这条对温病和风温作了定义。

2. 风温特征：身重，多眠睡，鼻息必鼾，语言难出。

3. 误治后的情况：①误用下法，出汗多，在下失阴液，可引起直视——高温的时候，有时会引起脑神经的损坏，眼睛往上看（太阳伤了）；失溲——小便少或无小便或小便浓缩后刺激膀胱反复欲小便不由自主的遗尿）。②用不当的火疗或热熨等等，微发黄色（有转阳明的趋势，阳明病能引起发黄），过度脱水或受火疗后能引起惊风和抽搐。③如果反复用火疗和热熨，火熏如现在的蒸气浴等等，一逆会出现病程拖延，再取汗过度会出现生命危险。

4. 现在可以用补液的方法补救过度出汗。

七、病有发热恶寒者，发于阳也；无热恶寒者，发于阴也。发于阳，七日愈；发于阴，六日愈。以阳数七、阴数六故也。

1. 这里阴阳是什么？仅阴阳而论，指有热、无热而已。这句相当理论性的论述，也是在临床上具有鉴别意义的。需要做阴阳鉴别的时候，每一步都需要有一个明确的鉴别指征，在这里就是这个日期的格式作为鉴别要点。提出一个鉴别的方法。

2. 关于“发于阳，七日愈；发于阴，六日愈。以阳数七，阴数六故也。”这句话历来有许多说法，是确指还是虚指？是具体指阴阳什么？病到底是在哪里？在这里我们仅仅看作是对阴阳的一个鉴别，阴和阳是不同的。这数字七和六是否确指不重要。因为前面提到阳明和少阳证不见者为不传也，那么就是证没消失就是不愈，证消失就是愈。这里只是相对有个数字来说阴阳，就是表示对一个病当你明确脏腑、皮肉、肌腠，阴阳鉴别诊断以后，具体的意义是正确估计预后。

八、太阳病，头痛至七日以上自愈者，以行其经尽故也，若欲作再经者，针足阳明，使经不传则愈。

1. 七日好，就是行经尽，欲作再经：太阳传阳明。

2. 用针刺的方法，针足阳明，这说明《伤寒论》不仅仅是一本方书，首先提出就是采用针刺治疗。

3. 这里还提示一个方法，病虽没走到阳明，但有往阳明走的趋势时，需要提前介入治疗。在《金匮要略》中提到“见肝之病，知肝传脾，当先实脾”也是这个意思。提前预防，早期治疗，别等到病重再治，这就是所谓“治未病”的精神。未病是指从《内经》以来就明确的早期发现在毫毛的病提前治疗，而不仅仅是为了预防。

九、太阳病，欲解时，从巳至未上。

1. 这也是一种理论的推测。具体临床上是否这么解，以实际见证为主。

2. 虽然以实际见证为主，这个实际会在什么时候出现，不是完全随机的，是有规律的。这规律就是合着天地阴阳的多少，和日夜阴阳的多少可以预测，但以实际为准。与前面提到的传经二三日，阳明少阳证不见的，一个道理。欲解时是这个时辰，在这时辰太阳证不解，就不叫欲解。

十、风家，表解而不了了者，十二日愈。

这里风家指容易感受风邪的人。体质比较弱的人，看着表证解了，而病没有完全好，这是因为平时体质比较弱，在治疗时效果会比较慢。痊愈需十二天——这是否是确指？也不一定，也是以实际见证为主。从这条明白一个道理，体质弱的人疾病恢复过程相对比较长。

十一、病人身大热，反欲得近衣者，热在皮肤，寒在骨髓也；身大寒，反不欲近衣者，寒在皮肤，热在骨髓也。

这里提到身大热，身大寒是指病人自身的感觉，医生测到的可能高也可能不高。后世有人提出这是“真寒假热，真热假寒”。这不一定叫真假，实际上应称为内外，热在外，寒在内，具体说就是热在皮肤，寒在骨髓，和寒在皮肤，热在骨髓。

十二、太阳中风，阳浮而阴弱。阳浮者，热自发，阴弱

者，汗自出。啬啬恶寒，淅淅恶风，翕翕发热，鼻鸣干呕者，桂枝汤主之。

桂枝汤方

桂枝三两（去皮），芍药三两，甘草二两（炙），生姜三两（切），大枣十二枚（擘）。

上五味，㕮咀三味，以水七升，微火煮取三升，去滓，适寒温，服一升。服已须臾，啜热稀粥一升余，以助药力。温覆令一时许，遍身漐漐微似有汗者益佳。如令如水流漓，病必不除。若一服汗出病差，停后服，不必尽剂。若不汗，更服依前法。又不汗，后服小促其间，半日许，令三服尽。若病重者，一日一夜服，周时观之。服一剂尽，病证犹在者，更作服。若汗不出，乃服至二三剂。禁生冷、黏滑、肉面、五辛、酒酪、臭恶等物。

1. 桂枝汤可以说是伤寒第一方，治疗太阳病的中风证，脉象是：阳脉（寸口）浮，阴脉（尺脉）弱。阳浮，是指在外的，所以热往外散，阴弱，是指营阴在里的，所以汗出。

2. 恶寒，恶风，发热，鼻鸣包括鼻塞，鼻息声重，喘息不利，干呕（欲吐无物）。

3. 现在一般用桂枝的细枝，肉桂和桂枝的气味是一样的，现在都通用桂枝，既然用桂枝，就谈不上去不去皮了。

4. 以上五味药，用水七升，慢火煮取三升，过滤掉药渣，在不冷不热的时候，服一升(三分之一)。然后喝热的稀粥一升左右，帮助药力，盖上被子两个小时左右，让身体发汗。程度是微微出汗，不能发汗太过，太过病不会好。如果服用一次后病好就不要再继续服用。

5. 如果喝一升后没出汗，按照上面的方法再服用，再不出汗，缩短服药时间，六小时之内，把三升药喝完。

6. 如果是病重的，可以连续不断地喝下去，服完一付药后，病证还在的继续服一付，如果汗不出的，可以继续服第三付，桂枝汤一日一夜可服用三付。

7. 从一付汗出病愈停后服，不必尽剂，到二三付，那么桂枝汤中的桂枝服用从一付的三两到三付就是九两，那么桂枝的用量根据病情的变化可以相差九倍，从三分之一到三付。

在第一个方子中提出渐服法，就说明一个方子根据病情的变化，其变化区间可以相差九倍。

8. 这里说的量是指一般人一天的量，体弱的可以减量，身体强壮病重的可以加量。所以这说的量只是一个参考的量，一般的人中病的量。

9. 通过这一篇桂枝汤的服法，后面的药方按照这格式服用，一直到桂枝加葛根汤中提到“余如桂枝法将息及禁忌”。这喝法再往后就不提了，这喝法和煎服法上就在第一个方中明确列出方子运用的时候变化的尺度。

10. 禁吃生冷、黏滑、肉面、五辛、酒酪、臭恶等食品。用温药，吃生冷的东西能制药，黏滑的东西碍胃，肉和面食，辛辣的东西、酒、蒜、葱等，咸鱼、腊肉、腐乳、臭鸡蛋等，酸奶、甜酒等不能吃。

11. 现在一般忌生冷、酒肉即可。人在感冒后忌口对康复是有利的。

十三、太阳病，头痛，发热，汗出，恶风，桂枝汤主之。

头痛，发热——太阳病通用。

汗出，恶风——桂枝汤独有。

十四、太阳病，项背强几几，反汗出恶风者，桂枝加葛根汤主之。

桂枝加葛根汤方

葛根四两，麻黄三两（去节），芍药二两，生姜三两（切），甘草二两（炙），大枣十二枚（擘），桂枝二两（去皮）。

上七味，以水一斗，先煮麻黄、葛根，减二升，去上沫，内诸药，煮取三升，去滓。温服一升，覆取微似汗，不须啜粥，余如桂枝法将息及禁忌。

1. 说到太阳证就应该想到太阳病的提纲证那一套，这里特别提出一个证“项背强几几”，通常这种情况是没有汗出恶风的，这里反汗出恶风，就是既有汗出恶风，又有项背强几几的症状。

2. 汗出恶风是桂枝汤的证，这里看出，葛根主要是治项背强几几的。

3. 麻黄三两：有说是桂枝汤直接加葛根，临床中项背强几几厉害的加麻黄，后背酸胀轻的可不用加麻黄。

4. 葛根汤不用喝粥——与桂枝汤的区别，其余的方法和禁忌按照桂枝汤，行文用渐减格式：详——简——略。如果没明确提出的方法，就按照桂枝汤的煎服法和禁忌，起码在桂枝汤系列的大概都需要这个法。“余”是指在桂枝汤说的量，从三分之一两到九两。

5. 这方子在临床中运用，看到这表现就可用，如现代慢性疲劳综合征，颈肩痛，肩背筋膜炎，项韧带炎，肩背痛，笼统的颈椎病，亚健康状态，纤维组织炎等等。有时加麻黄有时不加都常用。

6. 这里没提到脉，是辨病证治。病就是太阳病，证就是项背强几几，反汗出恶风，治疗采用桂枝加葛根汤。

十五、太阳病，下之后，其气上冲者，可与桂枝汤。方用前法。若不上冲者，不得与之。

1. 太阳病，脉浮，在表的，不应该下反下了，在《内经》中反复提到，邪气在外时正气也在外抗邪，里面虚了，再给他下，这样伤了正气。体内大虚，如果里面还有气往上冲，说明里面虽虚但表证没解；如果气不上冲，说明邪气已经直接进来了，都成一个死疙瘩了，往下走了，没表证不用桂枝汤。如用下法后出现里证厉害的先治里证，如用下法后里气不是很虚，表证仍在的，就用桂枝汤。

2. 在误治后，你再治时是按感冒治疗还是按照误治以后来治疗？具体根据症状治疗，有表证的解表，有里证就用温里药。

3. 误治后出现气上冲，这在临床上是病人的一个感觉，有时是带着恶心，胃气上冲。

十六、太阳病三日，已发汗，若吐、若下、若温针，仍不解者，此为坏病，桂枝不中与之也。观其脉证，知犯何逆，随证治之。

桂枝本为解肌，若其人脉浮紧，发热汗不出者，不可与之也。常须识此，勿令误也。

1. 太阳病一般情况三日不解传到少阳，在这期间经过发汗、吐、下，仍然有太阳病证：脉浮，头项强痛而恶寒，这病已经治疗坏了，不能再用桂枝汤治疗。一个病经过治疗后产生变证的，已经不是标准的太阳病，按照机理来治疗，就别再按照桂枝汤来治疗了。

2. 那怎么治？观其脉证，前面提到一个浮脉、紧脉、缓脉、脉紧急等，如果有浮脉的照桂枝汤治疗，脉沉就要按里证治疗，脉弱按虚治，脉实按实治。知道犯何逆然后按照虚实表里来调治。“观其脉证”后面会提到，这里只是说一个原则，如果出现心下痞的照痞来治，如果出现膀胱蓄血的、发狂的就照发狂和蓄血来治,这就叫随证治之。头痛治头，脚痛治脚，那样对证治疗很低级，那只是对症处理。“随证治之”的“证”是指症状和脉证，所谓的病机和病因都是通过脉证和症状表现出来的。

3. 桂枝是治脉缓的，现在的脉象是浮紧的，证是发热，汗不出的，不能用桂枝汤。桂枝汤是治疗汗出恶风的。

4. 要时常记住“观其脉证，知犯何逆，随证治之”，这样就不会出现误治。

十七、若酒客病，不可与桂枝汤，得之则呕，以酒客不喜甘故也。

1. 桂枝汤是甜的，桂枝味略有点辛，加上生姜后酸甜味。经常喝酒的人，脸红脖子粗，满嘴上火、长疮、长泡。面主阳明，满脸通红的人胃里也是充血的。如患有浅表性胃炎、糜烂性胃炎等，如果吃甜食或喝桂枝汤，吃姜枣刺激胃黏膜，造成胃酸分泌更多，恶心、呕吐。刺激胃黏膜导致胃往下蠕动异常，导致往上反。

2. 看到胃火大的人、火热盛的人尽量不给桂枝汤等带甜的药，要用苦味的药。考虑到经常喝酒的人的体质、征象，用药时不光不可用桂枝汤，更要注意忌甘味，在感冒时一般也要考虑不用太甘味的药。

十八、喘家，作桂枝汤加厚朴杏子佳。

1. 长期慢性喘的病人或有这种体质的人，如果发作时可用桂枝汤加厚朴杏仁。

2. 素来有喘病的病人出现桂枝汤的症状，加上汗出恶风，脉浮缓的，如慢性气管炎、慢性支气管炎、慢性哮喘病人加上外感后，可用桂枝汤加上厚朴杏仁。

3. 症状：喘，桂枝汤证：汗出，恶风，脉浮缓，这时用桂枝汤加厚朴杏仁。实际上，偏寒性喘的人，脸白的，用杏仁。

4. 素来喘与受寒冷而喘的，与十七条对着讲，酒是热性，这就偏寒性，热不能用桂枝汤，寒可用桂枝汤，寒性喜甘味。

5. 十七条与十八条对举看，很有辨证意义。可看出一寒一热的体质。

十九、凡服桂枝汤吐者，其后必吐脓血也。

1. 十七条的喝桂枝汤后呕吐，因为喝酒的人容易上火动热，喝桂枝汤后严重的吐血吐脓。

2. 桂枝汤可用于寒证不可用于热证，否则热上助热容易动血。

二十、太阳病，发汗，遂漏不止，其人恶风，小便难，四肢微急，难以屈伸者，桂枝加附子汤主之。

桂枝加附子汤方

桂枝三两（去皮），芍药三两，甘草三两，生姜三两

（炙），大枣十二枚（擘），附子一枚（炮，去皮，破八片）。

上六味，以水七升，煮取三升，去滓，温服一升。本云桂枝汤，今加附子。将息如前法。

1. 经发汗治疗，发汗发过了，大汗出止不住，太阳病发汗是什么情况？是麻黄汤证发的汗还是桂枝汤证发的汗？当时是因为有汗出恶风，喝桂枝汤导致大汗淋淋呢，还是用麻黄汤用过量才出现的这种遂漏不止？

2. 原先是什么病并不重要，治成什么样才是重要的。提到漏和不止，这汗不是一般的汗，是出很多。在临床一般很少见，什么时候能见到这个情况？有些人产后体虚能见到这个情况。产后风是破伤风的感染，和这个不同。产后怕风总是捂着，造成汗出过度的则常见，这反而使身体更虚更怕风。

3. 无论是汗多，还是汗少，“发汗，遂漏不止，其人恶风”这就是典型的桂枝汤证。小便难是指小便出现障碍和困难，包括尿不出、排便困难、尿少、淋漓不尽、涩痛感，常常是尿少，尿涩痛。因为水液从汗走了，就没水了，四肢稍微有些拘挛，多少有些抽搐感，现代医学的汗后低钾就会出现拘紧，四肢伸屈感到困难。脱汗、脱水后小便少可以理解，肌肉之间由于缺水分引起拘紧也可以理解，如果从伤阳还是伤阴来分析不无道理，但重在认知，要认知这是一个什么脉证。

4. 桂枝加附子汤是一个常用的方子，有上述这些证就能用。现代慢性软组织无菌性的炎症，风湿类的病，劳损性的病，只要有典型的恶风、关节活动不利的都可以考虑用这方子。

二十一、太阳病，下之后，脉促胸满(可读闷)者，桂枝去芍药汤主之。

桂枝去芍药汤方

桂枝三两（去皮），甘草二两（炙），生姜三两（切），大枣十二枚（擘）。

上四味，以水七升，煮取三升，去滓，温服一升。本云桂枝汤，今去芍药。将息如前法。

1. 汗下后出现不同的症如何随症治之？脉是促脉——急促，数和急加在一起就是促，症是胸闷，用桂枝去芍药汤。

2. 假如说不是太阳病经过误治出现的坏病，平时出现脉促胸闷也要去芍药。从这就能看出，随症治，前面先提一个随症加，紧接着提一个随症减。随症治之并不是多一个症就加一个味药，一加一减对举着看，告诉你有的时候症状多了要加，有的时候症状多了你需要在你固守的方案中进行删减。

二十二、若微寒者，桂枝去芍药加附子汤主之。

桂枝去芍药加附子汤方

桂枝三两（去皮），甘草二两（炙），生姜三两（切），大枣十二枚（擘），附子一枚（炮，去皮，破八片）。

上五味，以水七升，煮取三升，去滓，温服一升。本云桂枝汤，今去芍药，加附子。将息如前法。

1. 这里提示一个方法，每加一个药，减一个药，换一个药，都是要有相应证的依据，这就是随证治之。

2. 从中既提示方法，也告诉具体的药味。附子治疗小便难、四肢急、难以屈伸、微寒、恶寒、恶风，这些都需要加附子，而脉促胸闷是需要去芍药的。在十八条中提到根据体质加厚朴、杏子，也是一个方法。提到阴阳的体质不同可以加不同的药味。还提到禁忌，误服后会出现什么症状，紧接着连着三个方子，具体示例。

二十三、太阳病，得之八九日，如疟状，发热恶寒，热多寒少，其人不呕，清便欲自可，一日二三度发。脉微缓者，为欲愈也；脉微而恶寒者，此阴阳俱虚，不可更发汗、更下、更吐也；面色反有热色者，未欲解也，以其不能得小汗出，身必痒，宜桂枝麻黄各半汤。

桂枝麻黄各半汤方

桂枝一两十六铢（去皮），芍药、生姜（切）、甘草（炙）、麻黄（去节）各一两，大枣四枚（擘），杏仁二十四枚（汤浸，去皮尖及两仁者）。

上七味，以水五升，先煮麻黄一二沸，去上沫，内诸药，煮取一升八合，去滓，温服六合。本云桂枝汤三合，麻黄汤三合，并为六合，顿服。将息如上法。

1. 太阳病证：发热、恶寒、头项强痛、脉浮，一般七天传经尽，阳气来复病愈。八九日，病程拖延日久，是经过治疗出现的目前状况，还是一直没治疗出现这样状况？以上状况都有可能，但大部分是经过多种治疗没有好的，症状有如疟状：一阵发热一阵恶寒，那这是否就是寒热往来呢？发热时候多恶寒时候少这还不是典型的寒热往来，其中后面有个否定性的描述：其人不呕——小柴胡汤证发热恶寒，常常带着呕，这里不呕就不是少阳证；清（通“圊”，厕所）便欲自可——二便正常就是没有胃家实，不是阳明证。八九日了仍是太阳病。一天寒热转换二到三次——这是对病的描述，典型辨证诊断和对“阴性症状”的描述鉴别诊断，这就是辨阳病中的太阳、少阳、阳明病。

2. 病在表可以发汗，病在阳明腑实可用下法，病在胸脘胸膈之间可以用吐法。假如脉微，带着恶寒说明有表证，脉的寸和尺俱虚。这恶寒是否一定是由外感风寒引起的？到底是感冒恶寒还是阳虚恶寒？不好分，可以不分，脉微恶寒是个虚性的恶寒。阴阳俱虚——阴指尺脉，尺脉虚时用下法是不合适的，下了更虚；寸虚就是阳虚，就不能用汗法和吐法。这里的阴阳俱虚不是八纲辨证的阴阳俱虚，这里说的阴阳俱虚是说脉，常常是指营卫，即外面的气和里面的血两个方面，也可理解为整体的虚。

3. 面色反有热色者，未欲解也——脉微缓，看到发热恶寒，面色发红，病没好转。太阳病没解应该传阳明，但前面提到二便正常，也就是说病有往阳明传的趋势，邪气和正气郁在上面，通过汗出可解，但现在不出汗，身痒，用桂枝麻黄各半汤。

4. 首先，太阳病，发热恶寒，不好辨是麻黄汤证还是桂枝汤证，关键是引起阴阳俱虚来的，面红，身痒，用桂枝麻黄各半汤。

5. 桂枝麻黄各半汤中，实际的用法上桂枝的量大于麻黄的量。这里首先提出合方，如果是两天一付，三天一付的药量也可以取一个标准的麻黄汤定量一包，或桂枝汤、麻黄汤各一包，熬好后各取一份混在一起喝，或两药合在一起煎也是一种方法。从这能看出加减合方不是随意的。

6. 桂枝麻黄各半汤主治身痒、面红，有太阳证表现，病程稍长的，身体虚弱的病人，一些过敏性的疾病，非特异性的皮炎，外感后寒冷性的荨麻疹（瘾疹）也适用。

二十四、太阳病，初服桂枝汤，反烦不解者，先刺风池、风府，却与桂枝汤则愈。

1. 太阳病刚开始比较严重的时候，服用桂枝汤效果不好，出现烦躁，更严重了，这是风邪客于风府，正邪交争在外。汤入到胃里产生扰乱，原本虚的，因为桂枝汤一热，再消耗药力，产生烦躁。那么先针刺风池、风府把风邪去了，太阳经脉开通了，然后再服桂枝汤，汤药顺着太阳经才能解除病证。

2. 这是在《伤寒论》中第二次提到用针刺治疗。简单、快速的能救人的还得用针。注意风池、风府的针刺方法，掌握角度，仔细看解剖图谱，按照经典中提示的刺法。深不过二分、三分、八分，不到一寸，都没问题。

二十五、服桂枝汤，大汗出，脉洪大者，与桂枝汤，如前法。若形似疟，一日再发者，汗出必解，宜桂枝二麻黄一汤。

桂枝二麻黄一汤方

桂枝一两十七铢（去皮），芍药一两六铢，麻黄十六铢（去节），生姜一两六铢（切），杏仁十六个（去皮尖），甘草一两二铢（炙），大枣五枚（擘）。

上七味，以水五升，先煮麻黄一二沸，去上沫，内诸药，煮取二升，去滓，温服一升，日再服。

1. 服用桂枝汤后，大汗出，脉洪大，继续用桂枝汤，服用方法如前面所提。是否算误汗？误汗后的治疗是否还用桂枝汤如前法？用后是否汗更大？这里提到——与桂枝汤，如前法。为什么？因为大汗出后，脉还是洪大，如果大汗出后伤了津液不会出现洪大脉，从脉浮缓到脉洪大，是否还有汗出恶风？应该是还有桂枝汤证，所以继续用前法。

2. 如果出现恶寒发热似疟状，但不是真疟。疟疾典型症状，往来寒热，现在一天发作两次，出汗即可解除症状，方用桂枝二麻黄一汤。

3. 服法是：桂枝二麻黄一汤分温日再服。

4. 桂枝二麻黄一汤与桂枝麻黄各半汤对比看，除了条文说的辨证论治以外，还应看到一个问题，条文里没说的，但列出来形式上说明这个方子除了可以合起来用以外，合的比例可以变化，变化的依据就是证变了。桂枝麻黄各半汤提到如疟状，发热恶寒，热多寒少，一日二三度发，而桂枝二麻黄一汤提到形似疟，日再发，恶寒重麻黄加量，恶寒少麻黄减量。

5.《伤寒论》和《杂病论》对疾病的描述不可能面面俱到，没有现代提到的各种病名，但症状可能会有。如果没有的，参照这格式可以合方。可二取一，可各半。

6. 这里用桂枝汤和麻黄汤来示例，没示例的根据“观其脉证，知犯何逆，随证治之”。这里提到桂枝汤加厚朴杏子、桂枝汤加附子、桂枝汤去芍药、桂枝汤去芍药加附子、桂枝麻黄各半汤、桂枝二麻黄一汤等都是一个示例。药的变化三方、药的拆开变化都是对“观其脉证，知犯何逆，随证治之”的解释。

二十六、服桂枝汤，大汗出后，大烦渴不解，脉洪大者，白虎加人参汤主之。

白虎加人参汤方

知母六两，石膏一斤（碎，绵裹），甘草二两（炙），粳米六合，人参三两。

上五味，以水一斗，煮米熟汤成，去滓，温服一升，日

三服。

1. 本条文与第二十五条中提到“服桂枝汤，大汗出，脉洪大者”唯一的文字区别是多一个症“大烦渴不解”，是否以前就有大烦渴？还是说汗出后出现大烦渴？不解是指烦渴的程度，大烦渴是指渴得不是一般难受。脉洪大——脉体大，来势盛，去势也不衰。

2. 后来有人提到白虎加人参汤治四大症“大汗、大热、大烦渴、脉洪大”，而条文中是说大汗后的，并没提到大热，前面提到“大汗出，脉洪大”也没提到大热，是否一定有大热？凡是没说的不一定有，至少不是特殊的症状。

3. 这方子用的石膏量比较重，用量一斤，人参用三两。煎服法用水量比较多，一斗水，煮米熟，取三升，温服一升，日服三次。

4. 从桂枝汤的七升煮取三升，到白虎加人参汤的一斗煮取三升，说明这汤的火候要比桂枝汤大些。如果石膏不包煎可等煎好后沉淀。人参退热，到后来补中益气汤的甘温除大热，这是指汗后虚的大烦渴，后来补中益气汤根据这用来退热，但这两个热不是一回事。石膏1斤按现在的考证用250克左右，不用绵裹会产生刺激，但也不会引起严重吐泻。

5. 对于心理反应较敏感的病人，闻着药味想吐的，药量相对用小量、减量，慢服、散剂、丸剂。

二十七、太阳病，发热恶寒，热多寒少，脉微弱者，此无阳也，不可发汗，宜桂枝二越婢一汤。

桂枝二越婢一汤方

桂枝（去皮）、芍药、麻黄、甘草（炙）各十八铢，大枣

四枚（擘），生姜一两二铢（切），石膏二十四铢（碎，绵裹）。

上七味，以水五升，煮麻黄一二沸，去上沫，内诸药，煮取二升，去滓，温服一升。本云当裁为越婢汤、桂枝汤合之，饮一升。今合为一方，桂枝汤二分，越婢汤一分。

1. 太阳病，头项强痛恶寒。伤寒中提到或已发热，或未发热；中风中提到发热；温病是发热而渴，不恶寒，像中风证。

2. 发热恶寒，热多寒少，脉微弱。桂枝汤证脉浮缓。微弱相比浮缓来说正气要差些，无阳是指阳虚，脉弱，脉气冲不到表上来的，就是里面气不足。即便发热，里面正气不足，不可往外散水分。脉弱的、虚人、阳虚、无阳的人均不可发汗，用桂枝二越婢一汤。

3. 从药量的比例看出，脉微弱的药量相对小，从桂枝三两到桂枝麻黄的各十八铢，提示人虚、无阳、脉弱的时候，药量要小。前面说了随证治之的两方相合，相合的时候有多有少，可加味减味，可以根据典型症状加药。在这方的变化中还可裁减用量，要考虑病人的体质情况，考虑素体的虚实情况，这个虚实情况如何判定？看脉！辨脉！——“脉微弱，此无阳”。

4. 二十七条结合上前面的各方，去芍药加附子，桂麻各半汤等等，通过具体的示例对“随证治之”做了进一步的阐述。

5. 桂枝二越婢一汤煎法，用水五升，先煮麻黄一二沸，去上沫，内诸药，煮取二升，本方分两次服用。

6. 现代一般习惯用药也是分两次服,这方子的用量与现在的习惯用量差不多。有人说经方量大，经方量小，这些都是误解。经方本身提供了一个变化的区间，有些方子换算后与现在的量没多大区别。所谓的大小是针对病的轻重和缓急而言的，缓的用丸也和现在一样，过去用药的习惯与现在相同的地方更多些，相异的地方少一些。过小药量缓慢，过大药量凶险。

二十八、服桂枝汤，或下之，仍头项强痛，翕翕发热，无汗，心下满微痛，小便不利者，桂枝去桂加茯苓白术汤主之。

桂枝去桂加茯苓白术汤方

芍药三两，甘草二两（炙），生姜（切）、白术、茯苓各三两，大枣十二枚（擘）。

上六味，以水八升，煮取三升，去滓，温服一升，小便利则愈。本云桂枝汤，今去桂枝，加茯苓、白术。

1. 对于本条文，历史上有人认为是桂枝去芍药，说心下满，微痛是阴邪比较重些，所以去芍药比较合适些。这些都是想当然的推测，缺乏文献证据。

2. 从条文中解释是非常明确的。出现桂枝汤证后，服用桂枝汤或用下法治疗无效，仍出现“头项强痛”，“发热”，这正是太阳病的表现。治过后的情况“无汗”，也许服用桂枝汤后想发汗但没发出。桂枝汤的典型表现是汗出，无汗就不应该用桂枝；“心下满，微痛”，是加白术的证。《金匮要略》中提到心下坚大如盘，边如旋盘，水饮所作，枳术汤主之。白术治胃，健脾，苍术燥湿。小便不利加茯苓，在小柴胡汤的加减中提到，在其他方子中用茯苓也是这情况。所以从条文本身来看，因为无汗去掉桂枝，因为心下满、微痛所以加白术，因为小便不利所以加茯苓，就是桂枝去桂加茯苓白术汤。一个证一个药。

3. 关于有汗无汗，一般情况不是很明显，可通过触摸感觉。特别干燥可用麻黄，有汗放心用桂枝。

4. 桂枝去桂加茯苓白术后量大，用水八升，煮取三升，温服一升。药效的标准，小便利则愈。本方一日分三次服用。关于服药的次数，服两次的量小，三次的量大。甘草干姜汤两味药分两次服，甘草汤分两次服。

5. 这方子是去一味加一味，随症治之，无汗去桂枝，有心下满、微痛、小便不利加茯苓、白术，根据有无进行加减。再重复前面微恶寒，去芍药加附子，而这是没有相对的症去掉，有另外的症另加。根据这几个方子来示例关于经方加减的标准。通过这可列出“随症治之”的标准。

二十九、伤寒，脉浮，自汗出，小便数，心烦，微恶寒，脚挛急，反与桂枝，欲攻其表，此误也。得之便厥。咽中干，烦躁，吐逆者，作甘草干姜汤与之，以复其阳。若厥愈足温者，更作芍药甘草汤与之，其脚即伸。若胃气不和，谵语者，少与调胃承气汤。若重发汗，复加烧针者，四逆汤主之。

甘草干姜汤方

甘草四两（炙），干姜二两。

上二味，以水三升，煮取一升五合，去滓，分温再服。

芍药甘草汤方

白芍药、甘草（炙）各四两。

上二味，以水三升，煮取一升五合，去滓，分温再服。

1. 伤寒脉浮——太阳病；自汗出——太阳中风；小便不利——尿少，尿多，涩痛，尿频；心烦——大烦渴；微恶寒——发热恶寒。伤寒的恶寒，太阳病下之后的微恶寒，这些属桂枝汤所治的表证。小便数，心烦，微恶寒，脚挛急这些属里证，虽然看似伤寒病脉证都有，但是另有里证单纯攻表是个错误。

2. 在太阳病篇中提出这比较复杂的问题，这就说明对辨病脉证的时候，除了看到表证外，还需仔细全面观察，虽然在以后的伤寒条文中有提到“但见一证便是，不必悉具”。当症状太多的时候如何看轻重来取舍？一般来说，表里同病时，先表后里；有新病和宿疾的时候，先治新病后治宿疾。

3. 为什么有表证用桂枝汤攻表属误治呢？这说明每个规矩，都不是死板的，还要根据具体的情况来看。而习惯说的是一般情况。在《素问》和《灵枢》中都反复提到的，标本病传先后的时候有重要的一条“诸病而小大不利者，先利其前后”，无论是表证还是里证，也就是说哪怕你是感冒，出现大小便不利的，先利大小便。这是一条很重要的原则。本条文中提到“小便数”也是属小便不利情况之一。假如给桂枝汤后会出现什么情况？得之便厥——四肢逆冷，咽中干，烦躁，吐逆，用甘草干姜汤方治疗，用来恢复阳气。这说明以上所出现的症状是阳虚，阳气不足，阳气厥逆。

4. 阳气是怎么走失的？桂枝误表发汗走失的，有人说“汗就是阳气”，过于拘执。但发汗可导致亡阳，是真的。汗液在蒸发的同时能降温，散热，把人的热气散没了，导致四肢更冷，这就是阳虚。

5. 因为出现厥、阳虚所以用甘草干姜汤扶其阳，甘草干姜汤加附子就是四逆汤。这没加附子，证相对比四逆汤要轻。为什么不加附子？如果附子走里的话，这是由误表误汗丢失的阳气，所以用甘草干姜。甘草干姜治中上焦，干姜是走肺胃的，附子是走下的。这里没那么深，只是误表，通过发汗造成的。

6. 在《金匮》中提到治肺痿干咳用甘草干姜汤来治。受凉，阳气虚，阳气不足，寒气都可用甘草干姜汤来治。这里指咽中干，而在《金匮》中提到吐涎唾，实际就是吐干黏痰，看上去好像是痰热内结，甘草干姜汤可用。因为受寒也能导致这些症状。这里用来扶阳。烦躁、心里难受、恶心、想吐——吐逆是从胃里吐上来的，这方是用辛甘化阳的方法来扶其阳。

7. 观其脉证：脉浮，证小便数、自汗出、心烦、微恶寒、脚挛急等。知犯何逆，犯的是四肢逆冷、咽中干、烦躁、吐逆等。随证治之，即便误治后出现若发汗、若吐、若下，发汗过度出现厥逆、咽中干等证，就用甘草干姜汤治。这些还是对十六条的示例解释。

8. 当四肢逆冷好了，手足温了，用芍药甘草汤方，具体甘草干姜汤喝几付？是否一付喝一次就好了呢？应该很快能好，症状消失就换方子，用芍药甘草汤方。也就是说当出现厥逆，四肢冰冷，还同时有脚挛急就是抽筋的时候，先治四肢逆冷再治脚挛急。即便在误治后出现一系列复杂的症状，在治疗时也应该有个先后。

9. 胃气不和——上面打嗝，嗳气，下面腹胀、不放屁，是在用桂枝汤攻表以后，还是用甘草干姜汤以后？首症有心烦，误表后出现烦躁，吐逆，这里出现谵语比上述症状都严重。这也可能是在桂枝汤，欲攻其表误治以后；也可出现在用甘草干姜汤以复其阳以后；也可以出现在厥愈、足温用芍药甘草汤以后。不管什么情况只要出现胃气不和、谵语，哪怕是没经过桂枝汤的误治，见到谵语，精神不清醒说胡话，少与调胃承气汤，调和胃气。这比小便不利还重要。这两条加起来就是“小大不利先利其前后”。

10. 用桂枝汤发汗后再发一次，看到病没好，不知道及时改变随证治之，只是通过病脉证再继续发汗，没仔细诊察，再加上火针。前面提到以复其阳是指用桂枝汤发汗伤阳了，现在发汗过重、再加火针伤阳更甚，以至于不光伤及表阳，且伤及里阳，不光伤肺胃在上的阳，还伤及肾在下的阳，这时用四逆汤方，用附子。只说“重反汗，复加烧针”，出现什么证？既然前面提到误治发汗以后出现厥，用甘草干姜汤来复其阳，那么这里没说的是指什么？是指汗出得更多，复加火针导致伤及阳气更多，阳虚更严重了。如果上面是足厥，在这种情况下出现手厥，如果上面是手指手掌的话，这个有可能到了胫臂了。从用药上来看，病是加重了，即便不以药测证，从前后的格式上，也应该能看出，前面详细提到伤及阳，甚至没提到伤阳，光说了厥。扶阳，因为阳失才需要扶阳，而这更重、更需要扶阳，所以加附子。

11. 每个推论都在字里行间，一定不要离开经典去想象，病证轻用甘草干姜汤，病证重就用四逆汤。临床上寒重加附子，轻的就用甘草干姜汤。

12. 芍药甘草汤明确提出治疗一个证，脚挛急。在《伤寒论》中提到的“脚”是指小腿肚子。现在说的脚，在《伤寒论》中称为足。前面为胫，后面为脚，下面为足，往上为股，再往上为髀，再往上为腰、胁、背、肩、项（后为项，前为颈）、顶、额。芍药甘草汤方就是平时说治疗小腿肚子抽筋的方。剧烈吐泻后，钙、钾丢失过多后，过度用激素后，老年人腿上血液循环不好、受凉以后等，本方酸甘化阴。特有的方，还有一味药专治腿肚子抽筋，每次木瓜30克，泡水喝，轻的，不是急性的都能好。

13. 现在说用酒大黄。我用生大黄，调经、通便、活血、去热等效果好，防止喝后腹痛，多熬一会儿就没事，但也不要熬过头。熬过了会止泻。大承气汤重在厚朴，用半斤。

14. 本方的服法要注意，一小勺一小勺温服，别喝多了，调胃不是让他泻。还是提示方子量大，可小量服。对呕吐、谵语、昏迷、高热、食欲不振、晚期衰弱的病人都可以这么用，少少温服不限量，有效即可。

15. 附子一枚，生用，没提先煎。附子1枚大约15~20克，我用附子从15克左右开始用，20克左右效果很好，不会产生副作用。不用单独先煎，煮时火大些即可，煮45分钟以上。服法是分温再服。根据个人的身体强壮情况，量可以适度加大，一是体质情况，一是服药危急情况，强人可服用量大些。

16. 这里是进一步阐述随证治之中最复杂的一种情况，从太阳病上篇最后这一个方子为止，对总的太阳病长成为坏病以后怎么治疗，做了比较全面的论述。太阳病上篇共有三十条，全面综合学习形成一个系统。不要单纯知道一个方几个证。对于疾病诊治，是一个完整过程。包括煎服法，调治的先后。那么，对于其他病，条文中没提到的，就会有一个入手的方法。所以后来说辨证论治，虽然它的篇名叫辨病、脉、证并治，辨证非常重要。随证治之，特别重视病人的感受和医生的观察。病人是因为难受才来治疗的，治就是给病人解除痛苦，这里以证为中心，就是要辨证的原因所在。

三十、问曰：证象阳旦，按法治之而增剧，厥逆，咽中干，两胫拘急而谵语。师曰：言夜半手足当温，两脚当伸，后如师言。何以知此？答曰：寸口脉浮而大，浮为风，大为虚，风则生微热，虚则两胫挛，病形象桂枝，因加附子参其间，增

桂令汗出，附子温经，亡阳故也。

厥逆，咽中干，烦躁，阳明内结，谵语烦乱，更饮甘草干姜汤，夜半阳气还，两足当热。胫尚微拘急，重与芍药甘草汤，尔乃胫伸，以承气汤微溏，则止其谵语，故知病可愈。

1. 这条对二十九条四个方子进一步论述它的机理，首先提出证象阳旦——即是指桂枝汤。前面提到“伤寒脉浮，自汗出”。因为有阳旦汤证先用了阳旦汤，结果是病情增剧。这里提到是证象阳旦，没说证属阳旦，只是看到有阳旦汤的一部分见证，然后按照法则治疗。

2. 治疗的法度是辨病、脉、证治，在《内经》中也有这说法，基本法则是寒者热之，热者寒之。还有个说法，见寒证用热药、热法，若治之更寒，不但寒不去，反而更寒，就应该用凉药。每一步的治疗都是有法、有根据地治疗。

3. 按照阳旦汤治疗后出现厥逆，咽中干，两胫拘急（29条脚挛急，脚现在指小腿前面部分，小腿后成为腓，膝下到踝这部分成为胫），谵语。这一段话把甘草干姜汤证、芍药甘草汤证、调胃承气汤证合在一起说。

4. 为什么说在“夜半手足当温，两脚当伸”？如果这病是在晚上或夜半发的，是否能过会儿手足能自己温，两脚能伸直？这个要思考。

5. 寸口脉浮而大，在《伤寒论》平脉法中都是以这方式来论脉的，两个不同方面描述的脉象合在一起讲是每一个对应一个情况，浮为风是说邪气；大为虚是说正气。实际上看正气虚实只是看大小，看是风是痹看浮沉，说浮大就把小沉隐藏了。对举来讲，只有与沉相对才能看浮脉，只有与小相对才能看大脉，而这里的格式是把小沉隐藏。

6. 在《伤寒论》中提到寸尺的时候常常讲阴阳。这里的寸口脉是指寸口的寸关尺。如果受风邪，则会伴随微热现象（前面提到脉浮，自汗出，发热现象），这里说风生微热，前面说证象阳旦，脉浮，自汗出，没提及微热，这就进一步论述病人有虚象。因为身体本来虚，用桂枝汤后引起两胫抽搐，汗发过多，水分不能养筋引起拘挛，两胫拘挛用芍药甘草汤治疗。

7. 芍药加甘草在桂枝汤中是有的，那么芍药甘草的药性是什么？芍药配甘草作用补虚，桂枝作用就是祛风，在《伤寒论》中少言药理，但并不是不提；也少言病理，也不是不提；多言方证具体的运用，在这里病机病理全提到。

8. 附子的作用是温经的，附子可加强桂枝的发汗作用。假设在桂枝汤中加上附子的话，会令桂枝发汗的作用更强，更强可导致亡阳，亡阳则阴盛，热消寒重，所以出现厥逆，咽中干，烦躁（亡阳也能出现此证），出汗后汗津少、大便干燥导致阳明内结，谵语，烦乱。因为出现厥逆，方用甘草干姜汤；出汗亡阳，所以先得用温阳的方法。

9. 在用甘草干姜汤时首先看到厥逆加烦躁，而不应仅仅看到烦躁。

10. 在前面提到调胃承气汤的时候，更上火微煮令沸，少少温服之。这个服法的目的是让病人产生微溏，不能泻如水注，只让大便偏稀，大便通了，阳明内结消失，就不会热扰心神产生谵语，知道病可以痊愈。

11. 30条是对29条病机和药性的解释。从本条文中还应看到，在治病的时候要有预见，要有对病程的估计，估计这病到什么时候开始好。

12. 按照自然的规律，一昼夜阴阳消长的规律，那么对慢性病来说，一年有没有周期？冬夏有没有周期？在对更长期的病来说，一生中有没有周期？都应该有所估计。

13. 比如说强直性脊柱炎，有好发年龄，到30岁以上病情稳定开始自愈。比如春天一般传染性疾病如麻疹，风疹等，病程大约一周左右，那就等着看一周左右出得顺不顺，如果不顺那就帮助把疹发出来。

14. 这是本条文中提到“言夜半手足当温”，从这时间上应该知道，一个病可以预测它的一般规律，什么时候好。这里是一天中天的阴阳，病本身也有阴阳。

15. 那么是否我们就等着到这时候好，不去做治疗呢？不是。要知道这过程，顺应这过程，还要具体观察，看到有什么症状还要具体治疗，这样就不至于莽撞，混乱，随着症状跑。

16. 前面提到饮甘草干姜汤后夜半阳气还，两足温，如果没估计继续服药，这就不合适。

17. 既然足温，就应该停药，借着自然现象，阳气还，足温，但胫还有轻微拘急，有些症状还没完全消失，就必须换方治疗。好比出麻疹，疹子出来后身体瘙痒，还可止痒，假如说形成麻疹肺炎，疹子退了但里面还有咳嗽怎么办？那就治咳嗽。

18. 13条29条和30条所举的例子是说明对“知犯何逆，随证治之”除了辨病脉证治以外，还要借助于疾病本身的阴阳消长的规律来进行治疗。

19. 结合上前面合方、加药、减药，到误治，到病情复杂看着像是误治，最后提到掌握疾病本身的规律。那么，太阳病上篇这30条对“观其脉证，知犯何逆，随证治之”已经是进行了比较详细的阐述。

20. 把太阳病上篇这30条学明白了，在临证时心里就有法则，而不仅仅是拿着一套症状对应那个病。还提到通过脉看正邪的关系，看虚实。

21. 15.《伤寒论》中言病机很少，但凡谈到的都是非常重要的、关键的、纲领性的东西，绝对没有自己想象的东西。一看两腿抽筋肝经失养，一看内热烦躁虚阳外浮，一看厥逆脾阳不温，一看谵语阳明火热，具体到底是什么？怎么产生的？随便组成一个方子，那就乱套了。

22. 从这里看到没有任何想当然的东西，都是一步步根据脉证及病的来由，分析出机理来，用的时候用小方一步步调，需要解决哪个症状就解决哪个症状，这就是随证治之。

23. 从16条后反复多看，看看提到规律涉及哪些方面，例举的一个方证或一条，一个汤证就说一个方面的东西，都可照这格式来比附治疗。

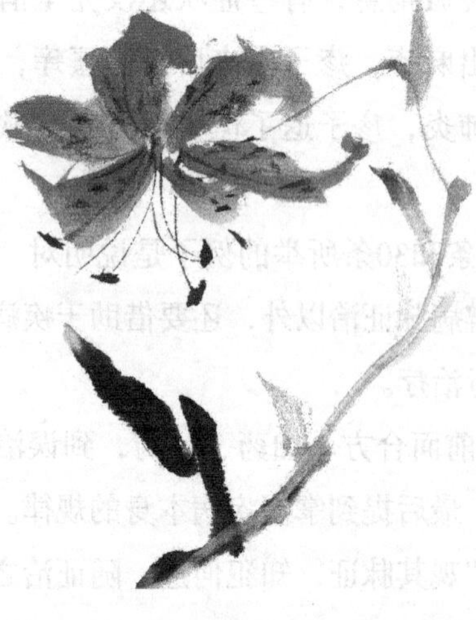

辨太阳病脉证并治（中）

合六十六法，方三十九首。

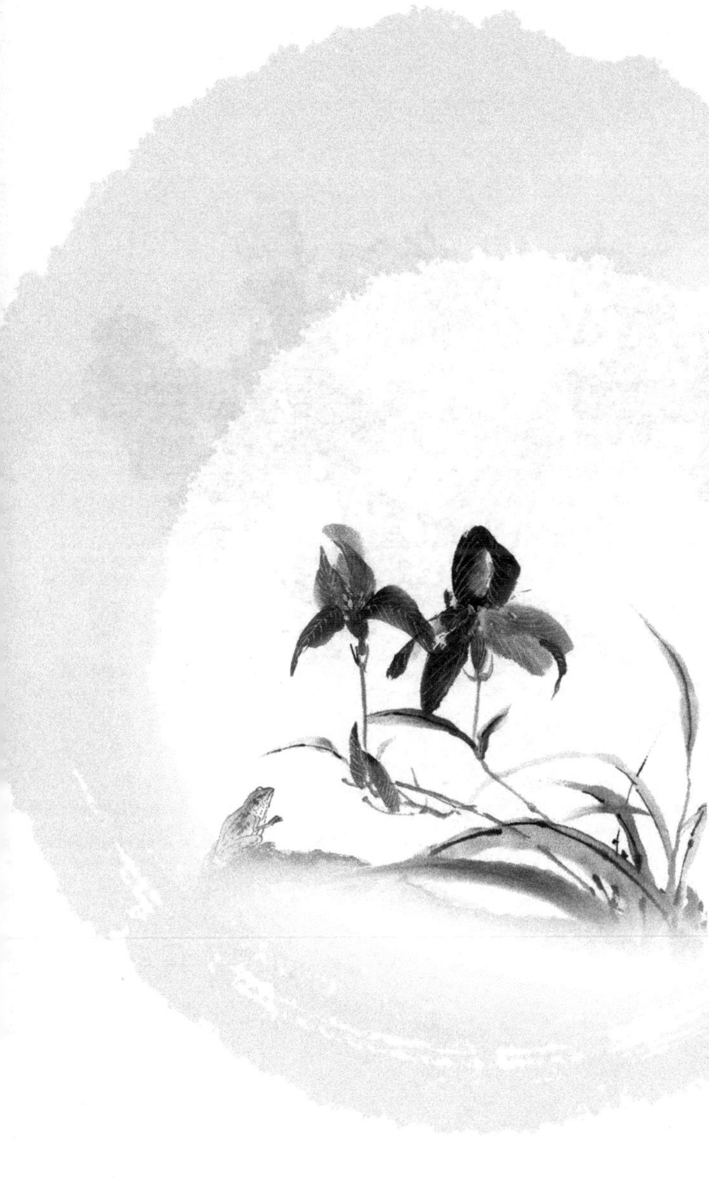

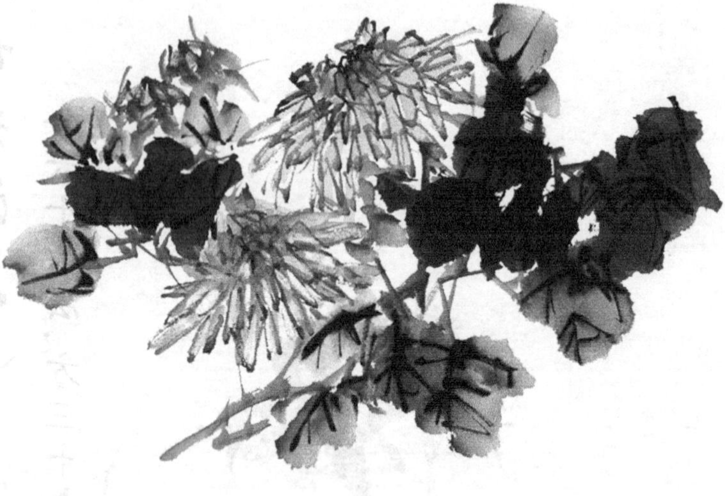

三十一、太阳病，项背强几几，无汗，恶风，葛根汤主之。

葛根四两，麻黄三两（去节），桂枝二两（去皮），生姜三两（切），甘草二两（炙），芍药二两，大枣十二枚（擘）。

葛根汤方

上七味，以水一斗，先煮麻黄、葛根，减二升，去白沫，内诸药，煮取三升，去滓，温服一升，覆取微似汗，余如桂枝法将息及禁忌。诸汤皆仿此。

1. 这条文与第十四条对比看，太阳病，项背强几几，反汗出恶风者，桂枝加葛根汤主之。在一些文字版本中两个方子是一样的，后世很多人认为前面就是桂枝汤加葛根，因为汗出恶风。而只有葛根汤是加麻黄的。

2. 这个错误是什么原因造成的？在前一篇中如“桂枝加附子汤，或桂枝去芍药汤”都写有一个方式，“本云桂枝汤，今加附子。将息如前法”。或“本云桂枝汤，今去芍药。将息如前法”。方子与条文编在一起的加减法，并不是所有版本都这样的，这是后来编写者为了看得方便，把方子附在条文下面。如桂枝加葛根汤后面没写“本云”，而这方子看着与桂枝汤类似也有葛根，有可能是在历代的编辑之中产生的错误。

3. 从其他有关用桂枝用葛根的条文中来看，一般是有汗用桂枝，无汗加麻黄，这是辨桂枝和麻黄的区别，并且从刚开始的第二、三条看，“发热汗出，恶风，名为中风”，“脉阴阳俱紧，名为伤寒”，伤寒中没写汗出。还有第三十条，“寸口脉浮而大，浮为风，大为虚，风则生微热”，中风生微热，脉浮加汗出；而伤寒脉是阴阳俱紧的，又不出汗，所以用麻黄三两来发汗。

4. 这条提出“无汗恶风”，无汗用麻黄，恶风只不过是太阳病的表证，本方用桂枝汤加葛根、麻黄，与前方看着是一样的。其中麻黄的量比桂枝、芍药量大，麻黄三两，葛根四两，桂枝、芍药、甘草各二两。在实际运用中，有汗用桂枝汤直接加葛根，无汗用葛根汤加麻黄。而前面的桂枝加葛根汤也可用桂枝三两、芍药三两、葛根四两，药量的变化可以随着病情的变化适当加减。

5. 在用法上，“覆取微似汗”与桂枝汤一样，煎服法上，先煮麻黄、葛根，减二升。麻黄、葛根是需要久煎的。现在煎麻黄看不到很多白沫，可是去滓的时候锅底一层白沫。麻黄的表面非常不光滑，很涩，很容易吸附尘土。葛根去皮也不会产生沫，现代中药做成饮片已经不需要去皮、修枝，很多工序已经省略。

三十二、太阳与阳明合病者，必自下利，葛根汤主之。

阳明病一般叫胃家实，这里不是胃家实而是下利，怎么叫阳明病呢？这里提出“必自下利”是否是指太阳病合并阳明病一定要下利呢？我认为这里提到的太阳与阳明合病似乎是有阳明病的趋向，而并不是真正的太阳阳明、少阳阳明、正阳阳明那样是真正的阳明病。可能带着腹胀，上腹部的饱胀感，心下痞满，但下面是下利，并没有说大便干结，并且提出是自下利，就是说不是误下后的情况用葛根汤。

三十三、太阳与阳明合病，不下利，但呕者，葛根加半夏汤主之。

葛根加半夏汤方

葛根四两，麻黄三两（去节），甘草二两（炙），芍药二两，桂枝二两（去皮），生姜二两（切），半夏半升（洗），大枣十二枚（擘）。

上八味，以水一斗，先煮葛根、麻黄，减二升，去白沫，内诸药，煮取三升，去滓，温服一升，覆取微似汗。

1. 还是太阳与阳明合病，如果出现下利是否合并呕吐？提到阳明病有可能出现饱胀、呕吐、满闷、痞满等症状，从本条可看到仅仅是呕，没提到下面下利。对举来讲，有下利用葛根汤，无下利有呕用葛根加半夏汤，降逆止呕。

2. 如果出现又下利又呕怎么办？这就是后面提到了需另外加药。

3. 这里提出葛根汤主要治疗太阳病的，并且还治疗太阳与阳明合病的。合病后产生下利的可用葛根汤，如果加上呕，再随症治之加半夏，并且还可看出无汗、下利，可通过发汗方法治疗，水从表上走了，就不再入里面去。在太阳病外面不出汗的情况下可以有阳明下利。假如有汗也许不会这样，所以提到桂枝汤时有说到误下。这两个方子应合起来看。

三十四、太阳病，桂枝证，医反下之，利遂不止，脉促者，表未解也，喘而汗出者，葛根黄芩黄连汤主之。

葛根黄芩黄连汤方

葛根半斤，甘草二两（炙），黄芩三两，黄连三两。

上四味，以水八升，先煮葛根，减二升，内诸药，煮取二升，去滓，分温再服。

1. 在前面的32条、33条中都提到下利，一个是必自下利的葛根汤证，再一个是不下利，但呕的，葛根加半夏汤证。本条继续论述下利，和32条的必自下利相对比是“医反下之”。太阳病的桂枝证本来是表证，表证应当从表而解，医生反用下法，这属于误治，出现“利遂不止”。

2. 本来表证不当下，误治后导致下利，下利后是否邪气入里？或者是桂枝证就好了呢？下利，水分丢失（阴液失），营阴不足，显得卫阳亢盛，阳气扰动血脉所以脉促，这是机理。

3. 汗出就是前面的桂枝证表未解，喘可以是临床实际的见证，表证可以喘，本来邪气在皮肤，通过内下后引邪气入里，在皮毛的病内合在肺可引起喘。肺和大肠相表里，大肠的泻也能导致肺的虚，所以见喘证。这是从机理上来论述的。

4. 那么这喘而汗出可以是一个临床中的实际见证，也可以是简单的一个证，说明误下后病情的变化，如变化趋势和部位。通过具体的见证来说明这个病的病机，而这病机完全合乎《素问》和《灵枢》中提到的疾病由浅入深的演变规律。这里没有具体的解释理论，只是用了一个证和方来说明。

5. 本方用葛根是最大的量，治下利的药，八升水煮取二升，分两次服。急性分两次服，非急性分三次服也很好。柴胡汤用半斤柴胡，葛根芩连汤用半斤葛根，主药相当明确。真正下利带喘的不是很多见。

6. 有一病案，中年女性，病人出现下利有灼热感，用这方三付痊愈。误吃生冷又犯，再吃三付愈。发病原因是感冒后误治，用抗生素后导致胃肠道反应，很多抗生素有胃肠道反应。然后又按肠炎治疗，在治疗时用阿托品等类的药，用阿托品药后明显出现面红、口干、腹胀、大便有下坠感。看着一派热象，带着腹泻，本来是由感冒引起的，出现这一系列症状属于表未解，就可用葛根芩连汤。

7. 这方子在治疗腹泻中用小剂量也有效果。黄连治泻效果好，这里用黄连、黄芩各三两。黄芩汤治下利也是不错的。

8. 用葛根治自下利可用，表证误下可用，不下利但呕可用，项背强几几也可用。从这三个方子的四种情况就能看出葛根的治证是什么。后来说用葛根升提止泻也是指这些。

三十五、太阳病，头痛，发热，身疼，腰痛，骨节疼痛，恶风，无汗而喘者，麻黄汤主之。

麻黄汤方

麻黄三两（去节），桂枝二两（去皮），甘草一两（炙），杏仁七十个（去皮尖）。

上四味，以水九升，先煮麻黄，减二升，去上沫，内诸药，煮取二升半，去滓，温服八合。覆取微似汗，不须啜粥，余如桂枝法将息。

1. 麻黄汤在《方剂学》教材中列为第一个方子，具体是按表证和里证进行分类，在表证中具体又分风寒表证和风热表证，表实证和表虚证，把麻黄汤列为治风寒表实证。并且区分麻黄汤为恶寒，桂枝汤为恶风，恶风就是中风，恶寒就是伤寒。

2. 而从本条文看，恶风，无汗而喘。在实际中，恶风，恶寒区别并不是很大，常常在汗出的时候有恶风的感觉，汗出后风一吹有冷的感觉。有人说恶风比恶寒轻一些，麻黄汤和桂枝汤都可以说是恶风，两方的主要区别在于，桂枝汤以汗出为主，麻黄汤以疼痛为主。

3. 在本条文中只提到头痛、发热、身疼、骨节疼痛等周身上下的疼痛，没提到脉，只提太阳病没提伤寒、中风，并且提出恶风。在34条中也没提到脉，从太阳病的中篇讲葛根开始一直没提到脉。见到这一套症状应该是脉浮，但葛根芩连汤，带着下利是浮脉还是沉脉就不一定。

4. 从麻黄汤首先不提脉，而在第一篇辨的时候提到脉，脉紧或脉缓，从这点能看出这脉是相对来阐述病机的，并没有绝对的是浮脉或沉脉。那么表未解欲下是浮脉还是沉脉？要看证。证已经很明显了，有明显的表证。34条提到脉促，没有提到浮沉，麻黄汤应该是紧也没提，前面提过，提到了促只是提虚实的问题。

脉是相对而言，有针对性的才能看脉，并不是一个客观的指标。辨证明确了，那个脉不看也行。感冒浑身痛的，发烧的，怕冷的，出不来汗，带着喘的，脉浮紧也好，沉紧也好，一般不会沉紧，先用这个方子。

5. 在课本分类中把麻黄汤列为第一方，但在《伤寒论》中是从桂枝汤到葛根汤再到麻黄汤，应该是说一个比一个程度严重些。桂枝汤治疗邪在肌腠上的，因为桂枝解肌。葛根汤治疗项背强几几，邪气到筋膜了。而麻黄汤证身痛，腰痛，骨节疼痛，邪气已经到骨空、骨节之间。应该是寒邪或风邪的逐步深入。从无汗来说更像中寒，从麻黄汤看更像中风，所以葛根汤处在两个的中间，在方中包括葛根、麻黄、桂枝全用，所以既可出现喘证，也可出现无汗恶风，也可出现汗出症，这就是葛根汤。如果有汗用桂枝，无汗用麻黄，似有汗似无汗的情况就用中间的葛根汤。全身疼痛至骨节很严重，一直到皮肤上淅淅恶风，翕翕发热，似痛不痛，这也很明确很轻，没完全到骨节，只是项背有些紧、沉重等感觉这就用葛根汤。

6. 学了麻黄汤后，根据编排次序的条文所列证候的对举上能看出一个深浅不同，用药不同，根据这样的分析就能看明白他的编排体例。

7. 如果在葛根汤证中带有里证，随症加半夏、黄芩或黄连。桂枝汤证中带有里证的，随症加葛根、加厚朴杏子、加附子、去芍药、桂枝二麻黄一、桂枝麻黄各半汤、桂枝二越婢一汤等，桂、葛、麻可相互混加。可以加黄芩、黄连来清，可以加附子来温，可以去芍药治温，可以加厚朴杏子降逆。

8. 葛根汤以葛根为主是很明显的，桂枝汤以桂枝芍药为主也很明显，麻黄汤以麻黄为主，用麻黄三两。

9. 在煎煮法上，麻黄汤用九升水，煮取二升半，桂枝汤用七升水，煮取三升，麻黄汤整个方子的药量比桂枝汤小，煮的时间比桂枝汤相对长。

10. 在服法上，也是取药量的三分之一，麻黄发汗力比桂枝强，所以不需要啜粥，可盖被子微微出点汗。其他按桂枝汤将息及禁忌。麻黄汤的主症是周身疼痛。记住与桂枝汤证和葛根汤证的鉴别。轻证用桂枝，重证用麻黄，中间用葛根，就在这些方子中随证治之，书中提出几个典型的证候作为标志。

三十六、太阳与阳明合病，喘而胸满者，不可下，宜麻黄汤。

1. 太阳与阳明合病是否一定带着大便干燥，胃家实？阳明病提纲是这么说的，而且这里看到的在32条中与阳明合病可出现“必自下利”，也可以“不下利，但呕”，这里出现“喘而胸闷”，喘应该是邪在表，在皮肤和肺见喘，略往深了走。那么在肺的部位胸背，邪在胸部的皮肤渗入到经脉上，那正是阳明所过，所以有人说到阳明是到阳明的经。由此，可知道这里说的胸闷就是指阳明证，而这太阳就是指的喘证。

2. 邪气没入到六腑，在皮毛，在肌腠，在经脉时还可用麻黄汤。按照《内经》的说法是邪气先侵人的毫毛，然后入到腠理，再入到肌肉，再入到经脉，从经脉就可直接入到腑里，层层深入。在这里只是入到经脉，出现“喘而胸闷”。

3. 阳明经过胸，背部是太阳经所过，侧面是少阳经所过。有人说三阴三阳病就是六经病，从这里看，有经络所过的病，就有它一定的道理。

三十七、太阳病，十日以去，脉浮细而嗜卧者，外已解也。设胸满胁痛者，与小柴胡汤。脉但浮者，与麻黄汤。

1. 既然太阳病，十日以去，脉应该不浮，而这提到脉浮细而嗜卧，由于外无邪气，所以脉浮细，而不是浮缓，缓脉可见缓大。小柴胡汤典型的症状是胁痛。前面提到“喘而胸闷”，这里进一步论述，如果是从胸闷往两侧走，出现胸闷胁痛的，用小柴胡汤方治疗。

2. 这里说的“十日以去”是指十天过去了。

3. 这里说了三个情况：①见脉浮细而嗜卧的，脉没劲、人很懒卧着，这是表证好了。②假如没有脉浮细嗜卧，还带上胸闷胁痛，阳明证和少阳证都有，应该有少阳趋势，用小柴胡汤。③ 假如十天过去了，还是浮脉，没有胸闷胁痛，没有嗜卧、脉细等症，那就还用麻黄汤。

4. 这条说的是根据症状进行治疗。见到表解了就是好了；见到病转，根据具体症状转阳明按阳明治，转少阳按少阳来治；病还在太阳，麻黄汤的脉，那就还用麻黄汤。

5. 从这里看到，脉是用来说病的，是有所取的。喘而胸闷的时候，有阳明的合病，还可先用麻黄汤，一旦出现少阳证就不能继续用麻黄。后来温病说到卫“在卫汗之可也”，就是从太阳到阳明，还可从太阳透发阳明的邪气，透发热气。温病说到营“在营尤可透营转气”，把营的气再往表上发。

6. 从以上的例子可看出伤寒治病的层次，病邪到哪个部位，具体如何治，一步步非常明确。当病人来看病时，由于感冒后引起气管炎或支气管炎或胸膜炎或者是胆囊炎、胃炎，一定要按、切，问问是胸闷还是胁闷，在胸部和两侧进行触诊看看有没有硬的感觉，胃脘部有没有不适感觉等。

三十八、太阳中风，脉浮紧，发热，恶寒，身疼痛，不汗出而烦躁者，大青龙汤主之。若脉微弱，汗出恶风者，不可服之。服之则厥逆，筋惕肉瞤，此为逆也。

大青龙汤方

麻黄六两（去节），桂枝二两（去皮），甘草二两（炙），杏仁四十枚（去皮尖），生姜三两（切），大枣十枚（擘），石膏如鸡子大（碎）。

上七味，以水九升，先煮麻黄，减二升，去上沫，内诸药，煮取三升，去滓，温服一升，取微似汗。汗出多者，温粉粉之。一服汗者，停后服。若复服，汗多亡阳，遂虚，恶风烦躁，不得眠也。

1. 讲大青龙汤的主症，并且和桂枝汤的主症进行对比、鉴别的讲解。

2. 接着前面的35条麻黄汤，看条文中太阳中风，脉浮紧，发热恶寒，身疼痛，这些都是典型麻黄汤证的表现，脉浮紧在表的实证。大青龙汤和麻黄汤的区别治症上就是在于有烦躁。

3. 在敦煌文献中，把现在的麻黄汤称为小青龙汤，而现在的大青龙汤或小青龙汤称为大青龙汤，这是个别版本的区别。说明现在说的大、小青龙汤和麻黄汤总的来说都属青龙汤类的东西，而青龙汤这一类共同的药物是麻黄。以麻黄的量来分大小，更能看出麻黄的作用。治证上不汗出用大青龙汤，用麻黄发汗行水，青龙的命名也是这个意思，取行水的意思。

4. 接下来讲对比和辨证。①脉微弱与浮紧，简单而言就是指微弱属虚，浮紧属实。②汗出与不汗出。③汗出恶风与发热恶寒。恶风恶寒不好区别，有汗无汗还是好区别的。有汗出的明确提出不能用大青龙汤，汗出恶风属桂枝汤证。进一步加深论述，误用大青龙汤后会出现四肢逆冷，身上有跳动感。

5. 在方中，有些方中大枣十二枚，杏仁五十枚，差别不是很大。

6. 在煎服法上，比麻黄汤的时间略短些，比桂枝汤要长，从药量来说比麻黄汤大些，这是一个量大小的相对区别。即便用大青龙汤发汗，也是微微出汗，没提温覆，从这能看出大青龙汤是发汗的方子。汗出多的，用痱子粉或滑石粉均可。服一次后出汗的，不必再服用。如果再服用造成汗出过多，从表面散出水分过多，身体冷了出现遂虚、恶风、烦躁、不得眠等亡阳现象。

7. 这方子的量，熬出三升喝一升，出汗后就不必再喝，这方子开一付即可。麻黄六两，根据现在考证六两即90克，一次就三十克。这么大的药量需要随时观察，如果一次开多付会很危险。我开过最大45克的量，开一二付即可。治病考虑快速有效的同时也要考虑安全性。

8. 从张仲景对大青龙汤如果过汗以后的表现来看，有人说汗为心液，所以汗多亡阳，从表上发散出去的，这就叫恶风了，虚了，这就叫阳虚。在这说的阴阳是表里的意思。实际上，麻黄用过量会导致烦躁不得眠，麻黄是有一定兴奋作用的。

9. 现代有解热镇痛类的西药，这方子相对少用。用解热止痛片、复方阿司匹林等同样能达到汗出、热退、痛止等作用。但是也同样有大汗亡阳的情况，尤其是阿司匹林用多后会出冷汗，身上哆嗦，发汗后导致电解质紊乱，水分供不上，出现筋惕肉瞤等。历史上，在当时情况下用大青龙汤，在现实中各种情况导致的都会出现，所以现在除了知道用这药治疗这病以外，还要知道它导致这些副作用。

10. 大青龙汤服法中提到覆取微似汗，这些方法在用其他药物时同样适用。如散列痛之类的药在服用时是一到二片。一般体质从一片开始，达到微微有汗退热即可，欲速不达。还有在高烧时，有些医生喜欢用激素地塞米松，能造成病人脸白的，能抑制肾上腺素分泌，抑制炎症反应。过量也能出大汗，身体亡阳后，烦躁、恶风、不得眠等症都会出现。小孩子烦躁不得眠的，晚上睡觉突然起来大呼大叫，骂人，打人的，那个比大青龙汤严重得多，那典型是用激素用出来的。

11. 无论中西药，要知道它的作用和适应证，还要知道它的不良反应和副作用，用过量后会出现什么情况。大青龙汤的提示和现在药品的说明书格式一样，有常规用法、服用剂量、服药后达到的程度、有可能出现的副作用，要知道。

三十九、伤寒脉浮缓，身不疼，但重，乍有轻时，无少阴

证者，大青龙汤发之。

1. 前面提到脉浮紧对应脉微弱来说是大青龙汤的主症，在这提到脉浮缓，脉浮的不论是缓还是紧都可以用，并且身不疼，相比38条症状要轻，也可用大青龙汤。重是指周身重滞感。如果说前面的是伤寒的话，这就像是伤湿，水湿在身所以身重。无论是伤寒还是伤湿，出现浮缓脉、身体重的，都可以用大青龙汤发汗。中间还加了一句“无少阴证者”，太阳是表证，少阴是里证。少阴证是脉微细，但欲寐。如果精神不足出现身重的话，用大青龙汤不合适。现在没有少阴证，脉浮缓应该是缓而大，不是微细。也就是说浮而缓大的脉出现身重，如果按病因分析，这是湿邪重，所以用大青龙汤发之。发即是发汗。脉浮紧和浮缓对举，说明还是可以用大青龙汤。

四十、伤寒表不解，心下有水气，干呕，发热而咳，或渴，或利，或噎，或小便不利，少腹满，或喘者，小青龙汤主之。

小青龙汤方

麻黄（去节）、芍药、细辛、干姜、甘草（炙）、桂枝（去皮）各三两，五味子半升，半夏半升（洗）。

上八味，以水一斗，先煮麻黄，减二升，去上沫，内诸药，煮取三升，去滓，温服一升。若渴，去半夏，加栝楼根三两；若微利，去麻黄，加荛花，如一鸡子，熬令赤色；若噎者，去麻黄，加附子一枚，炮；若小便不利，少腹满者，去麻黄，加茯苓四两；若喘，去麻黄，加杏仁半升，去皮尖。且荛花不治利，麻黄主喘，今此语反之，疑非仲景意。

臣亿等谨按：小青龙汤，大要治水。又按《本草》，荛花下十二水，若水去，利则止也。又按《千金》，形肿者应内麻黄，乃内杏仁者，以麻黄发其阳故也。以此证之，岂非仲景意也。

1. 病是伤寒病，病机分析表不解，心下有水气——这是里证，说明表里证均有。结合上面大青龙汤能够治身不疼，但重带着水气，40条继续谈水气，出现干呕，发热而咳，或渴、或利、或噎、或小便不利，少腹满，或喘等一系列或然症状，总的病机就是表不解有水气，所以用小青龙汤治。

2. 在煎服法上，小青龙汤用水比大青龙汤多，最后煮取三升，相对煎的时间长。

3. 接着讲小青龙汤或然症状的加减，如果出现渴，去半夏，加瓜蒌根——现在叫天花粉。其实天花粉本来是说瓜蒌根的淀粉。在经方中提到的加减是典型的药证。渴者去半夏，柴胡汤也是这用法，渴者去半夏，加瓜蒌根；若轻微下利的，去麻黄加荛花，荛花这味药现不太用，具体是什么不好确定，考证有多种说法。这里的去麻黄可能指下利失水多了，麻黄再发汗丢水分过多。如果出现吞咽不利的，去麻黄，加附子一枚，炮，病在里不是在表；如果出现小便不利，少腹满的，水气在下，去麻黄，加茯苓。如果出现喘，去麻黄加杏仁半升。一般出现喘症用麻黄，这里是去麻黄加杏仁，实际在临床中，麻黄是可以不去的，杏仁可加，不加也行。在《金匮》中，是喘加石膏，皆可相机而用。

四十一、伤寒，心下有水气，咳而微喘，发热不渴。服汤已，渴者，此寒去欲解也。小青龙汤主之。

1. 接着讲心下有水气，发热不渴好像水气不太明显，服汤药后反而出现渴，寒气去了，这水饮病显出来了。这情况用小青龙汤，见咳见喘的，用小青龙汤，见于本来是个感冒，经过一些抗生素和输液治疗后，如现在用氨基糖甙类的抗生素，或者用红霉素类的，引起胃肠道反应，心下有水气，胃脘部有饱胀感，有时吐白黏涎，或是有点慢性气管炎咳嗽，略微喘，稍有胸闷，有时发热，有时不发热，有时干呕等，用小青龙。看着没什么热象，都是寒象，带着水气，胸和心下的水饮象。小青龙汤是很常用的方子。

2. 前两条讲大青龙汤脉浮紧和浮缓的对举辨证，下两条讲表不解、心下有水气，单纯心下有水气小青龙汤治也很好。

3. 在《金匮》中提到心下痞满有个桂枝加麻黄附子细辛汤，和这类似。表邪去了，寒去欲解的时候，用小青龙汤，有表不解的时候，也能用。40、41条就是说这个，所以说用小青龙汤是不一定非要有表证。而大青龙汤在脉浮紧和浮缓时都可以用，但浮缓带着身重，浮紧带着身疼痛。

4. 那么，在辨脉时就能看出，虽然大青龙汤是浮紧和浮缓用，但是一个是无少阴证，一个是脉微弱不能用。不管脉是浮紧还是浮缓必须是实证、实人，不能是虚人。少阴证和脉微弱都是虚人。虽然浮紧和浮缓好像是相反的，但对虚实而言，它是一致的。这就是从条文中看到的辨证思路。按着顺序学就能很容易看出，包括寒去欲解和表不解，只有对比才能看出。

四十二、太阳病，外证未解，脉浮弱者，当以汗解，宜桂枝汤。

1. 这条脉证与前面的浮紧、浮缓相比这是浮弱，脉浮弱表不那么强，有汗出恶风的现象，桂枝汤的证，也就说桂枝汤证是弱脉，桂枝汤能发汗，所以出汗能解，带有汗出的用桂枝汤发汗，微似有汗出为佳。

2. 从这能明确看出桂枝汤有发汗解表的作用。有的人说调和营卫解表、和营解表、桂枝解肌，在这看出用桂枝汤是让它发汗。

四十三、太阳病，下之微喘者，表未解故也，桂枝加厚朴杏子汤主之。

桂枝加厚朴杏子汤方

桂枝三两（去皮），甘草二两（炙），生姜三两（切），芍药三两，大枣十二枚（擘），厚朴二两（炙，去皮），杏仁五十枚（去皮尖）。

上七味，以水七升，微火煮取三升，去滓，温服一升，覆取微似汗。

在18条中提到喘家作桂枝汤，加厚朴杏子。这里明确提出桂枝加厚朴杏子汤。本条提到的“下之微喘，”和41条提到的“咳而微喘”不同。41条是由于心下有水气，咳而微喘，本条是因为表证未解，也能引起喘。肺主皮毛，从皮毛稍微入里能引起喘，表还未解还能用桂枝汤，出现微喘加厚朴杏子。

四十四、太阳病，外证未解，不可下也，下之为逆。欲解外者，宜桂枝汤。

1. 这条提到在太阳病有外证的时候先用桂枝汤。对比29条“伤寒脉浮，自汗出，小便数，心烦，微恶寒，脚挛急”看，脉浮，自汗出好像是桂枝汤证，实际是里证，在30条中提到

“证象阳旦，按法治之而增剧...”这个脉浮，自汗出像阳旦，像表证但不是表证，以里证(小便数，心烦，微恶寒，脚挛急)为主，出现这情况用解表药是不行的。而只要表未解的，用下法，如调胃承气汤也是不行的。

2. 29条与44条对比看就是辨表里。都是浮脉，按说浮沉辨表里，浮脉就是表证，沉脉就是里证。那么在29条中有脉浮的里证，到44条没提到脉，只说了“外证未解”，而这“外证”是否包括脉浮？应该是以症状为主。因为从《伤寒论》的题目中提到是辨病脉证并治，脉和证是平行并列来提的，所以，这“外证未解”光说脉浮是远远不够的。29条、30条就可作为证据，说明证像阳旦，但实际不是。

3. 从这里看，脉是否就没意义了？浮主表，沉主里都不能肯定，还有什么是可以肯定的？所以说脉说的是一种理，而不是绝对的。就理论上来说，浮沉表里是不会错的，但从具体的现象来说虚也能见到浮脉。

四十五、太阳病，先发汗不解，而复下之，脉浮者不愈。浮为在外，而反下之，故令不愈。今脉浮，故在外，当须解外则愈，宜桂枝汤。

1. 太阳病，首先发汗，表不解，然后用下法，从表从里都治了，还是出现脉浮，病不愈。出现浮脉一般病在表，误用下法从里治，导致不能好。这里反复强调出现脉浮，病邪在外用桂枝汤。

2. 对比29条，同样脉浮，为什么证像阳旦而不是阳旦？因为出现小便数、心烦、脚挛急等，所以44条提到外证，而这里虽然提到证，但脉还是不能忽略，反复强调辨脉证的关系。

3. 提出桂枝汤解外，脉浮是在外，用桂枝汤发汗就好。既然是在外，那么先发汗怎么会不解呢？发汗不解怎么办？只要你确定是桂枝汤证，发汗不解可以再服之，可一日二三剂。只要辨证对了，就可坚守这法则。

四十六、太阳病，脉浮紧，无汗，发热，身疼痛，八九日不解，表证仍在，此当发其汗。服药已微除，其人发烦目瞑，剧者必衄，衄乃解。所以然者，阳气重故也。麻黄汤主之。

1. 与前面的条文中提到的浮、表未解、脉浮弱不同，这里提到脉浮紧、无汗、发热、身疼痛，这些是典型的麻黄汤证，所以提到当发其汗。

2. 服用麻黄汤后人可以出现烦躁，眼前眩晕，严重的能引起鼻出血，但鼻出血后病可解。

3. 阳气在这里是指表气，发热身疼痛等在表上的热气，受寒引起发热遏制卫气运行，所以用麻黄汤治疗。

4. 这讲麻黄汤证与桂枝汤证的对举鉴别。

四十七、太阳病，脉浮紧，发热，身无汗，自衄者愈。

自衄——发红汗，鼻为肺窍，对在表的，皮毛寒气重的，身疼的，通过鼻衄可解。本条文说的也是麻黄汤证，只是有衄可不用麻黄了。

四十八、二阳并病，太阳初得病时，发其汗，汗先出不彻，因转属阳明，续自微汗出，不恶寒。若太阳病证不罢者，不可下，下之为逆，如此可小发汗。设面色缘缘正赤者，阳气怫郁在表，当解之，熏之。若发汗不彻，不足言，阳气怫郁不

得越，当汗不汗，其人躁烦，不知痛处，乍在腹中，乍在四肢，按之不可得，其人短气，但坐，以汗出不彻故也，更发汗则愈。何以知汗出不彻？以脉涩故知也。

1. 这条文提出二阳并病。病初期是太阳病，不管是服用桂枝汤或麻黄汤，汗发不透，所以汗出，然后病邪转属阳明。如何知道转属阳明？阳明病的表现不恶寒，微汗出，这就不属表证，是从太阳病转入阳明病，属二阳并病。

2. ①当同时出现太阳证和阳明证时，如身疼痛，汗出恶风，虽然带着微汗，不恶寒，还有表证时，先继续发汗解表证。②“面色缘缘正赤”是否是指表证？提到阳气怫郁在表，这应该是指阳明的表，阳明看面，太阳看项背，少阳看耳中，分前、后、侧。这虽然有表证，阳气怫郁在表，是已转成阳明的表证，阳明病是里证，在这的阳明所指，与《内经》所说格式一样。③病邪到腹中，到四肢，按之而不得，这应该还是阳明，阳明经循行经过腹部，而中土脾胃主到四肢。脉涩是汗出不彻的一个表现。汗出不痛快，那么营血就不痛快，在脉中流动就不痛快。

3. 本条文是讲太阳阳明并病当汗的情况。虽然出现一些阳明的症状，甚至到短气，但坐，其人烦躁，原因还是发汗不彻，当汗不汗，这样的情况还可用发汗来解。有人说这是阳明经证，没到阳明腑证的时候可用汗来解。

4. 如何知道病邪在阳明还是在太阳？从《内经》说的部位，从这说的症状，面色缘缘正赤，阳明在面，太阳在项背，少阳在耳中，这些是一贯的，再一个就是都有汗出，阳明的汗出是不恶寒，而太阳证是恶风恶寒，而少阳是往来寒热。

四十九、脉浮数者，法当汗出而愈。若下之，身重心悸者，不可发汗，当自汗出乃解。所以然者，尺中脉微，此里虚，须表里实，津液自和，便自汗出愈。

1. 脉浮数，在表的阳气重，应该是出汗就好了。误用下法，从里伤了营血，引起身重心悸，这时就不能再发汗，等自身发汗解。

2. 这里是从寸尺从阴阳看表里，寸为阳，尺为阴，尺脉微，是里虚。什么叫表里实？误用下法后里面脱水了，这为里虚，喝水、汤药、稀粥后里面的水分充足了，里面实了，表面上才有津液，有津液才能敷布全身，那时自己出汗就能解了。

3. 看到麻黄汤证、桂枝汤证如何先解外？解外时以外证为准；如何看脉？脉浮病邪在外，尺微里虚。知道二阳并病，太阳和阳明的病证，还要知道少阳的病证 。太阳和阳明是怎么发热法？太阳是发热恶寒；阳明是但热，微汗出，不恶寒；少阳是往来寒热。还要知道在阳明的时候，可以有走窜烦躁，可以出现在腹部、在四肢等。以上就是典型的辨证的根据。

五十、脉浮紧者，法当身疼痛，宜以汗解之。假令尺中迟者，不可发汗。何以知然？以荣气不足，血少故也。

1. 这条还是讲病机的。麻黄汤证，脉浮紧，身疼痛，适合发汗解。如出现烦躁，则是大青龙汤证。如出现尺脉迟——脉不可能出现寸数尺迟，迟是指来得缓慢，比缓还缓，松弛无力，弹起来慢，而不仅仅是指一息四至以下为迟、六至以上为数的迟数的迟——不能发汗。为什么尺脉迟？因为荣气不足，血少的原因。血少的脉象是来时无力，缓慢。受寒时浮紧、浮数都可出现，这里的迟脉肯定不是指的寒，明确指出是血少的迟脉。

2. 本条文是指血少不能发汗。在前面的条文中提到“自衄者愈”，“剧者必衄，衄乃解”等说法，出现鼻出血就相当于发汗了，发汗后会伤及血分和荣气，荣气少血则少，从这能看出血汗同源。

五十一、脉浮者，病在表，可发汗，宜麻黄汤。

脉浮，病在表，在表可发汗，发汗用麻黄汤。

五十二、脉浮而数者，可发汗，宜麻黄汤。

1. 51条和52条是就麻黄汤证来说的，还有脉浮不可发汗，桂枝汤不能用的。假若脉浮病不在表，有里证如小便不利，脚挛急等29条提到的情况，不可发汗。

2. 不要单从一两个脉象就断定病证然后用药，要看病在表，相对于50条的尺中迟，这里的数就是有余。荣气有余，血多见脉数，荣气不足，血少见脉迟。

3. 50、51、52 三个条文结合看，这里提到的麻黄汤是指血不虚而病在表者，可以用麻黄汤发汗。

五十三、病常自汗出者，此为荣气和，荣气和者，外不谐，以卫气不共荣气谐和故尔。以荣行脉中，卫行脉外，复发其汗，荣卫和则愈，宜桂枝汤。

1. 有病邪在身经常汗出的，这是荣气和，也就说体内荣气不虚，虚则不和。但经常不自主地出汗这是一个病态。病邪是在表，因为卫气不和，血分充足，荣气不虚，体内不虚，但外在的卫气不与荣气相合。卫是卫外而为固的，卫气不能固摄荣气，所以出现自汗出。因为荣气在脉中运行，卫气在脉外运行。

2. 有自汗出，病在表的，通过发汗调和荣（营）卫，荣卫和病则愈。用桂枝汤治荣卫不和、表虚的症状。虽然说是调和荣卫，但病是在外的。

3. 这条对比50、51、52条，看麻黄汤证和桂枝汤证的区别。先说荣虚，血虚不能发汗，又说荣不病，卫有病那就可发汗。本条文说了外不谐，这就是卫虚，卫虚要发汗；50、51、52条说了荣虚，荣虚不能发汗。

五十四、病人脏无他病，时发热，自汗出而不愈者，此卫气不和也。先其时发汗则愈，宜桂枝汤。

1. 这条首先提出脏无他病，脏腑相对于皮肤、肌腠、筋脉而言属里，说明病不属于里证，反复发热、汗出的原因是卫气不和，卫气不和就属表证。

2. 本条文紧接着53条说，53条从荣卫的关系论述卫的病，而这条从荣卫和脏腑的关系论述卫的病，一层层论述，荣卫相对脏腑属外，脏相对腑属里，卫相对荣和脏腑属外，表里对应论述。

3. 如果出现定时发热，在发热之前服用桂枝汤，病则愈。提示一个服药的时机问题。

五十五、伤寒脉浮紧，不发汗，因致衄者，麻黄汤主之。

1. 还是反复论述血和汗的问题，伤寒脉浮紧，用汗来解，假如没发汗，时间长导致衄，用麻黄汤发汗。有时出现衄后可以自解，有时不能解。

2. 衄家不能发汗是什么意思？而这说“因致衄者，麻黄汤主之”，经常反复鼻出血的病人，不要发汗，因为血少，有可能尺中迟。

3. 如果一个感冒的病人，高热，身痛，不汗出，脉浮紧，出现鼻出血，照常还是脉浮紧不退的话，还可用麻黄汤发汗。本条文是对上面的总结，既有衄家不可用麻黄汤，而又有能够导致衄的，必须用麻黄汤。

4. 通过50~55条文，能够看出《伤寒论》对荣、卫、汗、衄、血等症状的辨别和病机的分析，还知道脏病出汗和不是脏病在卫的病的情况。反复论述麻黄汤和桂枝汤的适应证。

五十六、伤寒不大便六七日，头痛有热者，与承气汤。其小便清者，知不在里，仍在表也，当须发汗。若头痛者，必衄，宜桂枝汤。

1. 这个不大便六七日，是伤寒后六七日不解大便。头痛是太阳病的表现。有热：伤寒也能发热，中风也能发热，阳明也能发热，所以这个热就没有特异性。重点强调的是不大便，用承气汤。“诸病有小大不利者，先利其前后”。不大便说明大便干燥里有热，即使大便不干燥，但他不主动解大便，也应该给予承气汤。大承气汤、小承气汤、还是调胃承气汤？前面讲到了调胃承气汤治谵语，如果胀满厉害的话，也可以用大、小承气汤。

2. 上句说不大便里有热，这句就讲里无热，因为小便清，不黄、不浊，仍在表。在表治表，在里治里。

3. 如果说在里的不大便不是主要问题，但是出现了头痛得厉害，出现衄了说明还在表，不在里。病人要是几天没吃饭了呢，虽然几天没大便，但是他内热并不是很明显，只是表上热，所以衄了也可以用桂枝汤，对举着55条来看，脉浮紧，不发汗，因致衄者，麻黄汤，这头痛衄是桂枝汤。提到了桂枝汤，是因为有在表的头痛，而提到了伤寒脉浮紧、不发汗、因致衄是汗和衄同源问题。

4. 那就是说这太阳病出现衄的，可以用麻黄汤治，也可以用桂枝汤治，不发汗可以治，没汗后得衄可以解，这说明什么？仅仅说在表就治表，汗和衄同源，在里你就治里，不大便你就用承气汤。假如说内有寒，小便清，热病没到里，那就应该治表。提到表里先后的问题，一般来说不大便，应该小便浊。这个表里问题是中医的一个常识。内火就是大便干燥。

五十七、伤寒发汗已解，半日许复烦，脉浮数者，可更发汗，宜桂枝汤。

1. 这条和桂枝汤的煎服法上说的一样，汗发了解表，不管他以前有汗无汗，他就算是汗出的情况了。

2. 这个烦有人说是半日许病又发作了，病人又烦躁了，这些都可以通。脉浮数——浮就在表，数也是邪在卫阳在表。还可以发汗，用桂枝汤。

五十八、凡病若发汗、若吐、若下、若亡血、亡津液，阴阳自和者，必自愈。

1. 第58条是总结性的一条，凡病指一切病。

2. 可以是自己发了汗，吐下，或是经治疗包括正确的不正确的治疗后。

3. 阴阳自和指什么？从前面的49条开始，“所以然者，尺中脉微，此里虚，须表里实，津液自和，便自汗出愈。”这里的阴阳自和指寸尺、表里、荣卫。看53条“复发其汗，荣卫和则愈。”荣就在里，卫就在表，就是荣卫的和。也可以大而广之：寒热和，脏腑合，表里合，荣卫和。但这里具体所指，从条文上来看的话，就是指的荣卫和、表里合。

五十九、大下之后，复发汗，小便不利者，亡津液故也。勿治之，得小便利，必自愈。

这个说的是汗、吐下伤了津液会出现小便的不利，小便的水分和汗和吐下的水分是一样的，如果汗出的多了，或是用了下法之后，出现小便的不利——痛、涩、尿少，这都是因为水分从另外的途径走了。这不要当成一个病来治，不要治，适当多喝点水，或者是不再继续发汗了，它自己就好了——这意在说明，小便不利和汗下治法的关系。

六十、下之后，复发汗，必振寒，脉微细。所以然者，以内外俱虚故也。

1. 前面讲若吐、若下，单纯的就一个方法导致了阴阳和的，病就好了。假如说下之后，复发汗的，两方面：从里面给下了，从外面给复发汗的，导致了人怕冷、寒战叫“必振寒”、“脉微细”，脉上不来。后面一句很重要：“所以然者，以内外俱虚故也”。

2. 内外俱虚，两个治法引起的。内虚下后引起来的，外虚发汗引起来的，凡从外解，发汗导致外虚。外虚指什么？卫气虚，表气虚。内虚呢？荣气虚，阴气虚。这里说阴阳，内下以后伤阴了，发汗以后伤阳了。因为汗从外解在外，下后从里面丢失津液。所以这句内外俱虚就是对伤寒汗下以后病机的明确解释。振寒指的就是外虚，外面怕冷了，寒气一吹，他害怕了，就哆嗦了。脉微细——脉主里，主荣气，荣行脉中，指里面荣虚了。

3. 不同的误治方法，造成的不同部位的损伤，通过两个不同脉证来说明，一个是必振寒，一个是脉微细。

六十一、下之后，复发汗，昼日烦躁不得眠，夜而安静，不呕，不渴，无表证，脉沉微，身无大热者，干姜附子汤主之。

干姜附子汤方

干姜一两，附子一枚（生用，去皮，切八片）。

上二味，以水三升，煮取一升，去滓，顿服。

1. 一个具体的方证。

2. 是否有必振寒，脉微细呢？应该有。“昼日烦躁不得眠”——就是指发汗下后表里都虚，卫行在外，内里也虚，就烦躁。“夜而安静”——晚上没有问题，卫入到里面去了。

3. “不呕，不渴，无表证”——这指没有阳明证，也没有少阳证，也无表证（太阳证）。也就是非阳证。

4. 脉浮就是指在外的阳证，沉就是指在里的，微就是指是虚的，那就是指里虚。

5. 身无大热应该是阳气虚。

6. 干姜附子汤是治内外俱虚的、温里的一个方子，也可以说是治阳虚烦躁的。附子通行十二经，黑色、根、沉下入肾，温三焦之阳气；干姜温肺脾之阳，黄白色走中上焦肺脾。

7. 这个方加上甘草就是四逆汤。这里没提到四逆的证，所以不用。看到虚损的补法就是从里面补。顿服，一次服下。

8. 这个方值得重视。碰到脉沉微厉害的可以用这个方。对一些脱水的或汗后的，渴的话不行，呕的话也不行。只要是里面虚象的可以考虑用这个方。

六十二、发汗后，身疼痛，脉沉迟者，桂枝加芍药生姜各一两人参三两新加汤主之。

桂枝加芍药生姜各一两人参三两新加汤方

桂枝三两（去皮），芍药四两，甘草二两（炙），人参三两，大枣十二枚（擘），生姜四两。

上六味，以水一斗二升，煮取三升，去滓，温服一升。本云桂枝汤，今加芍药、生姜、人参。

1. 前面提到了一些可发汗、不可发汗及一些发汗后的病理变化，知道可以导致内虚、津液虚、亡津液、亡津液后什么表现、发汗过多后什么表现。上一条讲了下之后，复发汗，这一条讲了没有经过下之后，单纯发汗后导致的身疼痛。身体的疼痛应该是在外表的不和，发汗后里面的津液丢失了，所以加的是芍药、生姜、人参，是否有口渴？在小柴胡的加减中提到口渴是加人参，这里发汗后亡津液也应该是津液丢失以后身疼痛。前面还提到脚挛急是用芍药甘草汤，加了芍药，那么津液丢失以后，筋失养，芍药加量，也是和前面相一致、相呼应的。产后亡血失津液，也有的是产后过多的保温，导致汗出过度，身疼痛。

2. 脉沉说明津液丢了，不能充盈。迟，前面五十条提到了“假令尺中迟者，不可发汗。何以知然？以荣气不足，血少故也。”那么迟脉就是血少，所以加人参、芍药是补气血的，生姜助它往外走，治疼痛的。

3. 这个方子需要久煎，比桂枝汤煎的时间要长。

六十三、发汗后，不可更行桂枝汤。汗出而喘，无大热者，可与麻黄杏仁甘草石膏汤。

麻黄杏仁甘草石膏汤方

麻黄四两（去节），杏仁五十个（去皮），尖甘草二两（炙），石膏半斤（碎，绵裹）。

上四味，以水七升，先煮麻黄，减二升，去上沫，内诸药，煮取二升，去滓，温服一升。本云，黄耳杯。

1. 石膏半斤——这么重的石膏治无大热（之前都是如鸡子大），前面一斤重的石膏白虎汤是治大热用的。

2. 汗出是桂枝汤证，不汗出是麻黄汤证，而这里是“汗出而喘，无大热者”，这个看上去和《伤寒论》本身系统的论述上不太一样。所以有人说这是个错解，应该是“喘而发热，无大汗”，这只是理论的推测，没有更多的实际证据。现在这个方用在肺炎的治疗上，典型的表现就是喘，是肯定的，无大热并没有说是不发热，应该也是发热，有大热用麻黄可能不合适，那么无大热——发热不甚高，用四两麻黄半斤石膏也是在理的。实际上真正有大热的时候，麻黄不可能用四两，你用石膏从里面清热了，不用麻黄再从外面解热了。那么这个汗出为什么不用桂枝而用麻黄？汗出带着喘的，虽然是汗出，应该是出得不畅，所以用麻黄继续往外发散。里面加了清热的，所以从现有的文字上来解释，也不是没有道理。

3. 那么现在只要见喘证，有热象的，只要汗不是很多，热不是很高，可以用这个方子，“麻杏石甘颗粒”——现在治肺炎的，就是中西医结合治肺炎的代表方。加鱼腥草清肺热，加白果重平喘，麻黄加石膏配杏仁很常用。

六十四、发汗过多，其人叉手自冒心，心下悸，欲得按者，桂枝甘草汤主之。

桂枝甘草汤方

桂枝四两（去皮），甘草二两（炙）。

上二味，以水三升，煮取一升，去滓，顿服。

1. 这也是汗后辨证的表现，对举着讲，都是发汗以后，根据不同的症状来进行不同的治疗。虽然前面讲条文没有方子的时候，它讲了一个病机，是怎么伤的，在相同的病机下，亡津液的情况下，会出现什么样的表现，所以需要辨证论治，并不仅仅是辨因。假如说我都用补津液，因为出汗多呀，我都用参加汤吧，那就差远了去了，失去了辨证论治的本来意义了。都是发汗过多了，叉手自冒心——内虚呀，发汗丢了津液了，里面血分虚了，不能养心了，就心下悸动了，要按。那么这时候，为什么补心补血，不用芍药，用的是桂枝呢？桂枝也能大补，《本经》云：补中益气；甘草补气。

2. 心下就是胃上脘的部位，剑突的部位。

六十五、发汗后，其人脐下悸者，欲作奔豚，茯苓桂枝甘草大枣汤主之。

茯苓桂枝甘草大枣汤方

茯苓半斤，桂枝四两（去皮），甘草二两（炙），大枣十五枚（擘）。

上四味，以甘澜水一斗，先煮茯苓，减二升，内诸药，煮取三升，去滓，温服一升，日三服。

作甘澜水法：取水二斗，置大盆内，以杓扬之，水上有珠子五六千颗相逐，取用之。

1. 都是发汗过多，发汗后，相对举着讲：六十四条说的是心下悸，六十五条说的是脐下悸，都是讲悸，一个在心下，一个在脐下。

2. 欲作奔豚——就是这个跳动感，它要往上冲的感觉，跳动厉害了能满肚子窜，冲到咽喉，冲到胸，而这个没有，欲作——要跳起来，没跳起来，用茯苓桂枝甘草大枣汤。

3. 这个方用茯苓半斤也是量比较大的，这里用水比较特别，现在没用了，不方便，“水上有珠子五六千颗相逐”，就是泡沫，这水含氧量高。

4. 这里都注重的是症状，都没有提到脉，脉应该是像前面提到的，都是沉迟，虚脉。汗多了亡津液，这里就不用提了，光提症，特别的症来对特别的药。

六十六、发汗后，腹胀满者，厚朴生姜半夏甘草人参汤主之。

厚朴生姜半夏甘草人参汤方

厚朴半斤（炙，去皮），生姜半斤（切），半夏半升（洗），甘草二两（炙），人参一两。

上五味，以水一斗，煮取三升，去滓，温服一升，日三服。

1. 这个方也是我常用的一个方，通过这个方提示，厚朴和生姜可以大量地用。我以前也没见老师用过，就照着经方用，刚开始时按1两10克用，后来半斤用到80克，病人很好，一点副作用没有。用到100克效果就很好了，你用到这个量之后，这个方治腹胀很好，只要是虚的腹胀就行了。那么这个腹胀满是大腹胀满还是小腹胀满？还是中腹胀满？这里没提，没提就按全腹胀满来理解。

2. 对于一些慢性的胃肠炎、虚寒性的消化不良，都可以用。治慢性胃炎、浅表性胃炎腹胀的时候，病人觉得虚胀，像屁又不像屁，整个一个胀气感觉，取效很快。

3. 现在研究人参也有促进肠蠕动的作用，这里是汗后伤津液，虚，就用人参，然后加上厚朴、生姜往下顺气，温散的。

4. 从前面的六十一条起，连着这六个方子，都是讲汗后的，连在一起看，就是讲了一个辨证论治。相同的病机，不同的证进行不同的治疗。这六个方就是一个示范，腹胀你就用厚朴，心悸你就用桂枝，脐下悸就用茯苓，喘就加麻黄。

5. 辨证就是辨他的症状、体征、表现，来进行治疗，这是本来意义的辨证论治。

六十七、伤寒，若吐、若下后，心下逆满，气上冲胸，起则头眩，脉沉紧，发汗则动经，身为振振摇者，茯苓桂枝白术甘草汤主之。

茯苓桂枝白术甘草汤方

茯苓四两，桂枝三两（去皮），白术、甘草（炙）各二两。

上四味，以水六升，煮取三升，去滓，分温三服。

1. 前面的几个方是讲的发汗后，这里讲的是吐、下后，发汗前面提到了，尺中脉迟，荣血不足，那么吐、下以后呢？症状可以见到“心下逆满，气上冲胸，起则头眩，脉沉紧”，这是它的脉症，“发汗则动经，”就是说如果是吐、下以后了，出现这些症状的，加脉沉紧，不在表的时候，不要发汗，发汗算是误治了，能动经。

2. “身为振振摇者，茯苓桂枝白术甘草汤主之。”如果是再加上发汗，动经，身为振振摇；如果是没有动经，只是吐下严重了出现身为振振摇呢？也一个治法。

3. 心下逆满——心下，就是胃的位置，胃的饱胀感，气往上冲，冲到胸上去。起则头眩，你坐着，突然起来，有头晕的感觉。

4. 一些消化道的疾病吐下治疗以后，比如是急性胃肠炎自然的吐下后，不说伤寒吐下，也容易有这感觉，胃里饱胀感，气往上顶的感觉，有时候心悸，心慌，血压偏低，一起来头晕呀，眼前发黑呀，都能看到。这个情况就用苓桂术甘汤治疗。

5. 一个脉沉紧说明病在里，浮紧的时候是麻黄汤证，在表上的寒气。那沉紧呢，应该是邪在里，在《金匮》中痰饮病篇中说到“病痰饮者，当以温药合之”。苓桂术甘汤就是治痰饮时的一个方。这里说的沉紧应该就是水饮之邪积聚在心下，在里面，不是在表了，所以不要发汗，茯苓重用四两，桂枝以温，甘草白术，以甘药调之，是一个补虚的方子，补虚去水的方子。在里的水饮就是用茯苓来利水，所以这个方子看上去脉症都比较明确，机理也比较清楚一些。

6. 在一些慢性的消化道疾病中见到这些见证的，不管有没有吐下，或者经过没经过吐下，这个方子都是很好用的，一些老年性的疾病，脑血管缺血性的疾病，像美尼尔综合征之类的，它就是带点头眩、心下逆满的、带点吐的感觉的，也可以用这个方子，一般也比较好用。

7. 这个方子是甜的，略有点桂枝的辛香味，基本是非常淡的一个方子。茯苓在水里不会化。

8. 苓桂枣甘汤治脐下悸，苓桂术甘汤治心下逆满，这两个要注意下区别。

9. 苓桂枣甘汤用的是半斤茯苓，它位置比较深的，是在脐下，并且欲作奔豚，而这个苓桂术甘汤用四两，所以比较起来的话，苓桂术甘汤的证比苓桂枣甘汤的证还要轻些。

10. 前面说了发汗过多，可以出现尺中脉迟，血虚，虚得更严重一些；而仅仅是吐下以后，你别看吐下很厉害，单纯是从口或是从肠道排出去的水分，不比这出汗多，看上去多，但出汗面积大，有时候虚得更厉害。虚得越严重，病邪积聚的就越严重，所以用苓桂枣甘汤，治脐下的。

11. 一味药的差别，它的治证是不同的，虽然说白术、大枣都是甘的、补脾的、建中的，虽然你按药性分析的话是那样，但是按经方这个证来说的话，配伍不一样，量也不一样，形成的病因也不一样，脉症都不一样，所以精确辨证能提高疗效。务必在每一味药上、在量上把它弄仔细了。严重的，在这个方子上来说，1两按15克来算没有问题。年老的、体弱的、症轻的，我一般从10克开始用，10克就比较安全了，身体再弱的，不能吃饭，吐严重的，用10克他都不好受，桂枝这个味道比较辛些，那喝一次不好受，你再喝的时候，可以减量，剩下的那些可以再分3次到4次喝，也可久煎，浓缩一些。

12. 熬药用水的多少，是根据药量的大小来定的，讲到放水多少熬成药多少，是讲一个火候问题，火候就是以浓缩的程度来计算的。

13. 在日本的汉方多是用整个方子做成的颗粒剂，所以日本的汉方医，从对方子的严格遵守来说，比现代的国内的中医对经方的尊重程度要高。不刻板就没有了法度，叫乱来。既然丸方可以固定下来，为什么汤方就不可以固定下来？汤方是有规矩的，是可以固定下来的。要认识到这么一个观念，轻易不要变动。不是不能变动。而丸方也是可以变动的，可以合方(多种中成药每样称一两合在一起用)，这说明丸方的灵活，那么你还要知道汤方的死板。灵活也好，死板也好，作为一个单元可以固定起来用，有时候需要变换，但是不要变大了，一定要在规矩范围内变。所以学经方就是学会这么一个方法，一个思路，这样效果才能提高。

六十八、发汗，病不解，反恶寒者，虚故也，芍药甘草附子汤主之。

芍药甘草附子汤方

芍药、甘草（炙）各三两，附子一枚（炮，去皮，破八片）。

上三味，以水五升，煮取一升五合，去滓，分温三服。疑非仲景方。

1. 一般的小方分两次服，这个分了三次。有人怀疑非仲景方，但是没有根据，只是意测。

2. 这个虚故就是血虚，发汗亡津液导致血虚。

3. “发汗，病不解，反恶寒者”，这个发了汗后，即便病不解，恶寒也可解，恶寒是在表的寒，有注解这是卫虚，有道理。所以这个是荣卫（营、卫）俱虚。营（荣、血）虚用芍药甘草从内来养，包括芍药甘草汤的养血以后可以舒筋，治这个脚挛急；附子治恶寒，前面几个方也是这用法，所以这个附子是可以治阳虚恶寒的。发汗亡阳也提到了，内伤津液导致血虚，所以这个可以说荣卫（表里、阴阳、内外）俱虚，都是可以的，从不同方面来说。仅略言一个“虚”字也行。

4. 实际可以看到，这里既有恶寒，也有一些不足的现象。是虚人恶寒，可以考虑用这个方子。即便不是发汗引起来的，比如产后的一些病，现在类似这种情况，是可以见到的。

5. 这个方子我没单独用过，一般的在桂枝加附子汤里面，再加上桂枝、附子、生姜、大枣。如果是单纯的比那个桂枝加附子汤还简单的证可以考虑用这个方。

六十九、发汗，若下之，病仍不解，烦躁者，茯苓四逆汤主之。

茯苓四逆汤方

茯苓四两，人参一两，附子一枚（生用，去皮，破八片），甘草二两（炙），干姜一两半。

上五味，以水五升，煮取三升，去滓，温服七合，日二服。

1. 六十九条可以和六十八条对比着看，六十八条是“发汗，病不解”，这一条也是“发汗，若下之，病仍不解”，发汗，下后，都是亡了津液了导致烦躁。

2. 烦躁的用干姜附子，前面提到了，这里加了茯苓人参，也可以说四逆汤加了茯苓和人参。

3. 这两个方子虽然也都是在太阳病辨脉证病中讲的，它是借太阳病发汗、若吐、若下之后出现的变化，出现的症状来对应着方子讲的。典型的方证如：恶寒了、烦躁了，还可以看到一个药证，但这绝对不是一个太阳病，这些已经都是里证了。所以这些在杂病中可以用，常用。他说的假设有这些情况，是用来讨论病机的，没有用过多的语言来论述这个病机，而是假设实际治疗的一种情况，像一个误治的案例，来说明这个病机，这是《伤寒论》这本书的写作论述方式。

4. 像这些小方，方证都比较简单，可以做合方用的时候药物加减的依据就从这里来的。

5. 茯苓和人参什么时候用？一般见渴的时候，水分代谢不利，用茯苓，口渴的时候也可以加人参。那么四逆汤呢，很显然，一般有四逆症状、手足逆冷的时候用。那么可以理解为手足逆冷，加上口渴情况，加上烦躁的情况，四逆汤可以治烦躁，还有人参四逆汤，茯苓四逆汤，烦躁了，口渴了，手足逆冷了，可以考虑用这个方子。

6. 对比茯苓的方子，上面是“心下逆满，”茯苓桂枝白术甘草汤是用茯苓的。“发汗动经，身为振振摇”，在外面的你可以用桂枝，发汗在里的烦躁就用四逆。对比着看看用茯苓的这几个情况。还有六十五条，“发汗，心下悸的”用大枣。

7. 欲作奔豚，气上冲的时候用桂枝，脐下悸也可以用桂枝。心下逆满，气上冲胸也是用桂枝，桂枝是治气上冲的这种感觉的。烦躁不上冲的用人参、附子。对比一下这三个方子，用茯苓的就看出来，不同的配伍，有不同作用的。

8. 再对比六十四条，脐下悸的，悸的时候就是用桂枝甘草。心下悸欲得按，六十六条腹胀满的时候，就是厚朴生姜，这是主症。像人参甘草了，在其他的方子里也有用，但那不是主症了。

9. 所以这套方子对比着看看，能看出药证，各个药的主治不同来，怎么加减变化的，对应什么症状的，对应什么样病机的。病机是用假设的汗吐下来提的，汗吐下以后的病机前面也提到了，这一联系就知道说的什么意思了。

七十、发汗后，恶寒者，虚故也。不恶寒，但热者，实也。当和胃气，与调胃承气汤。《玉函》云，与小承气汤。

1. 发汗后，恶寒者，虚故也——前面提到用茯苓的，用附子的，用白芍，养血虚的，对举着讲，“不恶寒，但热者，实也”——但热，仅仅是热，而没有寒，实也，虚实辨证。

2. 当和胃气，与调胃承气汤——假如说汗后不恶寒，仅仅是热，那这个实为什么要和胃气？按照《素问》的说法，还有本书前面提到的，太阳病不好，下一步就转阳明病了，阳明就是胃气实，就往胃里转。所以这个初期的发汗以后，表寒解了，没有大汗导致虚，里面形成了实热，所以用调胃承气汤。

3. 《玉函》云，与小承气汤——实际上你根据这个热的轻重，调味和小承气汤都可以考虑用的。调胃承气汤是个和胃气的方子，用大黄四两、芒硝半升、甘草二两，后内芒硝是顿服的。热重的时候退热很好。

七十一、太阳病，发汗后，大汗出，胃中干，烦躁不得眠，欲得饮水者，少少与饮之，令胃气和则愈。若脉浮，小便不利，微热，消渴者，五苓散主之。

五苓散方

猪苓十八铢（去皮），泽泻一两六铢，白术十八铢，茯苓十八铢，桂枝半两（去皮）。

上五味，捣为散，以白饮和服方寸匕，日三服，多饮暖

水，汗出愈。如法将息。

1. 太阳病，发汗后，大汗出，胃中干，烦躁不得眠——这个大汗出就比其他的严重一些，前面一个还是胃中实，这个已经胃中干了。胃中干它就出现烦躁了，严重到不得眠。

2. 欲得饮水者，少少与饮之，令胃气和则愈——光给喝点水就好了，失了水导致胃中干，饮水入胃，和了胃气，自己就好了。

3. 若脉浮，小便不利，微热消渴者，五苓散主之——大汗以后还见脉浮，这个脉浮，应该也是指内虚的一个现象，尺脉沉、迟能致虚，浮的时候，内不实，也是一种虚象。应该汗后解了，脉不浮了，它还浮，里面虚了。小便不利，微热消渴，都是影响到水分代谢了，所以用五苓散来治疗。

4. 五苓散这个方子，重用的是泽泻，有脉浮所以加了桂枝，小便不利用了茯苓、泽泻、猪苓——利水的，利小便的。这个方子，泽泻是一个主药。

5. 这里第一次提到散剂，以白饮和服方寸匕，这个白饮后来考证就是淡的米汤。方寸匕草类的东西，有人考证一克左右。金石类的一方寸匕三克左右。

6. 日三服，多饮暖水，汗出愈——还是从汗来解的，用了桂枝。虽然是用了利小便的东西，但是用的都是很轻的东西，让他汗出，汗出了，应该表里就和了，就愈了。

7. 用了表里都用的药，桂枝是治表的药，茯苓是治里的药，但是桂枝用得很少，一两是二十四株，而桂枝仅仅用的半两（十二株）是用的最少的。而猪苓、白术、茯苓都用了十八株。

七十二、发汗已，脉浮数，烦渴者，五苓散主之。

1. 五苓散就是治脉浮、渴的。前面提到微热，这提到脉浮数应该是有热象，脉浮加消渴，所以是五苓散的主症。

2. 五苓散这个方子，好多人做汤来用，前人有提到这个方子用汤剂不如用散剂好。改成散剂以后，最常用于治疗小便不利，老年性的前列腺炎，尤其是感染以后或感冒以后引起来的肿大，这方很好用。年轻人的泌尿系统感染如果是由感冒引起来的，效果也不错。萆薢分清饮治白浊还可以，治小便不利我不首选。这个不利包括：癃闭、淋漓不尽、涩痛。老年的前列腺肥大，是典型的不利，这个在急诊上都是先插导尿管，然后用抗生素了，消炎了。为什么用抗生素呢？本身你把个东西插进去就容易导致感染，所以用抗生素只是起个预防的作用，并不是起到治疗这个前列腺肥大的作用。

3. 那中医的方法是什么呢，以前有个方法：用麝香敷脐。麝香通窍能通这个，麝香太贵外用可惜，药材不好找，也浪费，用大葱，捣成葱泥，炒热了（别炒熟了，没味了）用布包起来敷脐。在具体用的时候，如果你嫌这个来得慢，你可以加入通窍的药，像麝香、穿山甲、滑石了，有时候可以加在一起配着用。滑石利尿也是很肯定的，穿山甲攻坚，麝香通窍外用都有用，内用也能起到一定的辅助作用。这是后来的一些经验。不是特别急的，只是涩的，不是完全不通尿潴留的，用原方也可行，很好用的。

七十三、伤寒，汗出而渴者，五苓散主之；不渴者，茯苓甘草汤主之。

茯苓甘草汤方

茯苓二两，桂枝二两（去皮），甘草一两（炙），生姜三两

（切）。

上四味，以水四升，煮取二升，去滓，分温三服。

1. 五苓散上面提到了治“发汗已，脉浮数烦渴者”、“若脉浮，小便不利”、“微热消渴者”、“汗出而渴者”，从这里可以看到五苓散的主症“渴”是很重要的，用散剂这个量很小，所以利尿也好，桂枝的温也好，不会影响到它的渴本身的，并且提到多饮暖水，汗出愈，发汗以后汗少了，多饮暖水，水随着汗出了，对口渴，用这些温药和利药不会影响。

2. 相对来说——不渴者，茯苓甘草汤主之。这渴与不渴是鉴别汗出以后，是五苓散证还是茯苓甘草汤证的一个关键点。

3. 茯苓甘草汤也叫苓桂姜甘汤，用的是茯苓、桂枝、甘草、生姜。后来通称为苓桂剂。都是苓桂系列的，茯苓八两、四两、二两，能差四倍之多，五苓散那就更少了，几分，现在零点几克吧。要是一钱匕按一克算的话。这个方子重用的是生姜，生姜用到三两。不渴说明什么问题？说明水气在里。姜一般是温散的，温散水气的，水气积聚起来的，也能见到渴，所以你从方子本身来解它治的病机是什么，不好解释。这个方子我自己很少单独用过，但是有水气，舌头胖大水滑的，这个情况生姜可以大量用。从这个方子可以得到启示，苓桂姜都可以用，用茯苓甘草甘淡，桂枝生姜是辛温。

4. 所以从治水气不利的一些用药上可以看出有提示作用。

5. 取二升分三服，每次服的量也很小，不大。

七十四、中风，发热，六七日不解而烦，有表里证，渴欲饮水，水入则吐者，名曰水逆，五苓散主之。

1. 第七十四条，对比看看，提出一个病名——水逆。这一套是有名堂的，叫水逆病。

2. 中风发热，六七日不解而烦——中风发热就是表证，一般七日当解了，六七日还不解，出现了烦，烦应该指的是心烦。有表里证，表证呢就是汗出了，发热了；里证呢包括渴欲饮水，水入则吐，这就是中风以后表证未解，又出现里证的。

3. 喝水就吐的用五苓散，用散剂小量喝。这里进一步说明，五苓散是治表里证的，治水逆证，有桂枝，有茯苓。

4. 这连续几条反复论述五苓散，中间提出了和苓桂姜甘汤的鉴别来。

七十五、未持脉时，病人叉手自冒心，师因教试令咳而不咳者，此必两耳聋无闻也。所以然者，以重发汗，虚故如此。发汗后，饮水多必喘，以水灌之亦喘。

1. 手叉自冒心——两手交叉着捂着心口。

2. 师因教试令咳而不咳者——就是让病人咳嗽一声，他不咳嗽的。

3. 此必两耳聋无闻也——这说出现了耳聋。

4. 所以然者，以重发汗，虚，故如此——发汗导致的阴血和阳气俱虚以后导致的耳聋，这是对发汗致聋的一种解释。

5. 发汗后，饮水多必喘，以水灌之亦喘——发汗多了以后，不能急着大量的饮水，水多了以后能引起喘来，这是一个非常实际的临床观察。发汗以后急着单纯补水的话，能引起水中毒来，水大量吸收，血液得到稀释，水的电解质补充不够，钾和钠少的时候，心脏的搏动就受到影响，引起肺里的水肿来，能引起喘来。

6. 这条提示，发汗过后，丢水多的时候，水要慢慢地喝，不能急着喝，也不能急着用水灌。这是一个临床很实际的情况，注意一下。现在临床上丢水以后，可以用输液的方法，但也要注意液体的渗透压问题，注意电解质平衡问题。

七十六、发汗后，水药不得入口，为逆，若更发汗，必吐下不止。发汗吐下后，虚烦不得眠，若剧者，必反复颠倒，心中懊侬，栀子豉汤主之；若少气者，栀子甘草豉汤主之；若呕者，栀子生姜豉汤主之。

栀子豉汤方

栀子十四个（擘），香豉四合（绵裹）。

上二味，以水四升，先煮栀子，得二升半，内豉，煮取一升半，去滓，分为二服，温进一服，得吐者，止后服。

栀子甘草豉汤方

栀子十四个（擘），甘草二两（炙），香豉四合（绵裹）。

上三味，以水四升，先煮栀子、甘草，取二升半，内豉，煮取一升半，去滓，分二服，温进一服，得吐者，止后服。

栀子生姜豉汤方

栀子十四个（擘），生姜五两，香豉四合（绵裹）。

上三味，以水四升，先煮栀子、生姜，取二升半，内豉，煮取一升半，去滓，分二服，温进一服，得吐者，止后服。

1. 发汗后，水药不得入口为逆，若更发汗，必吐下不止——这就是说如果发汗以后，喝水和服药直接咽不进去，或者一入口就吐，这就叫逆。这样的就不能再发汗了，如果再发汗的话，就吐下不止了。

2. 发汗吐下后，水药不得入口的为逆。前面提到了一个证，水入即吐的叫水逆，说是用五苓散治，说的是吐。这里说的发汗吐泻严重了，出现了一系列的症状。虚烦不得眠，这是一个证。

3. 若剧者，必反复颠倒，心中懊侬，栀子豉汤主之——栀子豉汤的主症就是虚烦不得眠，反复颠倒，心中懊侬，这个懊侬是个什么感觉，就是烦躁，它不像胃酸那个感觉，病人自己说像一团乱麻一样，抓不出来，挖不出来，像热又不是热，像疼又不是疼。这心中有的是胸里，有的是心下，心、胃这个部位，栀子豉汤主之。这个情况我常见的是一些更年期焦虑症，妇女50岁左右，男人60岁左右。他倒不是发汗吐下后，他自己有时候出汗多，常常用柴胡汤和柴胡加龙牡汤调情志，出现典型的心下症状，胃这地方难受的，有时候在柴胡系列里加上这个很好，调情志病的在《金匮》中百合病篇这一类。

4. 再一个就是典型的部位在心下和心中，带着失眠的，用这一类。有一些长期的服用抗焦虑抗抑郁的罗拉和盐酸多塞平，西药能维持住也行，有的吃了以后维持不住，需要不断地加量，或者加量以后倦怠感严重，心中这个烦热呀，闷胀感解决不了的时候，你给他用中药，可以逐渐地减轻抗焦虑的西药使用，甚至可以逐步停止使用。你把这个西药一减以后，他的失眠只要得到解决了，西药用得少了，像抗焦虑药的这种倦怠感，它随着也会减轻。常常病人服用抗焦虑的药以后，他能够精神安定下来，他能够睡眠好，他有种依赖，叫睡眠恐惧症，他一到晚上不吃，就害怕，“啊，我要吃药了，不吃睡不着怎么办呀?”对睡眠本身的恐惧加重了失眠，所以得长期服药。长期服药倦怠感也出来了，胃也难受了，大脑反应也慢了，他以为病重了，病重了再加量，恶性循环。有的数年甚至十几年延续这情况。

5. 栀子豉汤很简单的一个方子，配上去用，能解决这个问题，我在用黄连阿胶汤的时候，在用柴胡汤和柴胡加龙牡汤的时候，还有百合病系列的时候，有时候把栀子豉汤作为一个小方配在里面用还行，单独用的我经验不多。典型症状单独用一个也行，这情况也有，少。

6. 后面还提示两个症状：若少气者，栀子甘草豉汤主之；若呕者，栀子生姜豉汤主之——甘草补气，生姜止呕。一味药的加减，那么这出了三个方，你都可以看着是对不同的症，用不同的方药来加减。所以我用栀子豉汤的时候，就是根据它后面提示的栀子甘草豉汤和栀子生姜豉汤这个方式，出现懊侬就加栀子、豉，出现短气加甘草。所以小方可以作为一个药证来用。

7. 要考虑煎药如何在不影响疗效的情况下尽量简便。

8. 温进一服，得吐者，止后服——有人说这个方是一个催吐的方。病在上，他心中懊侬，用香豉发散，香豉现在用为一个辛温解表的药，是让它以表散吐出来了，引而越之就好了。是否吐剂，香豉就是一个发酵的豆类，本身有股味。你只要散开了，吐了就不要再喝了。常常量没有那么多的时候，喝了他不会吐，也许他黏得堵得厉害的时候，喝了会吐。

9. 栀子甘草豉汤就是又加了二两的炙甘草。也是明确注明得吐者，止后服。

10. 若呕者，加生姜——生姜也是说得吐者，止后服。呕和吐还不一样，用来治呕，吐了，止后服。后来的说法是：有声无物叫呕，呕叫干呕。吐——从土，从形，有物无声，一张嘴，出来东西了，这叫吐。有声有物叫呕吐，伴着声音喷出来的就是呕吐。还有一种叫哕，叫干哕，光做那个形式，没有内容。但是在《伤寒论》和《金匮》中说的哕逆呢，现在叫呃逆，就是现在说的打嗝（西医说的膈肌痉挛）——叫哕。单纯的打长饱嗝，打饱食嗝——那叫嗳气，也叫噫气。噫气、哕逆、呕、吐、呕吐，这是不同的表现，所以这个地方看着很明确了，他说的呕者是这个方，得吐者止后服。

七十七、发汗，若下之，而烦热、胸中窒者，栀子豉汤主之。

1. 这是栀子豉汤的另一个主症，叫烦热，胸中窒者。就是闷热的感觉像憋着喘不过气来一样。和上面说的那个心中懊侬差不太多，那个是虚烦不得眠，反复颠倒。这也是有烦有热。应该是带着一定的精神症状。加上胸部的闷室，烦热感的。

2. 栀子这个情况，清三焦火热。栀子形状像心，色是红的，清心火，所以《药性赋》上说栀子凉心肾，它又是一个果，果主往下沉降，凡是果实都往下沉降，果实多在秋天才能熟。豆豉是豆子，豆子形状像肾，所以这个心中懊侬呀，交通心肾的作用是有的，豆豉是往外发散的，而且是经过发酵的，栀子是往下沉降的，所以能开胸中之窒。

七十八、伤寒五六日，大下之后，身热不去，心中结痛者，未欲解也，栀子豉汤主之。

1. 这是第三次提到栀子豉汤的，第一次是有热，第二次是心中结痛，这条说这两个主症。你看说那个烦热、懊侬、虚烦、心中颠倒，还有胸中窒，这里带着心中结痛。就是说这个栀子豉汤主症呀，心中可以带着满闷感，可以带着里面乱糟糟的烦热感，可以带着闷窒感，可以有像结着了的疼痛感，总而言之是一个虚热的结积扰动心肾。可以带着不眠和懊侬。这应该看着很明确了吧。通过这三条就可以看出栀子豉汤的主症来。通过栀子甘草豉汤、栀子生姜豉汤看出用药的加减来。

七十九、伤寒下后，心烦腹满，卧起不安者，栀子厚朴汤主之。

栀子厚朴汤方

栀子十四个（擘），厚朴四两（炙，去皮），枳实四枚（水浸，炙令黄）。

上三味，以水三升半，煮取一升半，去滓，分二服，温进一服，得吐者，止后服。

1. 这明确提出厚朴是用炙的了。

2. 得吐者，止后服——这在栀子豉汤系列中都这样提。有人说豆豉发散能吐。通过这个方子能看到，没有用豉也是提到得吐者，止后服。

3. 心烦腹满，病在心腹上面的，用吐法，栀子就能吐。所以这个吐呀，要看到和栀子有关系。

4. 下后是什么情况，应该病入里了，或者导致内虚了，引起心烦来，腹满用厚朴，在《伤寒》和《金匮》中都是这样的。像大承气重用厚朴，像厚朴七物汤，像前面提到的厚朴半夏人参汤，都是治腹满的。

5. 这个下后心烦腹满和汗后心烦腹满有什么不同？应该看到汗后用人参、生姜的，导致阳虚、气虚更严重；下后，外面没有伤阳气。所以比较起来，这个栀子厚朴汤是治实证的心烦腹满，更是偏于通、泻的药。带着卧起不安心烦，这就是用栀子的症，腹满就是用栀子厚朴的症，包括小柴胡汤的加减中腹满都是用厚朴。承气汤系列中，厚朴通用治这个满的。就是在后来的一些方子加减中，或者自己组方加减中，腹满用栀子厚朴这就是一个定式。来源也是从经方中来的。你可以说顺气的药很多，木香了，沉香了，降香了，佛手了，香橼了，到后来的代代花，厚朴花，青皮了，陈皮了一大套的行气理气药，到底用什么治腹满，好像你无从抉择了，有人说和肝有关系的，你加点青皮了，和胃有关系的，你加点陈皮了。有很多的说法，但是从经典的方证中来的，更可靠一些。

6. 此方量小，分两次服。

八十、伤寒，医以丸药大下之，身热不去，微烦者，栀子干姜汤主之。

栀子干姜汤方

栀子十四个（擘），干姜二两。

上二味，以水三升半，煮取一升半，去滓，分二服，温进一服，得吐者，止后服。

1. 这个地方要注意，身热不去，微烦，为什么要用干姜呢？这干姜是能够治烦的，栀子也能治烦。心烦，懊侬，卧起不安用栀子，只是有点微烦的就是用干姜，那前面的干姜附子汤之类的，都是治烦的。身热不去，说明什么情况？医以丸药大下之，身热不去，应该是这个病呀，在表上还有，用丸药从里面下了，表上并没有解。

2. 这里是用栀子来治身热，还是用干姜来治身热呢？身热是这个方中特别的一个表现，而和以上用药不同的地方，就在干姜上。你看看桂枝汤用姜发散风寒退热的，有汗的。所以热烦的时候姜是该用的，干姜和生姜有什么区别吗？后来说生姜发散风寒，治呕，干姜是温中。你看这《神农本草经》上就叫姜，姜的作用都一样的。然后跟了一句："生者尤良"。这个说法更可靠一些，干姜生姜都是姜，它的作用都一样，生的比干的要好一些。所以《神农本草经》比较早期的本草，注重的这个技术更加真实一些。后来说的差别应该注意从什么时候开始分出来的差别。具体临床用的时候你看看是否有那么大的差别。生姜并不是在任何地点、任何季节都那么好保存的，做成干姜就好保存了，出于方便考虑。

3. 这个丸药大下之，是什么东西？有的说是寒凉的大下的，有的说是巴豆之类的丸药，既然是大下之，肯定是剧烈药做成丸药，丸药还能大下之，肯定不是一般的丸药。药量比较大一些。

八十一、凡用栀子汤，病人旧微溏者，不可与服之。

1. 栀子汤就是指上面那一系列的汤。就像说白菜汤，你可以加辣椒炒，也可以加醋炒，也可做醋白菜，也可以做炖白菜，也可以做烩白菜。都是白菜系列的。

2. 那这说明什么问题呢？说明栀子这个药吃了以后可能导致腹泻。旧微溏——没说凉，没说热。一般的微溏是脾寒或肠寒，才能引起微溏来。这个提示非常重要。实际现在临床也是这样，平时有慢性习惯性腹泻的人避免用栀子，尤其是栀子汤系列的，要注意一些。

3. 你看看前面这栀子汤系列，心的烦热，心中的懊侬，或者微烦，身热不去，或者是有腹满，整个的来看，全是热证。应该就是从上腹部到胸这一块的热证。你包括心中结痛，身热不去，栀子豉汤也提到身热不去，栀子干姜汤也提到身热不去，带着微烦，微烦是特有的。所以这懊侬了，反复颠倒不得眠了，这都是一些热象。通过这一系列的方子能看出来，栀子治的是心、心胸和心下或是上腹部这一片的实热证的。这实热证伴随着有呕吐的就加生姜，少气的加甘草，腹满的是用栀子厚朴，微烦的就用干姜。单纯的有点胸中窒塞，有点烦热，或者多少有点结痛呀，那就是栀子豉汤。

4. 后面提出来，这个方子偏寒凉，里面有寒凉微溏的，就不要用，你这样所有的条文综合起来看，就能看出来栀子汤系列所治的病是什么样的。

八十二、太阳病，发汗，汗出不解，其人仍发热，心下悸，头眩，身瞤动，振振欲擗（一作僻）地者，真武汤主之。

真武汤方

茯苓、芍药、生姜（切）各三两，白术二两，附子一枚（炮，去皮，破八片）。

上五味，以水八升，煮取三升，去滓，温服七合，日三服。

1. 太阳病发汗，汗出不解，其人仍发热——太阳病在表，发汗治疗，汗出热退，身凉，脉静，这是解了的现象，如果汗出不解，后面坠了一句——其人仍发热，就是说汗出了以后，热没有退。

2. 心下悸，头眩，身瞤动，振振欲擗地者，真武汤主之——不但没有把这热来解了，并且再现了“心下悸，头眩，身瞤动，振振欲擗地”。心下——就是指从剑突下，胃脘上那个部位，有悸动感，或者觉得有跳动感，那常常是心脏的搏动能看到这个情况。头眩——头晕目眩，有点发晕，眼前发黑。

身瞤动——身上哆嗦，身上的一种震颤感，有的是周身震颤，有的时候是肌肉不自主地震颤。不像是抽搐，也不是痉挛，也不是中医说那个瘛疭（微小的抽搐感）。临床上常常见到，前不久见过几个。有的你看看输完液以后，可能用的是肾上腺皮质激素，他出现头晕瞤动感觉，看上去就像牛身上落了一只苍蝇，它会自己把它抖动下来。人不能，牛能，落上苍蝇，它能在局部身上咯噔咯噔抖一下。这个症状就是他自己觉得不自主的跳动感。振振欲擗地者——头眩得厉害了，一起来像要摔倒那样的感觉，真武汤主之。

3. 这说的是太阳病发汗以后的变证，太阳病发汗不解出现什么了？这个方子从药物组成上来看，出现这一套症状来看，它是少阴的病，太阳和少阴相表里，讲到两感于寒，如果在表，表了以后还不解，再发热的话，这个病是从太阳直接入到少阴去了。由表入里，这里不是按照太阳、阳明、少阳那个症状传变，是表里的变化。所以这个真武汤是少阴病的一个方子。少阴的里寒的，水湿胜的方子。

4. 火热的那叫朱雀汤，青龙汤是用麻黄，白虎汤是用石膏，在敦煌出土的文献中还有勾陈、腾蛇汤，就是指四逆、理中之类的，调中央脾胃的。那么这个典型就是调肾的。朱雀汤按五行来说是属火的，调心的，青龙就是调肝的，白虎就是调肺的。按说是那样，实际上，在这里不一定按照五脏来看，一个水，一个火来看。这是按六神六兽来配的一个方法。

5. 方子很简单五味药，茯苓是去水的，你像这个身瞤动，振振欲擗地，是用茯苓的。白术对心下悸和茯苓都可以一个治法。生姜也是温散水寒之气的，附子典型的是入里的，不是入表的药。

6. 这是个常用方。去年一个八十多岁尿毒症的老太太，住院输液用药以后，恶心吐了，头晕、起不来，不吃饭了，那就是一派水寒之象。出院后停下原先的治疗，先用了三付，后又用了五付，一共用了八付，后来停药了。过年后又来一次，再来脸色明显好了，她尿毒症肾功能是否有所改善，她也没去化验，整体来看症状是好了。当时那个呕吐，你不一定一看到就是尿毒症了，不好办了，就非得做透析了，用包醛氧淀粉了，来改善肾功能了，帮助排泄了等等。不一定那样治。是寒你就用温就行了。当时她还没有明显发热。有水气的情况完全就可以这样治就行了。

7. 看似不起眼的一个小方，这是一个代表，代表一个方面的，至于里面为什么用芍药，你不一定非要用药理来解释，就把这五味药当作一个整体的方子。这个方子熬出来的药相对比较平和。茯苓、白术平，芍药生姜味道也不是很大，附子一枚，还得炮，破八片。

8. 非常微不足道的一个方子，味道也很好，比起大方子要好用得多，输液以后导致的头晕的了，血压低的，血压高的，都可以用这个方子，还有一些肾病的情况，还有一些感冒以后直接入里的，常常用药以后，退烧退急了的，都有这个情况。

9. 你看附子没有先煎，也没有大量。

10. 煮取三升，去滓，温服七合，日三服——服七合，日三次，还不是一天服完。日四次才二升八合，你总共取了三升，服法上注意一些。

11. 下面从83~87的五条是说禁忌的。

八十三、咽喉干燥者，不可发汗。

咽喉干燥——一个情况是温病，你发汗以后伤阴，他就更热，但是《伤寒论》中温病是咽喉疼痛才是。再一个就是阴亏，少阴不足的，那血和汗同源，阴血不足，发汗也不行。

八十四、淋家，不可发汗，发汗必便血。

1. 淋家就是小便涩疼的，它也是水分少了。

2. 便血——是尿血，还是大便带血？没明确提。要是提到溲血，或是提到圊脓血，那肯定小便或大便。提到便血，那可以理解为大小便都有可能，以大便带血的情况多见。

八十五、疮家，虽身疼痛，不可发汗，汗出则痉。

前面提到过，疮家常常是阳热壅遏了营气，本身它就是营气受到了壅遏，发汗以后也不行。你要知道，发热再厉害的，只要有疮的你不能用发汗法，你要用清热解毒的方法，不要看到热就给他往外发汗，这是一个很重要的情况。你用了发汗药后，也可能他更热，导致痉挛。

八十六、衄家，不可发汗，汗出必额上陷，脉急紧，直视不能眴，不得眠。

1. 鼻出血了，血汗同源，你再发汗，阴液更少了，脉不充了，营血不足了，就出现脉陷了。

2. 直视不能眴——就是瞪大了眼睛不能眠，兴奋得厉害。发汗多了，有时候这个失血病人出现失眠情况。

八十七、亡血家，不可发汗，发汗则寒栗而振。

1. 亡血家和衄家差不多，它下面阳虚得更厉害，你发汗以后丢失了阳气，它就寒栗而振，就是寒战了。

2. 这就是禁汗五条，这都是些很重要的法则，临床上一般都不能违背。没有必然要汗的症状一定不能随便发汗。

3. 上面提到了发汗以后的各种辨证，这又提到了什么情况下不能发汗，用几个典型的症说明发汗的情况，也进一步了解了发汗治病的机理。了解了汗出不解之后病往哪里去。这是这六条看的东西。

八十八、汗家，重发汗，必恍惚心乱，小便已阴疼，与禹余粮丸。

1. 与上面的疮家、衄家、亡血家对比，这提了一个汗家。汗家不是临时的发汗，平时习惯性的出汗多，或者说经常的好出汗，或者现在说的表虚体质的，容易出汗的人。对本来就表虚，容易出汗的人，假如说因伤寒以后，用了重的发汗剂，或者是反复的发汗以后，必恍惚心乱。前面提到汗后尺中迟，尺脉迟营血少了，本来就汗多营少，再发汗以后，心神失养，就恍惚心乱了。

2. 体质弱的人发汗以后，容易出现这个情况。这个情况你测测血压可能会低，心律也可能会快，脉搏也可能弱。

3. 小便已阴疼——水少了以后尿浓缩，出现一些泌尿系的感染，或者是前列腺的炎症。或者是一些外阴瘙痒之类的都可能，小便完了有涩痛感，治疗用禹余粮丸。

4. 这个方子缺着。禹余粮这一味药，和赤石脂类似，是一种矿物，类似昌乐本地产的木鱼石，有的从地里弄出来后是空的，一摇哗啦哗啦响。赤石脂和禹余粮现在作为收涩止泻的药来用，对小便完了阴痛的，后来用得不是很多，你知道有这么一个药，这么一个方，假如说对这个情况没办法的时候，考证一下加这个药。具体的方子还有什么药，怎么配合的，现在已经不可考证了。但是这味药可以作为一个参考。提示一个方法。

八十九、病人有寒，复发汗，胃中冷，必吐蛔。

1. 病人本身是寒凉的，发汗以后伤了营血，也伤了阳气，会导致胃里更冷。冷了后引起吐来。

2. 是否一定吐蛔虫？有蛔虫的吐蛔虫。没蛔虫的时候就只是吐逆了。

3. 从此知道寒的人，用发汗的时候，不能过重、过多。

九十、本发汗，而复下之，此为逆也；若先发汗，治不为逆。本先下之，而反汗之，为逆；若先下之，治不为逆。

1. 这条讲四个意思。本发汗，而复下之，此为逆也——两方面的一汗一下阴阳俱伤，这叫逆。

2. 若先发汗，治不为逆——如果仅仅是发了汗以后，还不为逆，即便发汗引起好多的证来，治疗还好治一些。

3. 本先下之，而反汗之，为逆——如果是先用了下法，再发汗，这也叫逆。对举着前面“本发汗，而复下之”。

4. 若先下之，治不为逆——如果是仅仅用了下法，你该怎么救治就怎么救治，还不至于算逆。

5. 单独的一个治法，即便是治出了变证来，治疗上还好办，如果是一误再误，阴阳俱伤，这个情况比较严重，叫逆。这个逆证在调理的时候就要仔细小心了。比单纯的汗下要复杂一些。先汗也好，先下也好，即便是治错了，还不算大事，还可以纠正，一误再误不好办。这条应该看到这个意思。

6. 发汗从表上伤了阳气，水血同源，从里面伤了营血，下之，也是既能伤阳气，也能伤营血。

九十一、伤寒，医下之，续得下利清谷不止，身疼痛者，急当救里；后身疼痛，清便自调者，急当救表。救里宜四逆汤，救表宜桂枝汤。

1. 前面说了下和汗的情况，这里说了，只是下后，没有汗，即便是出了状况怎么解救，这不为逆。伤寒病用了下的以后，引起了严重的腹泻。续得下利，清谷不止——消化不良，吃什么拉什么了，现在这种情况常常见到，不是用下法，多是抗生素导致的菌群紊乱。用头孢类、阿奇霉素等导致消化功能不好，胃肠道反应，吐泻都会有。

2. 并且有身疼痛者，急当救里。身疼痛的按说是在表的，下利清谷不止是在里的。前面提到过有大便不利的时候，先治里。在《内经》的《标本病传》篇中提到，有大便不通的时候首先通大便。那么大便过通也算是不利，也得先治。哪个急治哪个。具体地说就是小便不通通小便，大便不通通大便。大便下利清谷不止，先治里。

3. 这里说的“后身疼痛，清便自调者，急当救表”——后身疼痛是哪个后？是指的伤寒已下之以后，续身疼痛，但是清便自调者。这个清和圊一个意思，就是入厕所，就是大便正常。只是有身疼痛，而没有大便异常的情况下，主要还是表证，虽然下了以后，没有伤到里阳（中阳）。病在表就救表——急当救表。

4. 这里就很明确了：救里宜四逆汤，救表宜桂枝汤。身疼痛的表证——桂枝汤是代表方。下利清谷不止，腹中寒加腹泻的，四逆汤就是代表方。这两个是非常常用的方，一表一里。

5. 这里常见的慢性胃炎、慢性肠炎、慢性胃肠炎、慢性结肠炎、神经性结肠炎、过敏性结肠炎、克隆性结肠炎、慢性盆腔炎、妇科的炎症等等各种西医诊断的表现为腹冷加腹泻的，我常用的方也就是四逆汤、理中汤、附子理中汤、连理汤这一类的，都不外四逆汤的意思。干姜、甘草、附子，你加人参、加白术、加茯苓、加黄连，也不过是补气了、止泻了，温阳的、散寒的也就是这个方子。

6. 还有一个典型表现，四逆汤常见手足厥逆。脾主四肢，一摸手凉，再一问腹泻，你就别管他下面问题在肠腔哪段上，什么部位上，有什么样的病理表现，都可以免谈了，腹冷腹泻，再加上脉虚的，加点人参都可以。人参四逆了，茯苓四逆了都可以。

九十二、病发热，头痛，脉反沉，若不差，身体疼痛，当救其里，四逆汤方。

1. 这个方子还是重复九十、九十一条的意思。举了一个具体情况，说明一个治疗的法则。

2. 你看着病发热头痛，身体疼痛——是典型的表证，这里用一个脉来说：脉反沉，脉不是浮是沉的，是里虚的。

3. 若不差——不差是指发热头痛，身体疼痛反复的不好，或者这个脉沉不见好。这就是里证，虽然表上有表证，但脉是沉里脉，按表证治无效，那就考虑从里面，用四逆汤治。

4. 你要注意甘草用四份，干姜用三份。附子一枚，生用，去皮，破八片——现在一般附子15~20克就可以了，也不一定非要像哪一派的主张，用100克、200克，那样久煎效果差。同煎，一般的附子15克左右，就达到效果了。小方分两次服。

5. 体重大的、个子高的、体壮能耐药的、量小不管用的，附子和干姜的量可适当加量，加一倍。这个量是个变化的区间。

九十三、太阳病，先下而不愈，因复发汗，以此表里俱虚，其人因致冒，冒家汗出自愈。所以然者，汗出表和故也。里未和，然后复下之。

1. 太阳病，先下而不愈，因复发汗，以此表里俱虚——前面说了汗后再下，下后再汗，同时的两方面的治疗能导致虚。这里就是说了是表里俱虚，发汗导致表虚，下导致里虚。

2. 其人因致冒——冒：眩冒，眼前发黑，头晕叫冒。

3. 冒家汗出自愈——如果有点头晕的话，自己出了汗，能自己好，或者轻微发汗的话，他能好。因为“所以然者，汗出表和故也”——就是说本来的太阳病以后，经过了用下法，再发汗以后，导致这个眩晕。你可以轻微地再发汗，他能够好了。

4. 汗出表和——是指的桂枝汤提出的。遍身微似有汗，不可令如水流漓，这才能表和，否则的话你就会虚上加虚。不可更发汗，更吐，更下了。

5. 里未和，然后复下之——虽然说了汗后再下，下后再汗，导致表里俱虚，阴阳俱虚是逆证，但是他要有冒的情况下，表不和的，还可以再用微量的发汗来解表。里不和，假如还有内在的大便不通的话，还可以再用下法，在这一段提出是什么意思？有一般的法则，还要有特殊的情况。一般的法则是不能够重伤，表里俱伤，导致表里俱虚。而实际情况是，你无论是发了汗下了以后，还是没下了以后，有表不和的证，你就治表，有里不和的证，你就治里。表里俱有，先表后里。

6. 九十三条的意思，就是告诉你，不要把上面提到的那个情况当成绝对的情况。就是在常中提到变。这个变的依据就是以实际情况为根据。

九十四、太阳病未解，脉阴阳俱停（一作微），必先振栗汗出而解。但阳脉微者，先汗出而解。但阴脉微（一作尺脉实）者，下之而解。若欲下之，宜调胃承气汤。（一云用大柴胡汤）

1. 太阳病未解，脉阴阳俱停（一作微），作微比较好理解。

2. 但阴脉微——一作尺脉实者，更合适一些。阳脉和阴脉在《伤寒论》中就是指的尺脉和寸脉。这里说的脉阴阳俱停（微）——就是说虽然有太阳病，里面还有里证，表里同病的情况下，看看寸脉明显病象的，就先治表；尺脉明显病象的先治里，实际就是表里同病，哪个重，哪个急，哪个突出，就先治哪个。

3. 上面提到了，表和里未和，如何和表，如何和里，这里提到表里的先后问题。

4. 若欲下之，宜调胃承气汤——解里的时候用调胃承气汤，前面提到了。

5. 后面注解有：一云用大柴胡汤——调胃承气汤更合适一些，大柴胡汤比较重一些。

九十五、太阳病，发热汗出者，此为荣弱卫强，故使汗

出，欲救邪风者，宜桂枝汤。

1. 这说的是桂枝汤的一个病机叫：荣弱卫强。有的说麻黄汤叫：卫强荣郁。

2. 发热是指的卫强，汗出是指的荣弱。前面提到过：此表不和，在表上的荣卫不和，所以导致汗出了。现在说这叫表虚汗出，这是从不同的方面来解释它的病机，各有各的道理。而在实际运用中掌握一条，发热汗出的太阳病，有汗出的就用桂枝汤。这还是反复地阐述了桂枝汤欲救邪风的机理。“太阳中风，发热汗出，桂枝汤主之”，这里桂枝汤并不是说它发汗，是说它去邪风，调和营卫。荣弱卫强，荣卫的强弱不同。荣气弱了都到外面来了，那水就出到外面来了，就汗出了。卫气强了外面就发热了。

3. 反复阐明了桂枝汤和调胃承气汤的用法。这三条讲到了汗下以后，出现的逆证，是先救里还是先救表的情况，并且分别说明了救表用什么，救里用什么。说的还是表里先后证治。

4. 这种情况在临床上还是很常见的一种现象，虽然说病的传变是从太阳到阳明，再到少阳，然后入阴这个情况。有些情况下，你比如说，过度劳累了，出汗多了，他一感冒，一开始就不吃饭，大便干燥，你直接用泻的就行了。

5. 你比如说现在这春夏之交，孩子一感冒，喉咙红了，虽然外面受了风寒，但喉咙红着，肿着，扁桃腺肿大的。照常是清火的药，先从里面清火。跟这个季节有关系。气温一升高以后，汗蒸发得过度，毛孔开泄，寒邪一闭，把火郁在里面了。在里面的先清火。那假如说你就是吃东西撑着的，在冬天也好，春秋也好，肚子里不好，然后这个情况，你一睡觉容易感冒，身上怕冷了，汗津津的，热乎乎的，照常可以用桂枝汤。

或用银翘散治表。

6. 从理论上说，一般的病是有这个过程：太阳、阳明、少阳传变，实际上，表里可以同时出现，在这举例是说误下误汗引起来的，说明这么个状态。不要局限于汗下以后，现在真正用汗法、下法治的病并不是很多，借这个情况指的是表里俱虚。还有的孩子，你看平时就汗出多，或者反复用抗生素的，脸白，一动就出汗，容易感冒的，用桂枝汤给他和和表气就行。平时就表虚的，透过他举例的这几个情况，要知道人体是什么状态，治疗的时候知道先后。

九十六、伤寒，五六日，中风，往来寒热，胸胁苦满，嘿嘿不欲饮食，心烦，喜呕，或胸中烦而不呕，或渴，或腹中痛，或胁下痞硬，或心下悸、小便不利，或不渴，身有微热，或咳者，小柴胡汤主之。

小柴胡汤方

柴胡半斤，黄芩三两，人参三两，半夏半升（洗），甘草（炙）、生姜（切）各三两，大枣十二枚（擘）。

上七味，以水一斗二升，煮取六升，去滓，再煎取三升。温服一升，日三服。

若胸中烦而不呕者，去半夏、人参，加瓜蒌实一枚；若渴，去半夏，加人参，合前成四两半，瓜蒌根四两；若腹中痛者，去黄芩，加芍药三两；若胁下痞硬，去大枣，加牡蛎四两；若心下悸、小便不利者，去黄芩，加茯苓四两；若不渴，外有微热者，去人参，加桂枝三两，温覆微汗愈；若咳者，去人参、大枣、生姜，加五味子半升、干姜二两。

1. 伤寒，五六日，中风——首先说是伤寒中风的病，病发五六日，应该好了（六日六经传遍的话）。这说明不是中风的初期，中风有些日子了，五六日不是确指，但是也类似于该到好的时候了，实际病没好。

2. 往来寒热——一会恶寒，一时发热，寒热交错出现。

3. 胸胁苦满——部位是在胸和胁。胸是指的正中间，胁是指的两侧。苦满是指满的程度，或者以满为苦，或者是满闷很严重。

4. 嘿嘿不欲饮食——嘿嘿就是指的不想说话。不欲饮食——没有味口，食欲不振。

5. 心烦喜呕——心里有烦躁感觉。喜呕就善呕，时时欲呕。

6. 这是说的主要症状。后面有七个或然症状。

7. 或胸中烦而不呕——或者是仅仅有一个烦，不出现呕。这个心烦和呕可以单独见，并不一定同时有。

8. 或渴，或腹中痛——口渴、腹中痛这都是或然症状，可以见到，可以没有的。

9. 或胁下痞硬——两胁下痞满感，板硬感可以有，可以没有。

10. 或心下悸，小便不利——或者见心下悸动感，带着小便的不利。

11. 或不渴，身有微热，或咳者——或者是不渴，身上时常的有微热。和往来寒热不一样，是一直发热的。或者伴着咳嗽的。

12. 小柴胡主药很明确，就是柴胡用到半斤，这是用柴胡大量的一个方子，这个方整个来说就是柴胡的味道。

13. 这个方子煎法上很特别，以水一斗二升，煮取六升，去滓，再煎取三升。温服一升，日三服——量大所以用的水也多，煮取后再煎取三升，就是再进行浓缩的方法，这首次提到这个方法。一般口服的汤药量是以一升为准的，煎得多可以浓缩。

14. 下面这是加减法，小柴胡汤的加减法为药证或对症加减提供了一个模式，和小青龙汤的加减都是比较多的，在这里就明确看出来，哪个药治什么。

15. 若胸中烦而不呕者，去半夏、人参，加瓜蒌实一枚；——说明半夏是辛温的燥的，人参是补气的，烦的时候不能用半夏和人参。就提示这么一个道理。加瓜蒌实一枚——胸部的烦闷的现象用瓜蒌实一枚，用全瓜蒌。瓜蒌薤白半夏汤，《金匮》胸痹篇中用瓜蒌为主的，和这里是一样的，治胸中烦的。

16. 若渴，去半夏，加人参，合前成四两半，瓜蒌根四两——有渴有烦的时候不能用半夏，半夏是温的。人参现在说是温补的，实际上在经方中渴的时候是加人参。前面提到的白虎加人参汤，也是加人参。前面用三两，再加一两半，加成四两半。鲜瓜蒌根打浆沉淀的粉，叫天花粉，可以直接喝，现在称天花粉就是瓜蒌根的饮片了。

17. 若腹中痛者，去黄芩，加芍药三两——黄芩苦寒，有时候能导致腹中痛，单纯的用黄芩或黄芩为主的方子，有时候出现呕吐、腹痛的反应。要知道，芍药治腹中痛。知道这个药证。

18. 若胁下痞硬，去大枣，加牡蛎四两——牡蛎就是一个硬块，它就是治胁下硬块的，它里面包着一个软的东西，肋骨里面包着肝胆，所以牡蛎治胁下痞硬。大枣味甘壅滞，所以去掉。

19. 若心下悸、小便不利者，去黄芩，加茯苓四两——腹痛了，小便不利了，心下悸了都是去苦寒的黄芩，加淡渗的茯苓四两。苓桂术甘汤、苓桂姜甘汤，心悸的用茯苓；小便不利的，像五苓散、猪苓汤也用茯苓。

20. 若不渴，外有微热者，去人参，加桂枝三两，温覆微汗愈——外有微热，不是里面的证，不渴去人参，再一次说明，人参是可以治口渴的。外有微热是表不和，用桂枝解表。用桂枝微汗愈，让邪从外走。

21. 若咳者，去人参、大枣、生姜，加五味子半升、干姜二两——大枣、生姜在小青龙里也没有，加五味子、干姜，本身还有半夏，另有细辛，这四味是在张仲景的方子中治咳嗽的常用药。如果寒重的话，细辛常常是加的，在这里没提到细辛，提的是五味子和干姜，他把生姜去掉了，在这里看出生姜和干姜的用法上，在这里是有区别了，虽然是一个东西，都是姜，治咳嗽生姜不如干姜。所以把生姜去掉了。

22. 柴胡汤的方证比较多，在《伤寒论》中论述的条文也比较多，后来把这个方子作为少阳病的主方。这里说了这么个情况，有两胁的症状，说少阳证，往来寒热，也不算错。太阳病发热恶寒，阳明病但热不寒，少阳病往来寒热。这三个热型来看，也不算错。在太阳篇中论述的，说的是伤寒中风的一种情况，不能说这就是太阳病，所以这个小柴胡汤还是作为少阳证来用的。

23. 这个方子补泻皆有。柴胡是发散疏通的，人参、甘草、大枣是甘补的。生姜、半夏的辛，大枣的甘，黄芩的苦，全有，但主要的是一味柴胡。

24. 柴胡这药的模样是横的分枝，枝上再分枝，现在能当柴胡用的，这个科的，南北不同的有几十个品种，在《中药大辞典》上或《中华本草》上收录的，画入图谱的能够认可的就有三四种：典型的狭叶柴胡、红柴胡、北柴胡。另外不同的产地也不同，有的地方就是用全草入药。一般柴胡根是最好的。春柴胡似发非发的最好，夏秋根就空了，发了枝叶，根的气味就不足了。红柴胡我也用过，有人说红柴胡是牲口药，兽药用的。我查过是北柴胡，又叫香柴胡。有人说有毒，实际上我大量的用到114克，也没事。一样能达到效果。当柴胡类用的都有这个作用。但质量要好，不要带太多的枝叶。现在用的柴胡根比较细，但结实，它是家柴胡，人工种的，效果也好。现在野生的药少，基本都是种植的，效果一样好。从有种植农业开始就有种植药业了，所以不要想象着说，你开方效果不好是因为药材不是野生的了等等，要注重历史和事实，要多从自身找原因。

25. 小柴胡这个方子治证非常广，部位就是在两胁、胸胁这个部位。前面说了胸中热的，栀子豉汤系列；里寒的四逆汤系列；在表的，有汗的桂枝系列，无汗的麻黄系列（麻黄汤，大小青龙汤）；胸部的寒小青龙汤；项背的葛根汤系列。这提出两胁的病，按部位分这是讲的两胁。按病程分，就是讲的五六日反复不好的，按寒热分，既不是三阴证的寒证，也不是阳明病的但热无寒，也不是太阳病的发热恶寒，叫往来寒热。

26. 小柴胡汤是个代表性的方子，有人说表证用第一方桂枝汤，里证虚的用最后一方竹叶石膏汤，中间一大块全是小柴胡汤的主证。这虽是一句笑话，实际上说明了小柴胡汤的治证之广。现在临床上一般的肝胆系列的病、胃肠消化道的一大部分的病，像胁软骨炎了之类的病，还有些情绪之类的病，嘿嘿不欲饮食，情绪不好，抑郁症之类的病，小柴胡汤都是一个常用的方子。

27. 柴胡是无毒的药，半斤100来克，有人不敢用，据说叶天士一直没用过，说是会劫肝阴，也许他见过这样的病例，有这样的想法，不敢用了。实际上我在用100克以上的，从来没见过有不良反应的，非常好用。大柴胡也好，小柴胡也好，胆囊炎，胆结石，肝炎，一些抑郁症，胃肠消化不好的病，肠道的病，只要是见到胸胁苦满的情况的，有少阳见证的，用起来，没见到有什么不良反应。从资料研究报道来看，柴胡大量使用，也没见有什么毒性反应，它属于无毒的药，所以现代的研究可以参考，对经典的用方应该尊重。在临床实际上有了效应，你的信心就会增强了。

九十七、血弱气尽，腠理开，邪气因入，与正气相搏，结于胁下，正邪分争，往来寒热，休作有时，嘿嘿不欲饮食，脏腑相连，其痛必下，邪高痛下，故使呕也（一云脏腑相违，其病必下，胁膈中痛），小柴胡汤主之。服柴胡汤已，渴者，属阳明，以法治之。

1. 这条说的是病机，首先是内虚，两个方面都虚：血弱气尽。腠理开——内在的血气都虚的时候，腠理不得充实，腠理就开了。邪气因而袭人是有个原因、有个步骤的，是有个空隙的，那么内在的空虚，腠理开，这就是内在的原因。邪气因入，这就是外来的因素。这和《内经》讲的邪气袭人的步骤一样。

2. 与正气相搏，结于胁下——那怎么没有营卫在体表的抵抗，卫者卫外而为固也，产生太阳证，或者阳明热胜，进行高热的抵抗呢？这里说的小柴胡汤是少阳证，怎么没有由太阳、阳明转入而来，而直接就到了少阳呢？首先是因为血弱气尽，虚人感冒以后，可以不经过太阳、阳明的证直接就结于胁下了，成了少阳的证。

3. 正邪分争，往来寒热，休作有时——正邪分争，所以有往来寒热，休作有时。它因为虚弱，不能持续地抵抗，像阳明多气多血，气血旺盛，持续高热一样。打一会，停一会，所以就往来寒热，休作有时。

4. 嘿嘿不欲饮食——肯定是胃气虚弱。

5. 脏腑相连，其痛必下，邪高痛下，故使呕也，小柴胡汤主之——有的版本是"一云脏腑相违，其病必下，胁膈中痛"，这个版本是好理解的，应该知道脏腑的气血弱了，邪气直接越过了太阳、阳明直接到了少阳了，导致脏腑的不和，在中间结聚，往上抵抗，卫气不下，影响到腑了，它吐了。这是说的嘿嘿不欲饮食、心烦喜呕、往来寒热的机理，所以这里就可以理解到小柴胡汤用人参、甘草、大枣的道理。因虚而邪气深入。也可能是太阳、阳明病以后，经过了五六日的抵抗，消耗了人的血气，然后邪气才深入进去了，这个说法也有道理。

6. 服柴胡汤已，渴者，属阳明，以法治之——假如说服了小柴胡汤以后口渴，就说内在不虚了，这个往来寒热、休作有时也许就不明显了，也许因为服人参、生姜、甘草、大枣补气血以后，转成了持续的渴，持续的热，这就转成阳明证了。后来有的说法是：透达膜原之外，从膜原向外透达，让少阳往表上转，从胁下转到阳明了，渴了。这理论上就归属到好几个说法上去了。在临床实际见到口苦咽干，渴得很明显的时候，可以直接考虑火热盛的时候，用阳明，以法治之。用哪个法？应该是小承气之类。热重的时候，正气不虚的时候，可以用阳明的法，泻。阳明是多气多血的，气血旺盛的，实的。

7. 通过这九十七条知道小柴胡汤的病机。明确说明的是，内虚邪入，直入的少阳，入到胁下部位，引起的一系列的症状。假如喝了以后，转成阳明的，就照阳明法来治。那么服了以后，是否转成太阳？这个可能比较小一些。服了小柴胡汤一热，或者出了点汗以后，干燥口渴、大便干等都可能，转成阳明，见阳明证，就用阳明法治。那假如说服了以后，转属太阴的，腹满不欲饮食的，那你就照太阴法治，就桂枝加芍药汤治。这里说的还是前面二十九条、二十六条说的：知犯何逆，随证治之。在后面列了一个：属阳明，以法治之。还是重复前面那个治疗的总法则。

九十八、得病六七日，脉迟浮弱，恶风寒，手足温，医二三下之，不能食，而胁下满痛，面目及身黄，颈项强，小便难者，与柴胡汤，后必下重。本渴饮水而呕者，柴胡汤不中与也，食谷者哕。

1. 这个脉迟浮弱，前面说，血气虚才见迟、浮、弱的脉，这都是阴脉，属不足之象的脉。六七日正常情况下伤寒应该恢复了，还没有恢复，消耗了正气了。

2. 本来就虚了，还有恶风寒的现象，身体内虚，太阳证没好，反复用下药，伤着里了，导致不能食。

3. 面目及身黄，你看像不像五苓散证和茵陈蒿汤证啊？颈项强像葛根汤证，小便难者，是不是五苓散那一类的？提出了胁下满痛与柴胡汤。在这里可以看到，胁下满痛，这个大部位的症状很重要，柴胡汤的症状与其他的小一点的部位并行的时候，先用柴胡汤。

4. 腹满者先治，胁下满也是要先治的。腹满和大小便不利要先治，这是《内经》中提出来的法则。《伤寒论》中一直也是遵守着，讲到柴胡汤的时候，也是这么用的。

5. 后必下重——有这个胁下满痛就应该给柴胡汤，给柴胡汤以后，因为医二三下之，不能食，伤得虚的时候，即便有柴胡汤，把这一套解决好了，可能也会出现'后必下重'，就是欲解大便解不出来那种感觉。

6. 如果渴饮水而呕者，应该考虑水饮证，用柴胡证是不合适的，所以柴胡不中与之。如果吃饭早了或是不能食而勉强吃饭的话，会导致哕逆。

7. 与柴胡汤后必下重，是说用柴胡汤给治错了，是不中与之而与之呢，还是用得正确，以后出现这情况？我认为有胁下满痛还是应该考虑用柴胡汤的。用了以后可能会有下重，但临时急了还得先用。那柴胡汤就不能用大柴胡汤，用大柴胡下的话可能"后下重"会更厉害。用它的典型症状就是胁下满痛。

8. 这一条分两个部分，我认为一个说的是柴胡汤证，用大柴胡还是小柴胡，下的时候是否看到满痛就重下？再一个意思，有水饮的时候和这个满、和热要鉴别一下。若渴饮水呕的话，应该用苓桂剂系列，不应该是柴胡剂，提出一个区别来。仅仅提到柴胡汤，没有提到大小，或许用小柴胡汤还可以，用大柴胡汤就重了，因为有二两大黄后下就重了。

九十九、伤寒四五日，身热，恶风，颈项强，胁下满，手足温而渴者，小柴胡汤主之。

1. 这就明确说了，胁下满，颈项强，手足温而渴，渴还是可以用小柴胡的——这两条对比就可以看出来了。渴饮水而呕的话，那就不是渴了，对渴的描述，虽然口渴你不要以为是热，水饮导致的渴，你用就是错误了。

2. 而前面一条说，与柴胡汤后必下重呢，结合了再上一条，明确讲是小柴胡；而这一条也提了是小柴胡；中间那个没提是大小柴胡，那就应该包括大和小，就是说该用小柴胡的时候用小柴胡，而你用了大柴胡可能出问题。

3. 你不要看到口渴、口苦、胁下满就一定用柴胡，如果渴了饮水以后呕的，水饮为患，用柴胡不合适，就别用小柴胡。这里提出了小柴胡、大柴胡、水饮证，什么时候用，知道区别。通过这个列举来说明这三个鉴别症状。

4. 通过小便难，颈项强，面目深黄，胁下满痛，这些列在一起讲，说明了胁下满痛是为主的。那么再结合前面提到的桂枝汤、四逆汤系列的时候，表里同病的时候先表还是先里，那么这里少阳和太阳同病的时候，如果按表里算，是否先治颈项强？不是，还有一个大的原则，腹满先治，还有一个意思就是，胁下满痛和小便难同时见着的，那么《内经》的原则是诸病而大小便不利者先治其前后，有大小便不好的时候，先治大小便，那这里小便难，为什么不先治大小便？那就说明在小便难和胁下满痛同时存在的时候，胁下满痛比这个小便难还重要。这就是把《内经》的一些重要的法则再细化、对比、区分、鉴别。

一零零、伤寒，阳脉涩，阴脉弦，法当腹中急痛，先与小建中汤，不差者，小柴胡汤主之。

小建中汤方

桂枝三两（去皮），甘草二两（炙），大枣十二枚（擘），

芍药六两，生姜三两（切），胶饴一升。

上六味，以水七升，煮取三升，去滓，内饴，更上微火消解，温服一升，日三服。呕家不可用建中汤，以甜故也。

1. 伤寒，阳脉涩，涩为不足之象，阳脉涩就是寸涩，就是上面的不足。阴脉弦，阴脉就是尺脉，弦一般主寒、主痛。所以后面一句，法当腹中急痛，弦脉属于阴脉，而这里阳脉、阴脉的对举是指的寸和尺。尺脉弦，那肚子里的寒，当然就可以是肚子痛了。阴脉弦的肚子痛，应该用小建中汤，可是用了小建中汤，不差，就是不见好，怎么办？就用小柴胡汤主之。这是为什么？小柴胡汤也能治血弱气尽的虚，就是你用甘补法不行的时候，你考虑它里面结聚得比较严重一些时候，用柴胡发散一下。所以治腹痛的，法当用小建中汤，小建中汤治腹痛是一个常法，如果常法不行，你就考虑小柴胡，所以小柴胡的治证是非常之广。那么腹痛是否要去黄芩加芍药呢，前面提到了，可以考虑，小柴胡汤变化一下来治。

2. 这首次提到了小建中汤，六两芍药一升饴，这是和桂枝汤的区别。这里提到小建中汤饴的单位是用升的，那肯定不是块状的。

3. 假如说是腹中急痛，见呕的，那就直接用小柴胡汤，不要用小建中汤了，小建中汤是甘的，呕家不喜甘。呕的人你给吃甜的呕得更厉害，以甜故也。

4. 小建中汤在《金匮》虚劳篇中是重点讲的一个方子。在太阳伤寒篇中，首次提到，讲到治腹痛，就很明确了。还提到这个腹痛治得不行的，见到这个脉象的，可以用小柴胡。那么这两个方子就对比先后、轻重、缓急、何时选择，有个选择的余地，有个鉴别的过程。你守着一个方子不行的时候，你知道这个应该用小柴胡散一散。这里讲小建中是相对小柴胡来讲的。

一零一、伤寒中风，有柴胡证，但见一证便是，不必悉具。凡柴胡汤病证而下之，若柴胡证不罢者，复与柴胡汤，必蒸蒸而振，却复发热汗出而解。

1. 就这个“但见一证便是，不必悉具”，有人在讲方证对应的时候，就觉得有这一个证了，就肯定是。但要注意到，首先要确定病是伤寒，再一个确定是中风证，再一个还得有柴胡证。这怎么理解？首先是外感性的病，有汗出恶风这一类的，有柴胡证呢，往来寒热，默默不欲饮食，它这一大套病或是或然证中的这一些呀，不一定全部有口苦、咽干、目眩、往来寒热、默默不欲饮食、胸胁胀满，这几个证中见到一个应该是可以的。但假如说或渴又咳嗽呢，那你就不行了。伤寒中风咳嗽行不行呢？就不一定行了。所以你还得有柴胡证。这有个但见一证，那柴胡证是什么呢？他应该说的在明确了柴胡证整体的状态下，别的那些但见一证便是。而我认为柴胡证最典型的表现就是胁满痛，往来寒热也可以没有的，不必悉具。在前面提到小柴胡的时候，它重点提出来的就是这个胁痛或者胁胀满，两胁的症状。

2. 看着是在半表半里，柴胡汤证，往来寒热，你用了下法，用了调胃承气了，或大柴胡了，或是泻药。泻了以后，还有柴胡证，那么还可以再用柴胡汤。

3. 你下了以后，柴胡证还在的，你再用的时候，它能通过汗来解了，柴胡汤下了以后身体虚的，它可以振而发汗，这个蒸蒸而振应该是指有寒战现象。用量大了以后，有时候这个身上热乎乎的，发热发不出来，发热以前那种寒战，然后呢，出了汗就解了。这个在临床中是可以见到的，说的是很真实的情况。因为柴胡证没完全好，没完全成里证，你用里证下了，是不行的，虽然下，下了以后，伤了点正气，但表邪并没有解，还是在半表半里之间。

一零二、伤寒二三日，心中悸而烦者，小建中汤主之。

1. 小建中汤前面提到了腹痛，这提到了悸而烦。部位是心中，没有说是心下。心中是胸的正中间，悸是悸动感，自己感觉到心脏的搏动感，烦，烦躁、心烦、不舒服的感觉。

2. 小建中汤是治腹痛、治悸烦、治虚劳常用的一个方子。掌握一个原则，它是治虚的。倍芍药加饴糖，那么对比一下，上面的有柴胡证，我说的柴胡证治胸胁、胁、胁下，用小建中汤呢，它在心中、在腹，明显的不一样。在腹，大腹的正中、胸的正中、两侧胁肋和胁下是不一样的。那么这就看出，建中它就在中，柴胡它是治两侧的。从部位来看，对比着讲就明确了。

一零三、太阳病，过经十余日，反二三下之，后四五日，柴胡证仍在者，先与小柴胡。呕不止，心下急（一云，呕止小安），郁郁微烦者，为未解也，与大柴胡汤，下之则愈。

大柴胡汤方

柴胡半斤，黄芩三两，芍药三两，半夏半升（洗），生姜五两（切），枳实四枚（炙），大枣十二枚（擘）。

上七味，以水一斗二升，煮取六升，去滓再煎，温服一

升，日三服。一方加大黄二两。若不加，恐不为大柴胡汤。

1. 过经十余日，是指传经传遍，传过以后十多天了？还是指病程经过十多天了？这个没有区别，你知道病程是十多天了，就行了，病在里面过不过经，是不是按经传，反正天数是传了的，你知道这是病程就行了。十余日，十天以上，还多些。反二三下之，应该是病程久了，身体虚了，不应该下而下，所以说是反下。还不是一次下，是二三下之。前面说了，下了可以伤里，导致里虚。

2. 二三下之以后，过了四五日，或者说太阳病过了经的这十余日的后边四五日。也有的说是治前的四五日，没有二三下之后。四五日之后，柴胡证仍在的，先与小柴胡汤。这个有没有区别？我认为是一样的，为什么这么说，前面有根据——凡柴胡汤病证而下之，若柴胡证不罢者，复与柴胡汤。下了以后有的，你可以用柴胡汤证，没经过下，在太阳病刚开始的四五日有柴胡证的也可以用小柴胡。那么这说明什么问题呢？和上面101条对比着看说明什么问题？就是说柴胡证治疗的病机不是以时间的长短和传变为根据来运用，也不会以经过没经过治疗来运用，也不会以是否经过误治以后来运用。那么是以什么为据？前面101条讲到的“柴胡证不罢”，还有前面提到的，“有柴胡证，但见一证便是”。这强调以具体见到的临床表现为依据，而不是以理论推想的、按经传变为依据。也不是以经过误下以后，可能出现的病机为依据。所以按着天数、日期、病程的推算，那是理论的推算，按照用药以后的病机变化，同样也是一种理论的推测、可能的情况，而实际的运用，必须以具体的见证为据。

3. 101条和103条对比着讲，是说了柴胡证的重要性，辨证论治，而辨病机、辨病因、辨病程在其次。

4. 102条和103条对举着讲，说明柴胡证的部位重要性，讲了一个中，心中。而这个呢，是在心下；102条讲了心中悸而烦；而这些条呢，没有具体讲辨证，只说是柴胡证。而在这个地方，对比着心中的，应该从部位对比着来说，应该是胸胁、胁下、两胁。

5. 一个呕不止，心下急，说明了什么？说明柴胡汤证带着呕，可以呕吐的。应该是有着柴胡证，有呕，用了以后呢，呕还不止。心下急，急是什么？是拘急、痉挛、板硬、疼痛，非常紧急的情况，位置在心下。

6. 郁郁微烦者——有郁闷感，堵塞感，不痛快感，微烦，和上面的那个悸而烦比的话，这个烦得要轻，但是急得要重。那个悸动感以烦为主，而这个心下急，微烦，看着有呕吐的，心下胀满疼痛的这些表现，用了小柴胡汤，这呕呢，没有止住，并且出现了心下的急，多少有点内在烦的感觉。这个为未解也。你用小柴胡汤办不了了，吃了以后解不了，那怎么办，用大柴胡汤下之。别从外面和解少阳，让它从外走了，让它汗出而解了。要让它下而解。

7. 为什么少阳证，可以用汗，也可以用下？在半表半里，从表上解不了，就从里解，在里面呢，它有心下急，就在里面结住了，所以知道柴胡证有两解，可以从表解也可以从里解。实际在临床中，用大柴胡汤我是用大黄的。

8. 呕吐，心下急，这是在什么情况见？阑尾炎、肠梗阻、胆系的感染、胆石症、胆管的阻塞，急性的胃肠系的病等现在医学的一些诊断，都可以见到。而在临床上见到的胁痛，心下急，带着吐不止，或者有大便不通，适合用下法的，或者有发热恶寒，这个方可以用。但是阑尾炎下面有个单独的常用方，它如果是阑尾炎它的阑尾方向往上摆，带着呕吐，心下满急痛，或者两胸胁的症状为主的话，这方完全可以考虑，所以你是以部位和症状来为主，那个诊断是可以参考的。但是明确的你摸着，下腹部有个包块的，那就是典型的肠痈，就得用泻下法，有大黄牡丹汤，就不用这个方子了。但是用大黄是一致的。你用这个方的话，虽然不完全对病，但是有这二两大黄的话，也能起到作用。当然针对性对病有专方就更好些。

9. 在这说的是小柴胡、大柴胡的区别。如果没有心下急的话，一般就用小柴胡从外面解。里面结住解的话，就用大柴胡从下解。还有像胆石症、胆管阻塞，它那个胁下板硬一块，很硬很硬，那就用大柴胡。你看上次的一个病例，虽然是胆石症，一摸很软，根本没有急的症状，暂时就不用，小柴胡就行了，从外解就行了。所以你辨病，外在表现很重要，里面的那个东西可以参考。而里面没有表现出来的，虽然B超、CT发现了它这个病灶的时候，不要过分地依赖这个东西。为什么整体的表现比这个仪器检查更重要，就是说它这个病理损害在里面，没有对全身形成一个干扰，整体的表现没有到大柴胡汤的那个状态，你就不适合用。有排石的，用鸡内金，用半夏，用金钱草这类的，利胆排石也行，那个就是平和法，你用这大的方、下的方不行。再严重的满腹的带着急腹症感染的，我用大柴胡汤的时候加芒硝，后面会说到柴胡加芒硝汤。大柴胡汤里可以加芒硝，泻得厉害些。一付下来石头的也有，就在根据各人的体质来找出这个量的恰当大小来。

10. 这个也是去滓重煎的，和小柴胡汤一样。这里所说但见一证便是的话，大柴胡汤和小柴胡汤的区别就是这一个急字。一定要注意。一般的胃肠病，它也有心下的急，腹部的急，一摸，板硬一块，像带着一个烧饼一样，很硬的，那个不一定用大柴胡，那是内伤的病。所以说这个“急”呀，病人自己感觉也是一个方面，腹诊的时候也能看出来。如果是心下带两胁急的话，那就更典型是大柴胡汤证了。满腹急，带着口苦了，那都是很典型大柴胡汤。这个方子在中医急救中非常管用。

一零四、伤寒十三日不解，胸胁满而呕，日晡所发潮热，已而微利，此本柴胡证，下之，以不得利，今反利者，知医以丸药下之，此非其治也。潮热者，实也，先宜服小柴胡汤以解外，后以柴胡加芒硝汤主之。

柴胡加芒硝汤方

柴胡二两十六铢，黄芩一两，人参一两，甘草一两（炙），生姜一两（切），半夏二十铢（本云五枚，洗），大枣四枚（擘），芒硝二两。

上八味，以水四升，煮取二升，去滓，内芒硝，更煮微沸，分温再服，不解更作。

臣亿等谨按：《金匮玉函》方中无芒硝。别一方云，以水七升，下芒硝二合，大黄四两，桑螵蛸五枚，煮取一升半，服五合，微下即愈。本云，柴胡再服，以解其外，余二升加芒硝、大黄、桑螵蛸也。

1. 日晡所就是傍晚，太阳快落山的时候（3~5点）。潮热就是阵发性的发热，像海水涨潮一样，轰的一阵热起来，一会自己退下去。发完潮热以后，有轻微的腹泻，下利。

2. 此本柴胡证——怎么叫本是柴胡证呢？就是胸胁满而

呕，加上日晡所发潮热，寒热往来，这就是柴胡证。

3. 下之以不得利——这个病，如果是用下法的话，因为不能够下利，或利得不痛快，微利但肚子胀，或大便不痛快，所以用下法。也可以看成是，有柴胡证带着胸胁满而呕的，你用了大柴胡下了以后的话，不会引起严重的腹泻来。

4. 今反利者，知医以丸药下之，此非其治也——就是说胸胁满而呕，日晡所发潮热，你看着多少有点微利，你用了大下的方法，这丸药是什么，后来好多人说很可能就是巴豆一类制成的丸药。此非其治也，单纯的你用内在的泻下法来治这个"胸胁满而呕，日晡所发潮热"是不对的，所以他说此非其治也，反利。

5. 潮热者，实也——再反过来重复的句式，潮热，是因为实。有些医生治不得法，用丸药来下了，泻其实了。或者说柴胡证本来有实，你下了以后，也不会引起很严重的泄利来。或者是他不得利，只是个微利，这些都是实证。

6. 有这个胸胁满而呕者说明有外证，胸胁部位是半表半里，不是单纯的腹满，胃家实，所以先宜小柴胡汤以解外。

7. 后以柴胡加芒硝汤主之——对应小柴胡汤解外来说，柴胡加芒硝汤应该是治内的。这方用了三分之一的小柴胡汤方的量，加了二两芒硝。这个方虽然用得小，但比例还是存在着的。三分之一的量分两次服，比小柴胡汤的量要小得多。这个分温再服，没说再服的时间。根据前面讲桂枝汤的时候，提到余法仿此，其他的都仿照桂枝汤的方法，那也许是说不用等到一天可服两次，也许是半日许令一服尽，如果一服没好的话，再服。这看出来，可以小量的，但是潮热和胸胁满而呕，多少有点利，它不是大便秘结的时候，可以加芒硝。用小柴胡的小量，从小量开始。有实热结聚在里面出现的下利，而你又要用泻药芒硝来解热的时候，量要小，不一定非得大下之。大下之非其治也。

8. 清热的药必然苦寒些，往下走些。有利可以减量，这是一个方法。

9. 臣亿等谨按：《金匮玉函》方中无芒硝。别一方云，以水七升，下芒硝二合，大黄四两，桑螵蛸五枚，煮取一升半，服五合，微下即愈。本云柴胡再服，以解其外，余二升加芒硝、大黄、桑螵蛸也——《金匮玉函》方中无芒硝。那怎么叫柴胡加芒硝汤呢？注意这提到桑螵蛸的运用，宋朝林亿整理的时候从另外的版本中看到的一个情况。那我们现在看到的是明本，实物还存在着，宋本已经不可见了。明本说是照着宋本翻刻过来的，是最接近宋本的。宋本的时候这个东西就有这么多区别了。那么这个方子在张仲景时候本来是什么样子，从文献上来说已经是不可考证了。那么我们从现有的文献中能学到什么东西？我认为能学到的：①有柴胡证经过误治以后还在的，照常还可以再用柴胡汤治。②有热的可以加大黄、芒硝来治疗，桑螵蛸的运用可以作为参考。③大柴胡用大黄，柴胡加芒硝汤，可加可不加，用以泻下。那么大柴胡汤没有芒硝，你在治胆结石热重的时候，一样可以加。学一个芒硝治潮热泻下用的。④它有下利的时候，只要是实热，可以用泻药，不忌讳，但是量要小，从小量开始，谨慎。即便是当时汉朝的原文不可见，但是从后来留下来的各个版本中，从蛛丝马迹中，历代的校书者的意见中，我们能学到的就是这个东西。

10. 作为临床医生学习治病技术，学到这个就不要再追究哪个是真，哪个是假，哪个对，哪个错了，不做真假对错之辨，而是从所有意见之中，各个版本之中学习你能够直接拿来运用的方药技术。

一零五、伤寒十三日，过经谵语者，以有热也，当以汤下之。若小便利者，大便当硬，而反下利，脉调和者，知医以丸药下之，非其治也。若自下利者，脉当微厥，今反和者，此为内实也，调胃承气汤主之。

1. 伤寒十三日——和上条一样，病程很久了。七日应该得解，七日不解，那么到了十三日，快十四日，快两周了，那么人体的正气肯定是消耗了，消耗了以后按说可能要转到三阴证，但是它没有，有发热，还在三阳证，说明里面虽然气血虚，但是外面邪气还很盛。人的外在阳气还没有完全虚，所以还能够发热，还有阳证。

2. 过经谵语者，以有热也，当以汤下之——过经，到阳明应该是热盛谵语，足阳明胃多气多血。辨足阳明胃的时候，狂和谵语是《内经》中说的。过经谵语者，就是热盛，热在阳明。当以汤下之，像承气汤之类的用来下就行了。

3. 若小便利者，大便当硬——水从小便走了，再加上本身高热，消耗水分，大便就应该硬了。

4. 而反下利，脉调和者，知医以丸药下之，非其治也。——谵语有热应该下，下了以后呢，小便利的话，大便应该干燥。而这个病人假如说出现了下利，脉还不是那么很洪大，很实，知道医以丸药下之，非其治也。可能是经过了泻下治疗。

5. 若自下利者，脉当微厥——这个厥是指逆乱。一般是指手足逆冷是厥。

6. 今反和者，此为内实也——如果是经过了误下以后，伤正气厉害了。脉应该是微的，四肢应该是冷的，但是现在下利脉还和，说明此为内实也。仅仅是泻了那个脉不实了、不洪了而已。经过了泻下，轻微的下利，实还没有打动，调胃承气汤主之，还得下。有谵语，有热，虽然经过误下，伤了正气，略微的治了邪气，现在它下利了，丸药不办事，用汤药，调味承气汤主之。

7. 前面说了，丸药下之，非其治，宜小柴胡汤先解外。这里又说了如果丸药下之，非其治，又虽然有微利，但是从脉上和里面来看，还有实的，照常用调胃承气汤主内。有胸胁满的症状用小柴胡汤解外。微下利、谵语的先治里，调胃承气汤。

8. 前面调胃承气汤和桂枝汤对着讲的时候，桂枝汤解外，调胃承气汤解里。桂枝汤解外，四逆汤治里。那么这里呢，就是治里热、里实。外在的热、实、胸胁满，用柴胡汤；内在的谵语、发热，用调胃承气汤。小柴胡和调胃承气汤对比，桂枝汤和四逆汤对比。一个是虚，一个是实，那么虚实、寒热之辨证，通过这四个方子就全讲了。虽然他没有明确地提出这个东西来，但他对举着讲的时候，治疗就全说明白了，很明显地说出来了。以汗后、下后虚、尺中微、荣气不足来讲的。阴阳便在其中。没有明确八纲这个词，表里、虚实、寒热这些词都提到，后世所谓的八纲辨证，是清朝程钟龄首先提出来的，而阴阳一以贯之。从《伤寒论》平脉法中，“脉有阴阳何谓也”，一直是贯彻阴阳的。所以八纲的方法，在《伤寒论》中充分地运用着，也是《内经》以来，在临床上一直运用的一个方法。

9. 而这个为什么成为八纲，这就是看一切病的一个纲领。至于后来把八纲辨证和六经辨证并列着来讲，并不是十分恰当的。所以这里六病辨证，并不是六经，就是指的六个病，虽然提到了过经传经，而在这个辨证之中运用的不离八纲，也不离脏腑经络，在外是在经络，在内就是指脏腑。把这些东西分成类，归成类，并列着讲，并不一定是一个最好的方法，或者并不是最恰当的办法，更不应该对立着来看，也不应该并列着来看，应该综合着一起来看。阴阳可以说是一切病的大纲，八纲统一切病也不例外。至于六经之说，那只是一个说法。还有说经络辨证，那么六经和经络不又重合了吗，这是辨六病，《伤寒论》中辨病、脉、证并治中的病，就行了。

10. 随着继续深入地学习《伤寒论》，你把前后对比来看，它要讲的东西全在条文之间表述出来了。用的是列举的举证的形式，说的是一个系统的内容。是有系统的，条文的排列是有意义的。那么后来打乱了，以各种方式来编的，这些东西有可能就在打乱次序的同时失去它原本的意义。虽然咱们现在看到的版本也是经过不少整理的，但是毕竟越早的越接近原意。后来一辨证，水证、火证了，是自己有意的加的，那是后人理解的《伤寒论》，不是它的本意，所以《伤寒论》的复杂、困难就在于注家自己制造出来的一些问题之中，把它复杂了，本来还是比较明白简单的。

一零六、太阳病不解，热结膀胱，其人如狂，血自下，下者愈。其外不解者，尚未可攻，当先解其外；外解已，但少腹急结者，乃可攻之，宜桃核承气汤。

桃核承气汤方

桃仁五十个（去皮尖），大黄四两，桂枝二两（去皮），甘草二两（炙），芒硝二两。

上五味，以水七升，煮取二升半，去滓，内芒硝，更上火，微沸下火，先食，温服五合，日三服，当微利。

1. 太阳病是什么？“太阳之为病，脉浮，头项强痛而恶寒。”有人说前面那一套叫太阳经病，这里叫太阳腑病，说这里的太阳病不解，是指的足太阳膀胱的腑的病。这些说法从原文中看不出来，我认为太阳病不解，太阳病就是前面说的那一套。热结膀胱——另外还有热在膀胱。表现是其人如狂，如狂不是真狂，可能是烦躁，狂乱，也可能谵语。而发狂是阳明病，热在阳明常常是其人发狂。如狂是指的热结膀胱，血自下，下血现象。下血是指什么？便血、尿血？热结膀胱，血自下的话，很可能是尿血。就是说能肉眼看到血尿，或者是尿红赤如血。

2. 太阳病要是发热，汗出也好，不汗出也好，水分丢失引起来尿血是完全可能的，还有发热恶寒伴随尿血的病也是存在的，典型的肾盂肾炎，或者是典型的泌尿系感染的情况，这个就血自下，有太阳病的恶寒发热的表现。高烧以后，烧得人烦躁的，或者有膀胱刺激征，现在医学叫尿频、尿急、尿痛，很烦躁的，也是可能的。

3. 血自下，下者愈——这是否指的是血下了后，就愈了呢？应该是指的，有热，血还能往下走的，还是好治的，结住了不尿了，那就麻烦了。

4. 太阳病不解，这就是外不解，有外证，所以说这不一定是真正的、只是在膀胱的太阳的腑证，不一定那个叫法。

5. 假如说太阳病，发热恶寒解了，少腹急结者——一个是病人觉得少腹的急结感，再一个是医生腹诊时摸的少腹的紧结，这样就可以用攻下的方法治了。方子就是桃核承气汤。那么这里说的太阳病已解了，出现少腹急结，可能伴随着尿血的现象，用桃核承气汤。桃核承气汤里面有桂枝，那么外证已解了，为什么还要用桂枝？后面说解外宜桂枝汤，那么治里呢，就用桃核承气汤。

6. 你看煎服法上，和别的温服一升不一样，而这只是半升，五合。二升半一次服五合。这一剂是五服的量，一天多服完的。所以说方剂呀，它作为一个剂子，规定的量，一般的就这么抓这么熬就可以了。熬出来呢，可以一天喝两三剂，也可以两天喝一剂。不注意这个服法，你说这个经方的量大量小是没有道理的。这个方的量就不是很大。并且提出微利，引起稍微的下利就可以了。如果你说大，可以减减量；如果你觉得小了，吃了没有下利的话，那肯定量还不够大，还可加。对一个古方的剂量考证，你除了以文献和出土的实物作根据以外，还有一个关键的一点，就是服后病人的反应。而照这个方子病人实际服后的反应来看，那么现在考证的1两15克左右，应该是不算错的。你就用60克大黄，煮成这样的，你分成5次喝，1次12克。假如病人如狂，少腹急结了，一般情况一次十来克大黄，刚刚微利。

7. 病例：老年男性，平时爱喝酒，抽烟。一次酒后受了风，引起感冒，发烧，腹痛，尿不畅，点滴不出，带着尿血。很典型的尿血，加上后腰背疼痛，发烧，就是西医说的感冒并泌尿系统感染。原方，量我用得没这么大，还是照一天的量，给减了减用的。开了三付药，第一付吃完了，他说就不痛了。典型的症状，用上针对性的方子，一次就见效了，小肚子松开了，尿血不太严重了，没起到这个利的作用。他也没说太狂，喝酒的人本就糊里糊涂的，脸红，有结急，那大黄、芒硝泄热是肯定用的，后背的发热恶寒了，发烧了，用桂枝就可以了，桃仁对这个尿血是可以用的，所以这个证就叫桃核承气汤证就行了。你叫膀胱蓄血证，叫热结膀胱证，怎么叫都行。它有个少腹急结，带着尿血，不是水分的病，这是血分的病。见到血，见到发热，见到少腹拘急感的，这个小方，就这五味药，管用。这个方中桃仁的用量，一般就照习惯用量就行了，我用的没有超过二十克的，大黄用十几克，二十几克也可以，按照一天来算，当然病重的时候，你可以适当加加量。

一零七、伤寒八九日，下之，胸满烦惊，小便不利，谵语，一身尽重，不可转侧者，柴胡加龙骨牡蛎汤主之。

柴胡加龙骨牡蛎汤方

柴胡四两，龙骨、黄芩、生姜（切），铅丹、人参、桂枝（去皮）、茯苓各一两半，半夏二合半（洗），大黄二两，牡蛎一两半（熬），大枣六枚（擘）。

上十二味，以水八升，煮取四升，内大黄，切如棋子，更煮一两沸，去滓，温服一升。本云柴胡汤，今加龙骨等。

1. 伤寒八九日，比那个十三日要浅，刚刚过经，按说七天应该好了，该好的时候没有好，或者八九日没好，用的下法，导致内虚，表现的症状就是：胸满烦惊——胸部的满闷加上心烦，加上惊，惊就是烦惊、易惊、心里的悸动感，东西一响，吓得一哆嗦。一般在身体虚弱的时候，心血虚的时候容易见这种情况。人大下以后，大汗以后，长期不吃饭以后，或熬夜以后，或生了大气以后，导致内伤了，容易出现这个惊。自己的抽搐惊风是一种惊，易惊是一种惊，就是容易受到惊吓，惊悸了，心悸了这种感觉。这是伤寒八九日以后，因下法导致的虚，导致的易惊，容易惊。这样的胸闷，这种情况什么时候容易见？这个感冒八九日不好的。现代医学的心肌炎，常常有胸闷、烦惊的感觉。而我在临床上见到的西医诊断为心肌炎的，好几个都是得病以前有过惊吓史，情绪的剧烈波动，惊吓。还加上感冒反复不好，胸闷的感觉，带着害怕，好惊，有时候悸动感都有出现。

2. 小便不利，说胡话带着惊的话，有时候就能看出哆嗦来了。

3. 浑身感到沉重感，翻身都困难。你注意一下这个转侧，身体自然地旋转或翻身、转侧的时候，常常靠着胸胁要动的。一转的时候，两胁下要动。这个转侧不利的情况常常从少阳上来治。说明这个髂肋肌，就是两侧的肌肉疼痛。你要是背上的话，项背强几几，那是太阳经上，这个常常是少阳的。

4. 铅丹又叫红丹、朱丹等等，熬膏药用的一种重要成分。化学成分是Pb_3O_4，现在说铅有毒不内服了，对真正的精神症状严重的、精神病类的，我用过3克内服还行，没见不良反应，没什么吸收的毒性表现。

5. 煮取四升，温服一升。服一次，好了就不服了。所以这个量也不是很大，量的比例还是按小柴胡来的。从这个方子可以看出，这个方子量可以变化，服法可以变化，可以两天一服，可以1/3、1/4到一半，还有顿服的。比例从这方里可以看出来，是不变的，守着比例的。

6. 前面提到了桃核承气汤治前面膀胱，调胃承气汤治后面大肠，栀子豉汤治心胸的烦热，对比着讲的，柴胡加龙骨牡蛎汤是治身侧抑郁烦惊，身体的一侧不可转侧的、带着烦和惊的，所以加龙骨、牡蛎。

7. 下面两条是讲针刺的。

一零八、伤寒，腹满谵语，寸口脉浮而紧，此肝乘脾也，名曰纵，刺期门。

1. 寸口脉浮而紧，此肝乘脾也，名曰纵——寸口脉浮而紧为什么叫肝乘脾，名曰纵？肝乘脾即木克土，是正该的，所以叫纵。

2. 章门、期门都是在身体的一侧，在胁骨的端上，在胁下，肝的部位。那么期门在哪里？是否照着那个标准穴位去找？刺期门，怎么刺？用毫针？用锋针？是留针还是不留针？深刺还是浅刺？这就要看《灵枢》上讲的，应该是视见才算数，循之上下，切而扪之。见了的算数，所以具体是章门，是期门？是上还是下？多大范围之内找？要结合临床的具体情况，用针就根据《内经》的针经法则去针刺。

3. 寸口脉浮而紧——你要说浮主表的话，紧主寒，那好像是表寒，那假如说照《内经》上，人迎、寸口对举讲的话，寸口脉是看内脏的，从肝乘脾来看，似乎真合乎《内经》上说的内脏的病，而不是说在外面的病。脉虽浮紧，而不是说的在表的病。

一零九、伤寒，发热，啬啬恶寒，大渴欲饮水，其腹必满，自汗出，小便利，其病欲解，此肝乘肺也，名曰横，刺期门。

1. 一般恶寒，是太阳病在表的，发热恶寒的。带着大渴欲饮水和腹满，自汗出，小便利，这是病要好了。此肝乘肺也，名曰横，刺期门——这两段都是说的刺期门，上面提到寸口脉，这一条没有提寸口脉，肺主皮毛，应该是金克木，肺乘肝是正常的，这是肝乘肺，所以名曰横，逆着的，现在叫反侮。同样是腹满，带着表证恶寒发热自汗出的，这个叫欲解、快好了。

2. 纵是往深入，往它克的地方去，这是一个往里了走，逆过来反侮的，肺应该在上在表的，主皮毛的，治疗上一样，你知道：有腹满的这个情况，不管它是往深入发展，还是表邪往逆了发展，不管是有表证，还是没有表证，不管是在脏的，还是在皮毛的，治疗都是刺期门。这似乎说了一个异病同治，或者病机不同，发展趋势不同，治疗上可以一样，那这说明什么？说明它出现的关键症状一样，主要的病理损伤一样。就是我上午提到的，艾滋病也许你没看过，但是你见过好感冒的，见过自汗怕风的，不管它什么病，什么菌，你治疗是一样的，就像你手上破了块皮，不管它是铁打的，木头打的，还是石头打的，哪怕它用金钢钻打的，我没见过，但是我治疗的是造成的损伤，我给它清洗，给它止血，给它包扎，给它止痛，或者给它抗感染，这个治疗是一样的。这里看出，是肝，它往肺里走叫横，出现了腹满，带着啬啬恶寒，发热的，或者它往脾里走叫纵，出现腹满谵语的，有腹满这是共同的表现，那么我都可以从期门来刺。

3. 所以通过这两条，不但要看出一个病的治法来，还要知道所有的病，哪怕我不了解的病，非常复杂的病，我在治疗的时候，可从哪里下手。还要知道，该刺的刺，该药的药，并不一定非得是药物治疗。在《伤寒论》首先提到的是刺法的治疗，在中间也提到了刺法，所以作为一本谈方药的书，辨证论治，作为经方之祖，能存下来的，针灸能重视到这个程度，比现在的《内科学》上一提不提的，从实践的角度看，要强得多。在临床中针刺是很重要的。

一一零、太阳病，二日反躁，凡熨其背，而大汗出，大热入胃（一作二日内，烧瓦熨背，大汗出，火气入胃），胃中水竭，躁烦必发谵语。十余日振栗自下利者，此为欲解也。故其汗从腰以下不得汗，欲小便不得，反呕，欲失溲，足下恶风，大便硬，小便当数，而反不数，及不多，大便已，头卓然而痛，其人足心必热，谷气下流故也。

1. 110和111这两条讲的是病机，病的道理。

2. 开始这句，文不同，意思是一样的，有可能在流传的过程中是口头的背诵，记住意思了，音有区别，抄的时候出现这问题了。一般意思相同，文不同的常常是这种情况。

3. 胃中水竭，躁烦必发谵语——太阳病到二日的时候，最多传到阳明，不会引起躁来。也可能二日到了阳明，多少的有些燥热，而不是内在的烦躁。然后你凡熨其背，也有的是反，反而熨其背，你看他热了以后呀，再用热瓦给他烫后背，这个方法现在民间也有。在本地是用砖，在炉子上烧红了以后，把毛巾渗透水，包着砖，带着热气烫后背。坐骨神经痛的，熨环跳穴附近，不出汗的熨了发汗，产妇腰凉的熨腰，有的是用艾烧成水，把毛巾泡湿了，把砖烧红了，包起来熨。这是个好方法，现在的离子透入了，电疗了，可能的方法多了，这类方法就相对不见了。这方法不见，但是什么神灯呀，红外线烤呀，跟熨其背一个道理。

4. 这个情况呢就是说本来阳气二日是入到胃里了，阳明是多气多血的，容易发热的，你在外面再给它热，出了大汗以后，这热就顺着阳明，到胃里面去了，出现胃中水竭。一熨以后汗就散到外面来了，外面的汗没有了，胃里的水就干了，简单的一个物理道理。

5. 躁烦必发谵语——这个躁是什么躁，一般的阳明是胃家实，大便干燥，这里的躁烦，常常指心里的烦躁。那胃中干呢，也可以出现大便的干燥。谵语就是说胡话，自己乱说话，自己不知道，影响到意识了，这说明大汗后，阴液伤了，伤了水分了。

6. 过了十来天，出现寒战下利了，这是快要好了。是否经过治疗呢？通过多喝水，胃里的水分有了，润下去了，出现下利了。下利也可能是指大便的次数增多，是病态下利，也可能是指大便正常了。如果是大便正常的话，那上面那个二日反躁，应该是指大便的干燥。如果只是指精神上的烦躁和谵语，十余天出现了腹泻的症状，也可能。我看这个情况，就认为前面那个躁指的大便干燥水分丢失了，后面这个自下利指的大便正常了。通过喝水以后正常了。但是因为大汗之后既伤了胃里的阴液，也伤了外面的阳气，你喝水多了，下面虽然下利了，但是它出现振栗、恶寒，阳气也虚了。通过从太阳经熨其背发汗，导致阴阳两虚。过上十来天喝了水以后，大便润以后，能自己恢复。

7. 从腰以下，还是不行，水分还是少，小便不得也是那个情况。反呕是胃中还没完全恢复，欲失溲——大小便有那个感觉，但不一定排得下来。现在说有尿道的刺激症状，或者是有下坠感，里急后重的感觉。

8. 足下恶风，还是伤了阳气的表现。大便硬，小便当数，而反不数，及不多——出现阳虚的现象。要是大便硬的话，水分不能正常运行呀，那么它应该到前面去了，小便应该数。实际上呢，反不数，及不多。这个说的还是阴阳两伤，阳气和水分全伤了。

9. 谷气是什么？人吃水谷，经过胃的腐熟，化生为营气，人的营养都是在这里。如果阳气不足了以后，他解大便费力呀，解完了以后，他脱了气，提不上气来就头疼了。谷气顺着往下流，会觉得脚心上发热。大汗以后，大便硬解不下来，一解完以后，头疼、脚心发热情况是可以出现的。

10. 现在有了输液，这个情况几乎看不到。所以说对西医不要一味地否定，你喝不下水的时候，补液是非常有效的方法。低钾以后引起的抽搐，喝芍药甘草汤来不及的话，补液是最快的。就这种情况，等他自己恢复的话，要十来天时间，补液一两天就明显看出来好。口服补液也是一个方法，喝点米汤加点盐，补充有效的血容量，否则会出事。

一一一、太阳病中风，以火劫发汗，邪风被火热，血气流溢，失其常度。两阳相熏灼，其身发黄。阳盛则欲衄，阴虚小便难。阴阳俱虚竭，身体则枯燥，但头汗出，剂颈而还，腹满微喘，口干咽烂，或不大便，久则谵语，甚者至哕，手足躁扰，捻衣摸床。小便利者，其人可治。

1. 这句话就是对上条机理的解释，上面说到太阳病二日中风的话，你用熨背的方法也算火劫发汗，邪风被火热，本来邪风在表，再加上火热，两阳相加，更厉害了，血气流溢，四窜了，失其常度，所以谷气也下流到足，大便也硬呀，小便应该数不数，水分和血气全乱七八糟窜了，就说这个血、汗、水分是相通的。邪风加上火热以后散发了，里面整个的水液代谢出现异常，失其常度，失去了正常的代谢功能。

2. 两阳相熏灼，就是说邪风加上火热这两阳。发黄的机理，阳盛能发黄，阳明病能发黄。

3. 水分丢失的时候，阳气盛的时候，拱到上面去，能导致鼻出血。水分没有了，阴虚，小便就尿不出来了，就难了。

4. 发了汗伤阳，小便尿不出来，阴分也亏了，里面、外面都缺水，叫“阴阳俱虚竭”，所以看到身体枯燥，皮肤上出现干燥。皮肤上干燥一个是看眼睑，小孩脱水能看出来，目眶内陷，再看皮肤上，皱着，一捏起来，下不去。衰老到一定程度，皮肤捏起下不去，说明全身的代谢都在萎缩，严重的摸了都干燥没水分。

5. 但头汗出，剂颈而还——头上是诸阳所会的地方，多少有点水分，通过阳经能带到头上去，还能看出来。剂颈而还，到胸再往下，那是阴经所过的部位了，仅仅够脖子那一块了。

6. 肺气虚就喘，脾气虚就腹满。上面火热盛，口也干了，咽也烂了。阴液亏虚了，或不大便。火热熏蒸久了，神昏了，心神也受到影响了。胃气不降反而上逆了，甚者至哕。手足躁扰，是热气上到四肢上来了。捻衣摸床是不自主的动作，人在垂亡前的四五天，就看到这情况，不自主地动，这是大脑功能受到影响了。

7. 小便利者，其人可治——如果小便利，还有尿，说明里面代谢还行，输上液以后，就保持这个肾功能。输上液，能喝下水去，能有小便，说明肾功能还正常。现在是这么解释。不靠现在解释，就是小便利，下面水气还通着，里面还有水分，就可以了。

8. 这是讲的火劫发汗以后导致的一些血气流溢失其常度，不正常的血液和水分代谢情况，从轻到重，一直到威胁到生命。这种情况，对你在治疗中遇到危重病人的情况，对判断预后有很重要的意义，能预知危重，及时告知病家。

一一二、伤寒，脉浮，医以火迫劫之，亡阳，必惊狂，卧起不安者，桂枝去芍药加蜀漆牡蛎龙骨救逆汤主之。

桂枝去芍药加蜀漆牡蛎龙骨救逆汤方

桂枝三两（去皮），甘草二两（炙），生姜三两（切），大枣十二枚（擘），牡蛎五两（熬），蜀漆三两（洗去腥），龙骨四两。

上七味，以水一斗二升，先煮蜀漆，减二升，内诸药，煮取三升，去滓，温服一升。本云桂枝汤，今去芍药，加蜀漆、牡蛎、龙骨。

1. 在表的，以火迫劫之，就上条那个情况，汗多了亡阳了，出现惊狂，卧起不安的，和上面谵语还不一样了，不是烦躁谵语，亡阳惊狂用这个方。亡了阳，去芍药是因为它是阴药。蜀漆这个药我一直没用过，它是常山的幼苗，抗疟的一个药，我一直没见老师用过，我自己也没用过，没见过是什么样。现在临床上不是很常用的一个药，也许还有特殊情况用的，煮法上是先煮蜀漆。

2. 在这个方子中提示的，牡蛎龙骨镇惊治狂的方法，后世是一直用的，那么用桂枝去芍药，来温阳治狂的方法，后世逐渐是不用了的。后来对惊狂、躁狂的治疗，礞石滚痰丸用大黄的、先给他泻火热的，经方的治疗中是补阳气的，看出区别来了。

3. 我后来用这个方子，不加蜀漆。桂枝去芍药加牡蛎龙骨治心悸、易惊怕冷的虚的来用，虚弱的精神类的来用。对躁狂证、痰火的还是用礞石滚痰丸、承气汤一类的用得多。一般大黄、芒硝只要身体壮实的，该泻火就泻火。

4. 这看亡阳情况，还有一个惊，一个狂，卧起不安，还有什么情况呢？一些50岁左右的妇女所谓更年期综合征的焦虑、抑郁，所谓的更年期精神病，阳虚的情况的，脸白了，怕冷了，面色发暗淡了，多疑了，这个情况可以考虑用这个方子。还有一些情况就是反复失眠，用镇静类的药物，安定了，舒乐安定了，佳乐定了那一类的药以后，你看那面色什么样呢？青黄色，黄中带青乌，像带着油垢，像没洗脸一样。像从阴暗的角落里出来的一样，像拍黑白片加了黄光一样。阳虚，好害怕、好惊、好烦。不至于狂，也可以用这个治疗。

5. 要对证，还要知道病机。前面讲的是亡阳，这里就看出，辨病、脉、证的时候，你要辨病怎么得的，辨病因。尤其是110条和111条提示得这个病的一个过程。

6. 知道这个情况，你就避免见着惊狂、卧起不安了，你就掏出一个方子对上就用就行了，这是最低级的，这样用不行。尤其是他这明确提出了病机的辨别的，你要仔细看看，没有方子的条文说明了病是怎么得的。

一一三、形作伤寒，其脉不弦紧而弱。弱者必渴，被火必谵语。弱者发热；脉浮，解之当汗出愈。

1. 从表面上看上来，有发热恶寒，头身疼是伤寒。形作伤寒，症状上是，病人自述的一些不适感是伤寒的。

2. 你给他诊脉的时候发现这个脉不是弦紧脉，如果是风寒在表，应该是弦紧脉，脉不弦紧而弱，那这还是不是伤寒？就不一定是了。

3. 前面提到的有温病，这说了弱者必渴，被火必谵语。脉弱的人是里面的营气不足，营气不足，水分不足，必渴，假如说你再用熨其被呀，捂着出汗、温覆之类的方法，他就会火热更重，出现说胡话谵语。这说明本身营气不足，用被火的方法导致阴分更加丢失，火热更盛，本身是营气不足的一个温热的病，你给误治了。

4. 虽然说脉弱，假如说发热还有脉浮的话，可以用出汗的办法，给他治好。比如说桂枝汤证，虽然脉有点弱，但脉浮弱而发热的伤寒病，是可以用发汗的方法，但不可以用火劫的方法。所以说即便有口渴，只要是脉浮的，表证明显的，可以用汗解，但禁忌用火热。这说到了用火热方法的禁忌。

5. 那么说到这里，我就想到了有个别偏执于火热而成派的，他就一切病都用附子、干姜，把上面的火热病呀，也说成是阴分在下，不能蒸腾上达，就用温热的干姜、附子。用了以后病人出现头晕、目胀、耳鸣、颈肿，还说这是阳欲发散，这就不对了。这个就是拘执于一端，没有看到阴阳的相对。张仲景在谈伤寒的时候，特别提出来，口渴的时候，用火热的方法是不行的，所以不能执哪一派来用，你要看他什么病。还有人说，一生中从来没看见过一个真正阴亏的人。只有两个原因，一个说明他治阳虚的病人多，病人都让他看阳虚，看这个出了名了，所以他没见过真正阴亏的病人；再一个可能是见了阴亏的，他固执自己的观点，认不出来，治了以后不好，结果病人都不找他看了。阴阳之相对，有阴必有阳，阴亏、阳亏这是很现实的东西，既不像养阴派的朱丹溪说的那样：阳常有余，阴常不足，也不像有的派说的那样：阳主阴从，一切是阳虚主导的。都是从一个侧面来说的，全面说这个阴阳，它是平衡的，是什么就是什么，你不要拘于一个观点去从先假设的角度观察，那样就容易假了。

一一四、太阳病，以火熏之，不得汗，其人必躁，到经不解，必清血，名为火邪。

1. 太阳病有伤寒、中风、温病。注意这里提出来一个太阳病的火邪病。不仅仅是伤寒分六经，也不是太阳病仅仅是伤寒和中风、温病，还包括火邪。火邪比温病的热一点不差。本来是得的太阳病，你用火熏之，就包括用热瓦熨其被，汗蒸这类的方法，反而是不出汗，其人必躁，还烦躁了。

2. 到经不解——应该二日阳明，太阳该解了，也没解；应该七日传经尽，解了，还没解。出现烦躁或者大便干燥。

3. 病解不了，必清血。这个清血和那个圊血是一个意思，大便带血。如圊和如厕是指到厕所去。就是看见大便带血，名为火邪。误治以后能导致火邪，假如说一个恶寒发热，口干不出汗，心里烦躁，大便有血的，见一派火热证，就照火邪治疗。

一一五、脉浮热甚，而反灸之，此为实，实以虚治，因火而动，必咽燥吐血。

1. 和那个以火熏之意思类同。脉浮是在表，热甚不是像阳明火热那样发热恶寒的大热，你再用灸法。根据《内经》中提到的，盛则泻之，虚则补之，不盛不虚以经调之，陷下则灸之。陷下是典型的虚，虚才灸。而脉浮热盛是实，你反灸之，就是误治了，火热更盛了，火性炎上，就导致咽喉干燥吐血。前面那个是内热的圊血，是火邪，这个是说实以虚治，导致吐血。

2. 这两条都是说误用温热的方法来治疗。虚实、寒热不辨所导致的变证。这可以做临床的禁戒，提出一个警示。不要说我是伤寒派，我是火神派，我是温补派，我是补土派，我好用麻黄、姜、附、桂，我好用补中益气汤，黄芪补中土，中土一好，万病都好。你别喜好，病人不会照你的喜好来长病，没有什么好不好的，病人是什么病，你就用什么法。这就是张仲景《伤寒论》中明确的靠这几个条文来说明的方法。

一一六、微数之脉，慎不可灸，因火为邪，则为烦逆，追虚逐实，血散脉中，火气虽微，内攻有力，焦骨伤筋，血难复也。脉浮，宜以汗解，用火灸之，邪无从出，因火而盛，病从腰以下必重而痹，名火逆也。欲自解者，必当先烦，烦乃有汗而解。何以知之？脉浮，故知汗出解。

1. 这是对上面两条的总结，微是阴分不足的，数是火热的脉，慎不可灸，有热别用灸。

2. 因火为邪——这个火就不是治病了，成了一种邪气了。

3. 则为烦逆——会引起经脉的逆乱和心中的烦躁。

4. 追虚逐实——虚的你会使它更虚，实的你使它更实。

5. 血散脉中——你用这个温热把这个毒邪通过血散到脉里面去了。

6. 火气虽微，内攻有力——别看这一炷艾灸，火力是不大，不像是烤炉火那样，但就因为它是细火，内攻有力。就如风力虽微内攻也是有力的，有个俗话叫：针大的眼，斗大的风。你靠着窗户睡觉时，有一个针眼大的缝往里吹风，吹得你很难受，能致病。你开着门窗，大了，反而感觉不到那样难受了。小火能烧出疼痛，大火能使人温热。小风能导致麻木、肩周炎、半身不遂，就是一个风吹的，大风反而吹不出来。所谓内攻有力啊。

7. 焦骨伤筋，血难复也——这一点能到筋骨上去，不止是在皮、肉、脉，一直是到筋骨上去，把里面的筋骨都伤了，把血给你烤没了，血就过不去了。有这么严重吗？这个说法非常形象，你想一个火在皮肤上给你温的时候，血怎么能散到脉中去，这个地方都烤红了，局部的血都到皮肤上来了，相对来说它里面就是缺血。

8. 脉浮，宜以汗解——再反过来说，在外面的病，你别给他往里，就用汗来解了。

9. 用火灸之，邪无从出，因火而盛——你用火在灸的时候，这热，人的阳气，从里面的血分都到外面来，集中在这里了，它不能往外发散。

10. 病从腰以下必重而痹，名火逆也——火气都到上面去了，腰以下属肝肾主，属筋属骨，筋骨都焦了，腰以下血分不足，不能濡养，血脉也循环不好，沉重、痹证，这叫火逆。上面提了一个火邪病，这又提了一个火逆病，或者火逆的情况，或者这个病机叫火逆，都行。要知道乱治能把病加重，能治出毛病来。

11. 欲自解者，必当先烦，烦乃有汗而解——假如说刚刚灸了以后，引起腰以下发重而痹来，上身有点火热，这个病他要是自己能恢复，能好的话，先感到内心的烦躁，然后出一阵汗就解了。这说明内在的血脉运行开了，内外交通了，上下交通了，就汗解了。

12. 何以知之？脉浮，故知汗出解——你怎么知道这个情况，得通过汗解呢，反复强调脉浮邪在表，脉浮宜汗解，一用火就出错误，错误就出症状，要自解还得出汗，怎么知道的？还是脉浮呀，反复强调脉浮，宜汗解，不可用灸来治，更不可用火来治。

一一七、烧针令其汗，针处被寒，核起而赤者，必发奔豚。气从少腹上冲心者，灸其核上各一壮，与桂枝加桂汤，更加桂二两也。

桂枝加桂汤方

桂枝五两（去皮），芍药三两，生姜三两（切），甘草二两（炙），大枣十二枚（擘）。

上五味，以水七升，煮取三升，去滓，温服一升。本云桂枝汤，今加桂满五两，所以加桂者，以能泄奔豚气也。

1. 提到一个病，叫奔豚病。温针的方法是发汗的一种，汗解宜桂枝汤调和营卫比较好。内部营气外散，卫气很好，烧针也能让他出汗，服桂枝汤以后要温覆，而烧针以后呢，看来也是要温覆。假如说温覆不好，或没有盖上被子捂一会，出出汗，受了凉。针眼那个地方出了一个疙瘩，鼓起来。有人说那皮肤上鼓起一个红疙瘩，是否由于消毒不干净，引起局部的感染来？这么浅表的一个事情，能引起奔豚来吗？千万别用有限的现代医学知识，来随意地解释经典。要注重临床实际，你要知道受寒以后，不经过治疗，皮肤一冻以后都能起鸡皮疙瘩，针了以后，假如说病好了的话，它应该散开，非常平整，一个红点，核起而赤者——很可能你把寒气入到里面去了，起一核，鼓起来了。本来在外表，你烧针一下针进去了，入到里面去了，入到肌肉，入到脉，有可能顺着脉入到内脏去了。你怎么知道这个病到了里面去了？一是病人有症状，再一个表现就是看这个核起。你通过穴位诊断，面部诊断，一个斑，一个点，能反应内脏情况。你说这个怎么解释？不一定强用现代医学解释，你要是非用这个解释，那就是你的思想，先受了它那一套的限制了。而经典的描述常常是对一种实在现象的确切描述，并不是想当然猜着说的。不理解可以放过去，注意观察，在临床上看看，临床上能证实了，这就是它本身的道理。经典本身自有其道理。

2. 什么是奔豚？气从少腹上冲心者。怎么治疗？灸其核上各一壮。怎么叫各一壮呢？烧针不是烧了一处，各处都有，每一处都灸。为什么这个情况你要用灸法来治疗呢？前面提了火逆，有火盛不能用灸。那么核起而赤者，肯定是寒邪，寒在表，所以才烧针令其汗的。治了以后，把邪引到里面去了，那么再从这给灸出来。结合上面一条提到，火力虽微，内攻有力。既然你用烧针把寒邪引到里面去了，再用灸法用微小的火力让它内攻，再把寒气攻出来。寒主水饮，气在从少腹上冲胸，在里面的紧张感、拘急感、往上冲动的感觉，邪气进里面了，在六腑了，所以就用这个灸法。从哪进去的，从哪出来，进去的寒气，就再用热气把它赶出来。就像那个熏蜂窝把蜂赶出来一样。

3. 与桂枝加桂汤，更加桂二两也——就是把桂枝汤中的三两桂枝加成五两桂枝。桂枝在前面提到的桂枝汤系列中，治内冲的时候用这个东西。水饮的时候用茯苓来治。如果是寒气进去的话，是加桂枝来治的。像奔豚了，欲作奔豚了一类的。奔豚叫个病也行，它是一个症状，冲动感。这个情况有不同的原因可以引起来。是寒的，可以用灸法，用桂的方法；是水饮的，可以用茯苓——当然里面也加了桂用。水和寒常常是一类的，但是有不同。你细看看里面，苓桂枣甘汤也是治这类情况的。所以既要辨病，是奔豚病，还要辨证，是欲作奔豚，还是上冲奔豚。这还有一个辨针孔，这就是辨因，然后才能论治。所以辨病、脉、证治，脉呢就是脉浮，浮在外面。你针了以后，入了里了，这样就把一个病的病、因、证、治这一套全了。通过这一个方子的举证，你看出各种不同的方法，对应这个病的来龙去脉，就把它搞清了。

4. 和桂枝汤服法基本一样。

5. 本云桂枝汤，今加桂满五两，所以加桂者，以能泄奔豚气也——这就说了加桂的目的是为了泄奔豚气。奔豚气郁在里面了，桂枝给它开泄出来。

一一八、火逆下之，因烧针烦躁者，桂枝甘草龙骨牡蛎汤主之。

桂枝甘草龙骨牡蛎汤方

桂枝一两（去皮），甘草二两（炙），牡蛎二两（熬），龙骨二两。

上四味，以水五升，煮取二升半，去滓，温服八合，日三服。

1. 火逆下之，因烧针烦躁者，桂枝甘草龙骨牡蛎汤主之——这条非常简单，但是说了三个方面的原因，和一个典型的症状。火逆前面提到了，可以是热蒸的方法，热熨的方法，热瓦熨背的方法。火逆这两个字，一个是说用了火来治疗，二是这个治疗是个不恰当的治疗，是个逆的治疗；下之，用了泻下的方法。这是说因为用火治成了逆证，然后又用了下法呢，还是用了火逆这个原来的病没好，又用了下法呢？这些情况都包括，火逆伤了阴液，下之，伤了里面的正气。

2. 因烧针，这又是一种治法，烧针前面说了，能核起而赤。可以把寒邪从表入到里面去。这是否指先火逆后下之，然后又烧针治疗引起的烦躁呢？我个人认为这说的是一个过程，一个是错误的治疗导致阴液的丢失，另一个是里气的虚，再一个是寒邪入里，引起的烦躁。火逆、下之、因烧针，三个词，说了三个意思。这个东西不是说望文生义，你强解的，前面那几条讲这个病机的时候，都有这个情况。所以在118条上，非常简单的一提算完，这是详于前而略于后，后面有省略的地方，是顺承着下来的，他就不再详细讲这个道理了。

3. 前面说了必发奔豚，气从少腹上冲心者；这说了一个烦躁。那个是加桂，这个是加龙骨牡蛎。桂枝甘草加上龙骨牡蛎，芍药、生姜、大枣不用。这个方龙骨牡蛎用得多，各二两。

4. 这个烦躁从用药上来看，温性的药用得比较少，所以这个更像是阴液不足的烦躁。先说的火逆，火逆放在第一位，因火以后伤了阴液。结合前面讲过一个柴胡加龙骨牡蛎汤，那么这里龙骨牡蛎各用二两，能看出什么来？龙骨牡蛎这两个合在一起用的时候就是治烦躁的。后世用龙骨牡蛎镇惊，治烦躁，失眠，受惊，治阴虚阳亢，治高血压。龙牡壮骨冲剂说是有钙补钙，那就是两码事了，不是治这个烦躁的。

5. 所以这个桂枝用得很少，毕竟有这个烧针，外面还有寒气入到里面去了。用桂枝温通下阳气的。用甘草补的，龙骨牡蛎镇惊治烦的。

6. 这个方很简单，对有些虚人的烦躁，可以用，而且是个很好用的方子。现在对临床上的慢性疲劳综合征，更年期综合征，所谓的亚健康状态、低血压、心脏的神经官能症、精神的焦虑状态，用处很广。有时候，可以把龙骨牡蛎作为一个加减药加进去。

7. 小方，不是分二次服，是分三次服的。后来说的龙骨牡蛎介质类的东西，要久煎，便于出来成分，这个也是后来的说法。从经典的根据上来看证据不足，不需要久煎，也不需要先煎。所以遵从传统的煎法有效，就不用那么麻烦了。

一一九、太阳伤寒者，加温针必惊也。

这条是怕上面117条、118条说不明白，补充说明的一条。进一步的阐述。太阳病在表，伤了寒气，烧针、温针使寒气入到里了，寒气内扰就惊了，惊到什么程度？烦躁气上冲心、发奔豚这一类，表邪入里了。结合没有方子的上面条文，119条再反复强调一下，没有用系统逻辑的论述，但反复强调了，都含在里面了。

一二零、太阳病，当恶寒、发热，今自汗出，反不恶寒，发热，关上脉细数者，以医吐之过也。一二日吐之者，腹中饥，口不能食；三四日吐之者，不喜糜粥，欲食冷食，朝食暮吐。以医吐之所致也，此为小逆。

1. 发热恶寒是太阳病的典型表现。今自汗出，自汗出可以理解，反不恶寒发热，是没有恶寒也没有发热呢，还是不恶寒，只发热？句子怎么断，我认为反不恶寒就可以了，发热，关上脉细数。这个不字好像只否定恶寒，并没有否定发热。也有解释成不恶寒，不发热的，这个可能也不是不存在，可作为一种说法。关上脉细数，脉数常常是有发热的。

2. 从这条开始讲的是吐，前面讲的过汗、过下、火逆的误治，通过这些方法来说病机，虚人的不同情况。

3. 头一二日吐之后，病人还想吃饭，但嘴里没什么食欲。二日吐之应该在太阳或者在阳明，吐了以后呢，里面正气还不虚。胃热欲食，腹中饥，但是口不能食。伤得还比较浅，只是口不能食，里面还没事，所以腹中还饥。三四日吐之者，病深了。你吐多了以后，伤了阴分，所以欲食冷食，感到胃里发热了。朝食暮吐——里面正气也伤了，吃进去，不能马上吐出来，等了一天还下不去，再吐出来了。一二日吐之和三四日吐之就是指的病情轻浅，时间短的时候吐了，伤得轻，病程日久你再吐，邪热更深，伤的正气更重。

4. 不算是大逆，此为小逆，伤得还不算很严重。只是弄得吐不想食，说明伤的还仅仅在胃。

一二一、太阳病吐之，但太阳病当恶寒，今反不恶寒，不欲近衣，此为吐之内烦也。

1. 不欲近衣——应该还有热，太阳病在表，应该用汗，结果你用了吐的方法，内在的阴分受了伤，就觉得内烦发热。伤了正气以后虚烦，反而连表上的恶寒能力都没有了。本来内在的正气充实，然后冲到皮毛，来抵御风寒，才有恶寒的感觉。通过口、通过胃吐出来以后，内在虚了，外在的抵抗没有了，所以这个恶寒就不见了。这是讲的一个道理，内烦，内在虚了。邪之所凑，其气必虚，邪害空窍。因为吐了以后，导致胃里面的空，邪气就进里面去了。导致内烦，而不是外表的发热恶寒那个烦了。这个是讲的病机。

一二二、病人脉数，数为热，当消谷引食，而反吐者，此以发汗，令阳气微，膈气虚，脉乃数也。数为客热，不能消

谷，以胃中虚冷，故吐也。

1. 你再看看120条，“反不恶寒，发热，关上脉细数者”，关上脉细数，“数为客热”，那么更证明前条仅仅是指不恶寒。所以前后对比来看的话，对上面一句的断句应该是：“反不恶寒，发热，关上脉细数者”。

2. 内有热，消谷引食。那么看看上面那个：腹中饥，口不能食——那就应该是伤着人的正气了，内有寒了，至少是没有热了。这个欲食冷食，就更有热了。所以吐了以后，伤了阴液，会导致内热，内烦，这个情况后来用增液汤，生地、玄参、麦冬等就是治这个情况的。而现在《伤寒论》版本中这类方子少了，在桂林版的《伤寒论》中养阴的方子、清热的方子都有。

3. 而反吐者，此以发汗，令阳气微，膈气虚，脉乃数也。数为客热，不能消谷，以胃中虚冷，故吐也——这句就是对上面那些症状做了总结，胃中热，本来热能消谷，有客热在膈上，有脉数，但是有吐，是胃中的虚和冷。胃中热的话，他也许能消谷，能下去了。有正气他能往下推动。胃气虚了，不能够往下降，再加上冷气的存在，就导致往上逆。胃中有寒，膈上有热，寒热格拒就反上来。阳气微是因为从表上发汗，伤了阳气了。吐了以后导致膈气虚了。从里面吐到外面来了，里面就虚了。

4. 有阴气亏的内热，有胃中的虚冷，有膈上的客热，各种不同的情况，要知道他的病机。通过外表发汗，伤了阳气了，通过吐，导致膈气虚了，虚了以后，寒气可以侵袭进来，导致胃中冷。这冷是怎么得的？是虚冷，因为虚，表寒进来了。

5. 客气动膈引起烦热，前面讲过了是栀子豉汤主症。那么这个吐呢，后面也会讲。各有不同的方子治疗。

6. 这一段讲的是病机，对这个吐以后引起的病证和吐形成的机理。这些应该是比较好理解的，没有过多的虚的东西。

一二三、太阳病，过经十余日，心下温温欲吐，而胸中痛，大便反溏，腹微满，郁郁微烦。先此时自极吐下者，与调胃承气汤。若不尔者，不可与。但欲呕，胸中痛，微溏者，此非柴胡汤证，以呕，故知极吐下也。

1. 太阳病过经十余日，前面说了，病程是比较久了，按说的话应该是康复了。现在出现的症状是：心下温温欲吐，就是想吐还吐不出来的感觉，欲吐。

2. 心下：就是胃上口那个部位，剑突下那个部位，胸中痛：从胸骨后面那一块有疼痛的感觉，上面这一块的症状描述是很明确的，是确切的能够在临床上认知的。

3. 大便反溏，腹微满，郁郁微烦——这个情况像个火热的情况，实证的现象，胸疼了，欲吐了。大便出现了溏，大便是稀的，腹微满——肚子有点胀，胀得不厉害。按说大便溏，腹应该是不满的。出现了微满和微烦，轻微的有热象。

4. 在没有出现症状以前，采取了吐下的方法以后，自极吐下者，用了严重的、或者很剧烈的吐下法。吐法和下法以后的，可以用调胃承气汤给他治疗。

5. 有大便反溏为什么还用调胃承气汤？要看到“胸中痛，腹微满，郁郁微烦”。吐下以后阴液伤了，有热结可以考虑调胃承气汤。结哪里呢？不是结胸，他有腹的满。可以考虑用。

6. 若不尔者，不可与——不尔是什么？不是先用了极吐下的方法，就别用调胃承气汤。

7. 仅仅是出现了欲呕和胸中疼，有大便偏稀的，此非柴胡汤证，你不要看到有呕就是柴胡汤证，它有微溏和胸中疼。

8. 以呕，故知极吐下也。调胃承气汤——他这个呕并不是柴胡汤证那个真正的病在少阳邪气入里那个呕。他是因为用了极吐下以后才导致的一种变证。调胃承气汤前面讲了，这里就不再说了。

一二四、太阳病六七日，表证仍在，脉微而沉，反不结胸，其人发狂者，以热在下焦，少腹当硬满，小便自利者，下血乃愈。所以然者，以太阳随经，瘀热在里故也。抵当汤主之。

抵当汤方

水蛭（熬），虻虫（去翅足，熬）各三十个，桃仁二十个（去皮尖），大黄三两（酒洗）。

上四味，以水五升，煮取三升，去滓，温服一升。不下，更服。

1. 太阳病六七日，表证仍在，脉微而沉，反不结胸——太阳病六七日，正常情况下应该好了，但表证仍在，表证还没有解，表在脉应该是浮的，他这脉微而沉。假如说太阳病六七日，脉微而沉，说明是在里的上面的病，表现为结胸，但这个反不结胸。如果有表证，你看他脉还有点微而沉，表证还在的，正气又不足了，所以这个表证入里时也入不深，出现结胸的证。结胸证后面会提到。而这个呢，反不结胸，症状是“其人发狂者”。如果不是结胸，出现了发狂，脉微而沉，这就是那个热到了下焦去了。下焦是什么？就是膀胱。到下焦以后，出现什么呢？

2. 少腹当硬满，小便自利者，下血乃愈——热在下焦就见少腹硬满。到了下焦膀胱没有影响到水分，所以小便自利，下血乃愈。是血结住了，所以你血下来了，病就好了。

3. 所以然者，以太阳随经，瘀热在里故也——解释这个病因。就说的是，因为表证仍在，它就太阳病，随经是随着太阳经，瘀是指的瘀血和热。在里指在膀胱腑。太阳经从腰部是入到里面去，络有一个分支，属膀胱络肾的，从那个经脉上直接到膀胱里去了。治疗的时候，你从后背上刺血拔罐的方法，为什么能解除膀胱的症状？就是因为经络相通着的。经在表上走，里面是属膀胱络着肾的。具体有分支。这个情况是抵当汤主之。

4. 表证仍在，加上少腹硬满，和前面提到的桃核承气汤类似，太阳病不解，热结膀胱，其人如狂。那个表现是少腹拘急。那么这个呢，它是少腹硬满，拘急和硬满比起来的话，硬和满应该比那个拘急要更重一些。那个是其人如狂。这个是其人发狂。一个发狂，一个如狂；一个硬满，一个拘急。可见程度有不同，所以这个方子，水蛭、虻虫各三十个，桃仁二十个，大黄三两，桃核承气汤大黄用了四两，用了桂枝，因为太阳病不解，桃仁用了五十个，用了二两芒硝。所以看出来，这个抵当汤，蓄血的程度要重一些，表证相对来说要差一些，没用桂枝，用的是虻虫。你用大黄、桃仁加水蛭，有时候加土元也能有效。类似这个情况的可以用。对于一些妇科类的病，月经不调呀，小腹硬满，子宫的瘀血的，这个方可以参考用。知道是下腹的瘀血就可以参考用。对于一些闭经的、下不来的，烦躁的，经前期紧张综合征的，这个方是一个肯定的效方。

曾经这个方加红花，没用虻虫，用的是土元，加了当归，用了4付药，治一个22岁小姑娘的痛经。她一来月经，能4天痛得趴在床上起不来。这个小姑娘比较胖，脸黑黑的，吃的东西热量比较高，好吃肉之类的。吃了4付以后，下月没再痛，以后一直没再痛过，后来结了婚生了孩子，也没痛，还是那么胖。你看着她是实的，是瘀的，就可以用泻的方法。这里说的是治膀胱，但提到一个瘀热在内，太阳随经，瘀热在里，那么你就知道是下腹的瘀热，或者膀胱、子宫那一块的瘀热都可以考虑用这个来治。那么假如说出现尿血，便血，大便带血，再加上如狂，有精神症状的，能不能用呢？也可以用，就小腹这个部位的热、瘀都可以用。

5. 不下，更服——这个提到一个，不下更服。下什么呢？下瘀血还是下大便？应该是大小便都通利，有大黄三两，有点泻的作用。就是这个方法，对精神病和躁狂证的治疗，常常用大承气，或大黄芒硝，或者一味大黄，往下泄瘀热，他能清醒。

6. 大黄本身除有泻下作用外，还有活血化瘀、导瘀血的作用。

一二五、太阳病，身黄，脉沉结，少腹硬，小便不利者，为无血也。小便自利，其人如狂者，血证谛也，抵当汤主之。

1. 这个提到是其人如狂，上面提到其人发狂，身黄在此是瘀热的表现，沉结是在里的表现。少腹硬。瘀血证的诊断之一就是有包块，有结聚。小便不利的那不是瘀血，小便自利的，其人如狂者，血证谛也。心主血脉，狂乱的病就在血分上。有狂乱有硬结，除外了膀胱里尿潴留的表现，小便不利者，为无血也，那小便利的呢，那肯定就是瘀血了，没有水分潴留的表现。

2. 所以这里以小便的利与不利，对少腹硬满是否是尿潴留引起来的，进行了鉴别。那么其人发狂，其人如狂，只不过程度的不同，有点烦乱、狂躁这个情况。

3. 这里和上方提到的一样的，就是少腹的硬，那个是少腹当硬满，比拘急肯定是要重，摸着硬，程度来说是不一样的。

4. 日本的腹诊中对这个深度进行了量化，几个层级。道理上来说是很好分的，实际上临床不太好分的。那怎么分呢？三个层次是可以分的，浮中沉可分。轻轻一摸，就能摸到发硬，使劲按，按到底才发硬，这就是浮和沉，在中间的，是一个层次。轻重不太明显，使劲按了，不用按到底就有了，这是一个层次，就这三个层次，你在其中再分的话，轻重还是能有个说法的。

5. 拘急常常是腹直肌的痉挛，可能就是脉浮的在表的，加桂枝那个。要是脉也看到沉，腹诊也是沉的，沉到最里面，快摸到脊柱骨才有的，那个肯定是很沉的，在里面了。具体来说，有的时候你不用去摸他，他一说，绷硬得慌，堵得慌，一弯腰，屈得慌，能摸到。单纯感冒引起这个小便自利尿血的，或者不见尿血，小便正常，见狂的少。妇科病常见，妇女月经不调的，你给她腹诊，摸摸小肚子，耻骨联合上到脐下这一块，甚至到两侧，硬的是能摸出来的，形状都能摸得出来，两侧附件也能摸得出来。她在经前的时候，子宫内膜充血或者周围的组织有充血的表现，能摸得出来。所以有块的是瘀血。还有一个情况，就是妇女经前期紧张综合征，乳房的肿块，乳房的小叶增生，经前期摸着硬大。在乳房的，在腹部的都好摸。还有一种情况，倒经那就摸不到了，月经以前瘀血下不来，从鼻子出血了，中医叫倒经。现在西医叫子宫内膜异位症，子宫内膜随着到鼻子里去了，还有的吐，胃里发硬，还有头痛，到大脑的血管内膜上了。这个情况现代医学也有说明。有的人子宫切除了，来月经的时候没地方痛了，肚皮痛，因为子宫的内膜组织，在手术的过程中，播种到腹壁上了，会出这种情况。中医统称为瘀血。血不行正道，乱经了，应该顺着下来，不下来了，在里面从经满溢出来，走到哪，哪出事，顺着阳明经上来就到了乳房了，顺着肝经到头顶了，巅顶了，都可能，血在经里乱窜了，这都是瘀血证的一些表现。

6. 这一篇，没有提妇科的事情，说的是膀胱，但是你要知道，有瘀血在里就可以用。身黄还有一个表现，假如说一个地方瘀血以后，你去拔罐，典型的瘀血在下面了，时间长了，过三五天他就黄了，所以瘀血发黄，就是这个机理。血瘀在身上，你看这人感冒以后，脸红脖子粗，发烧，烧过以后，过几天脸黄了，血和热瘀在面上，等这热下去以后，开始瘀，开始发黄。不痛没事，如果带着头痛，那就是瘀血。你在给他治疗的时候用点川芎之类的，有效。

7. 最典型的是外伤，我治过一个老太太，六十来岁，骑自行车路上走，被汽车撞出二十来米，当时检查没事，可是两个月后浑身痛，一片的黄色，像贫血的那个黄白色。我推想，当时撞时全身的关节和肌肉超出了活动的限度，拉伸过度，微小的出血肯定有，里面渗血，渗出来的血液，离经之血都出来了，那么血管里流动的血就少了，就出现贫血的表现，而这离经之血在吸收的过程之中，她的颜色就会出现浅淡的血色素的颜色，严重就乌青紫了，坏死的细胞颜色。用了补血、养血、活血的药，治身痛，完了以后，她面色就好看点了，也不痛了。打了散剂，血竭、大黄之类，散瘀血的。

8. 通过这个抵当汤，说到少腹满，说到瘀血发黄，说到脉沉结，说到这个外伤的病类、妇科的病类。这方子都可以考虑参考运用。在此提示了一个诊断和治疗的方法。

一二六、伤寒有热，少腹满，应小便不利，今反利者，为有血也，当下之，不可余药，宜抵当丸。

抵当丸方

水蛭二十个（熬），虻虫二十个（去翅足，熬），桃仁二十五个（去皮尖），大黄三两。

上四味，捣分四丸，以水一升，煮一丸，取七合服之，晬时当下血。若不下者，更服。

1. 伤寒有热，少腹满，有热在表，少腹的部位，就是膀胱的部位——大腹是阳明胃的部位，胁下是少阳肝胆的部位。“应小便不利，今反利者，为有血也”，反复强调小便利的就是有血。

2. 这个只是叫少腹满，而抵当汤是少腹硬和少腹硬满。满可能是自觉的满的症状，或胀的症状。只是看着腹大，按着嘣嘣响。或者有种胀满感，按起来不硬。也不是桃核承气汤那个少腹拘急，按着也不紧张。只是觉得满，这是比较轻的一种情况。发热少腹满，加上没有小便不利，除外了水的病变了。应当用下法，抵当丸。

3. 和抵当汤比较一下看看，抵当汤是各用三十个，这是用二十个。一天就服四分之一丸，一天就服一次的。这个只是抵当汤的六分之一量。大黄来说是四分之一量。桃仁有一定的黏性，火用的也不大，一升减去三分水，服了不着急，等一天看看。

4. 陈修园在讲抵当汤的时候说“里指冲任不指胱”，这是他个人的看法，在这里并没有明确说明是指膀胱还是冲任。按说那是太阳随经入里，瘀热在里，不能除外是指的膀胱。他说的里指冲任不指胱，这个说法有点武断，实际上应该掌握少腹的部位，少腹硬满，你不管膀胱也好，冲任也好，甚至直肠也好，系膜也好，子宫也好，凡是这个部位的这一套的，都可以用。为什么这么讲？这里面最主要的一个脏器，是膀胱，而它的血络相连，相互连阻，瘀血在一个地方瘀着，周围也不会不瘀。典型的妇科病的瘀血，痛经的，常常带着腰骶部的疼痛。腰骶部太阳膀胱经的部位疼痛，你说是冲任呀，是督带呀，是膀胱，是肾？不如《伤寒论》说得好：少腹。少腹硬，少腹硬满，少腹拘紧，就在这个部位行了。病人的表述是这样，你摸的着的也是这样，他能够说明，你能够摸出来的算数。那些对临床治疗关系不大的，可以思考，不能追究，是这个不是那个，实际上没区别，都有效，都能用。

一二七、太阳病，小便利者，以饮水多，必心下悸；小便少者，必苦里急也。

1. 太阳病，如果是小便利的，正常的小便，没有“小便不利”的问题，水分没问题，喝水多了以后，会导致心下悸。饮水多了以后，太阳病邪气在表，内在的化水差了，差了以后心下有悸动感，是可以出现的。这个是应该用茯苓剂来治疗的。太阳病如果外面发汗多了，里面水分少了，汗多了，小便就少了，小便少了后，里面失去了水分的濡养，会导致里面的拘急。

2. 脱水的病人，或者是出了汗盐分丢失了，你光喝的水多了，心下悸动感是可以出现的。现代生理学来说，丢钾以后，心悸，心下有悸动感。这是一个临床的实际情况，所以说出汗以后喝水，不能一下喝多了，可以喝点淡盐水，如果小便不利了，得注意，适当喝水，不能让里面拘紧起来。

3. 抵当汤和抵当丸这两个方子，讲了水和血的鉴别。桃核承气汤和抵当汤和抵当丸这三个方子，分别讲了程度的不同，这个在中医临床上是一个鉴别的要点，也是后来作为瘀血证鉴别的一个要点。满的感觉、拘紧的感觉、发黄，这都是作为瘀血鉴别的要点。来源就是这几个方的方证。还能看到大黄、桃仁、水蛭的活血作用。

4. 讲了这127条，太阳病的中篇就讲完了。太阳病的中篇，内容比较多一些。从一开始的葛根汤治颈项强的，项被强几几的，到葛根加半夏汤，治呕的，葛根黄芩黄连汤治下利的，葛根汤系列的这三个。麻黄汤，大小青龙汤，这应该算麻黄汤系列的，麻黄汤治无汗的，大青龙汤治水饮、发热汗出而喘，小青龙汤治表不解、心下有水气。在这一篇中首先提到的小柴胡汤、胸胁胀满、往来寒热、口苦咽干、嘿嘿不欲饮食这一套。还有又提到了桂枝汤、桂枝加厚朴杏子汤治喘的和治有汗的。这麻黄汤、大小青龙汤对比着讲的时候，反过来再和桂枝汤做了对比，讲到厚朴杏子的时候，注意喘证的鉴别。干姜附子汤讲到了烦躁的治疗。桂枝加芍药生姜各一两人参三两新加汤，这个方是桂枝汤的加减对疼痛的治疗。麻黄杏仁甘草石膏汤治喘和热，和上面的大小青龙汤、麻黄汤治同一类的，对比着讲。还是桂枝汤系列的桂枝甘草汤，治汗后的一些变证的。后面的茯苓桂枝甘草大枣汤，是从上面到下面的。厚朴生姜半夏甘草人参汤，治汗后胀满的，治虚人胀满。茯苓桂枝白术甘草汤，著名的治痰饮的代表方子，治心下悸、头眩的。调胃承气汤治里面有热。五苓散治水饮，茯苓甘草汤是治水逆的、水气的。然后讲的栀子豉汤系列的，栀子豉汤治心中懊侬，心烦不得眠的。栀子甘草豉汤治少气，生姜豉汤治呕，栀子厚朴汤治带着腹满的，栀子干姜汤治带着懊侬和烦的。从这里知道甘草、生姜、厚朴、干姜的药证，一个方的加减中，共同的加上这个，可以看到这个小方可以作为一个用药的症状，你对上来用。这就讲的心中到心下这一块的，一个懊侬和烦热的，用栀子豉的系列。后面讲的真武汤、四逆汤，是讲寒的，真武汤呢后来一般作为少阴病的一个主方。四逆汤治典型的四逆的。后面又提到小柴胡、大柴胡、小建中，小柴胡能治胁痛、腹痛，小建中也能治，那么虚实对比，就可见。再重了，小柴胡办不了，就用大柴胡，比大柴胡还重加潮热的，是柴胡加芒硝。这就是大、小柴胡，小建中，柴胡加芒硝，这是一套下来。再后面讲了桃核承气汤，有表证的话，应该先解表，表证解了后，少腹拘急的，用桃核承气汤，桃核承气汤里面用了桂枝，多少有点表证的也可以用。这个情况和后面的抵当汤和抵当丸对举着讲，能看出来，一个少腹硬满，一个少腹单纯满，一个是少腹拘急。柴胡加龙骨牡蛎汤，带着烦惊的，桂枝去芍药加蜀漆牡蛎龙骨，这两个方一个是柴胡汤的加减，一个是桂枝汤的，另外除了龙骨牡蛎外，还加了别的。这个应该看着是加龙骨牡蛎汤，对举着来讲的，一个加柴胡，一个加桂枝。下面讲了桂枝加桂汤和桂甘龙牡汤，桂枝加桂治奔豚，桂甘龙牡和上面的柴胡加龙骨牡蛎、桂枝加龙骨牡蛎，还有桂枝甘草龙骨牡蛎三个加龙骨牡蛎的方，并列在一起讲，看出都是治烦惊的来。

5. 抵当汤和抵当丸，刚刚讲的，是治狂，如狂加硬满的，少腹有瘀血的，和小便利与不利，断有无瘀血来讲的，这就是太阳病的中篇，三十九个方子和六十六法。每一条都讲着的治疗的方法。

6. 把这个中篇学完以后，你看着这个目录，方名，就应该想到它的主症是什么。哪个方子和哪个方子挨着，它里面讲了什么东西，有个大概把握。最起码的有个印象。再一步就是背过方歌，再一步就是背过条文。常用的方子，背不背都能记得，不常用的方子有时候你会忘记了，但主要治什么的，你应该知道，见到这个方子应该知道主要治什么的，或是看到这个主症，就要知道用哪个方子。

7. 其中还讲了各种病的病机，像柴胡汤的气血俱虚，发汗后的尺脉迟是营血不足。知道汗后的伤阳气呀，下后的里气虚呀，各种病机，这里面都能讲到。

8. 讲到汗、吐、下以后，水分代谢是怎么失常的？热是怎么生成的？在这一篇中，借着太阳伤寒的误治对疾病由浅入深，由表入里，气分血分，由经络入脏腑，它的过程都进行了解释。解释的这一套，他是借着伤寒来说的杂病的治疗。单纯的表证不多，都是入到里面的多，里面的病都是由表证由浅入深、逐渐发展来的。所以这一篇对杂病的治疗非常有意义。

辨太阳病脉证并治（下）

合三十九法，方三十首。

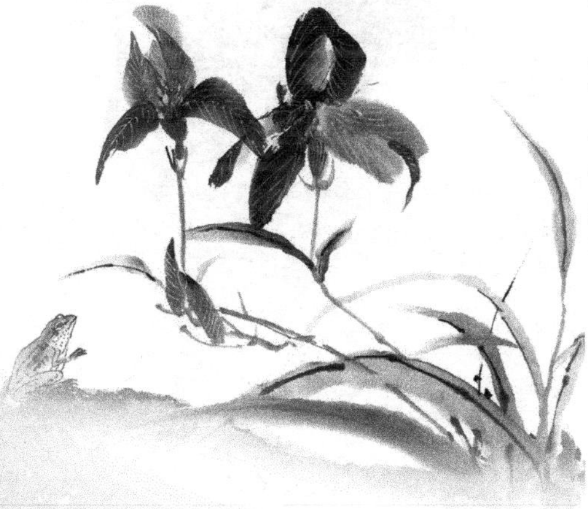

華大國語選評手冊（下）

合三十[illegible]

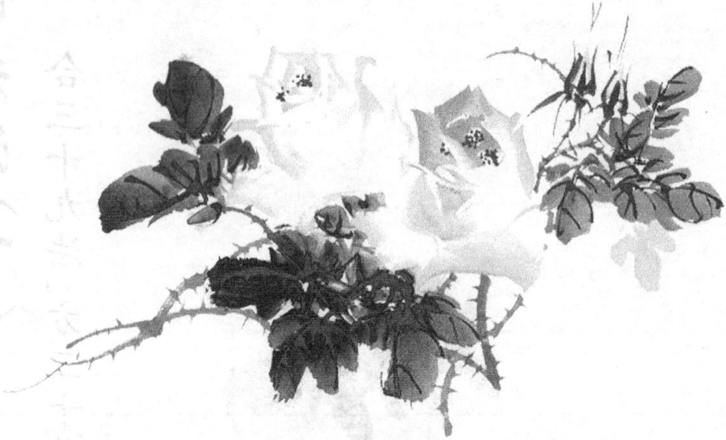

一二八、问曰：病有结胸，有脏结，其状何如？答曰：按之痛，寸脉浮，关脉沉，名曰结胸也。

1. 这篇中有三十个方子，三十九法，这是根据当时书的体例上分卷是这样分的。这篇开始讲的是结胸和脏结的鉴别诊断，这个非常重要，什么是结胸，什么是脏结，辨阴阳，辨寒热。在这一章里是很明确的。

2. 病有结胸，有脏结，其状何如——结胸和脏结病如何进行诊断。

3. 按痛的，说明这个病不是很深，很浅在的，从外面皮肤、肌肉、经络逐渐入进去的，一按他能痛。病在上，这上部是浮着的，病邪结在上面。如果从表里看的话，寸、关分别看表里的话，偏表，加上按之痛，这叫结胸。

4. 对举着看下面的脏结。

一二九、何谓脏结？答曰：如结胸状，饮食如故，时时下利，寸脉浮，关脉小细沉紧，名曰脏结。舌上白苔滑者，难治。

1. 和结胸看起来很像，没影响到饮食，那么说结胸是否也影响到饮食呢，应该也不影响饮食。脏结有时时下利。

2. 寸脉浮——这也是如结胸状的。关脉小细沉紧——而不是仅仅一个沉了，多了一个小（正气不足）、细（血气不充盈）、紧（邪气深在），沉紧（深在的邪气）。而对比结胸的关脉沉来说，结胸就没有那么多的深在的病象。这个叫脏结。在深部的。

3. 舌上白苔滑者，难治——在这里，明确提出舌苔来的，看舌苔和舌质。胎色看颜色，提到是白；看胎质，是滑是燥。滑是水滑，燥是干燥，对举着讲，又白又滑，应该是寒、阴性的。

4. 那么病是时时下利，下部的深部不足，加上关脉小细沉紧，中气不足，加上寒气结聚，再加上舌上白苔滑，一派阴寒之象，到这个情况的难治。那么结胸没有说，对比来说，应该是结胸偏阳，脏结偏阴，讲了脏结的阴，详述的，结胸的阳就显出来了，虽然没有说，只是作为一个对比鉴别的时候，详于后，略于前。后面这个一详，前面那个对举的，就不用说了。

一三零、脏结无阳证，不往来寒热（一云，寒而不热），其人反静，舌上苔滑者，不可攻也。

1. 进一步的明确，脏结无阳证，不往来寒热——那么说结胸就有阳证，就有可能有往来寒热。就鉴别来说，提出不同来。

2. 舌上白苔滑，舌上苔滑，重点说这个苔质。阴证不能够用泻法。就像是晚期的肿瘤，这应该算是典型的脏结了吧，结聚的，不能轻易用攻下方法，慎重用攻癌的方法。病例：本镇那例食道癌、胃癌转移的，上次刚来看的，吃了药后说吐，腹痛，后背发热，吃不下饭去，又在家里打针了。我跟他说过，吃了药后会吐些黏液。本来已经药后两天了，能吃饭了。你解决他这个能食，就是一大胜利，就是疗效。你把他这个靠输液体来维持改成能自己进食，这就见好了，但是还是不容乐观，这就算脏结。是个难治的病，他还有后背的拘紧，还有发热，经络的结聚还是很厉害的。只能看情况逐步地来。

一三一、病发于阳，而反下之，热入因作结胸；病发于阴，而反下之（一作汗出），因作痞也。所以成结胸者，以下之太早故也。

结胸者，项亦强，如柔痉状，下之则和，宜大陷胸丸。

大陷胸丸方

大黄半斤，葶苈子半升（熬），芒硝半升，杏仁半升（去皮尖，熬黑）。

上四味，捣筛二味，内杏仁、芒硝，合研如脂，和散，取如弹丸一枚，别捣甘遂末一钱匕，白蜜二合，水二升，煮取一升，温顿服之，一宿乃下，如不下，更服，取下为效，禁如药法。

1. 病发于阳而反下之，热入，因作结胸——结胸的成因，病发于阳，阳是哪里？外部。那么相对于说脏结无阳证，那脏结发在哪里呢？那不用说，脏结就是病发于阴，是内在的结聚。而结胸可以由外感引起来的。外感病，你用下法，导致内虚了。里面一虚以后，外感的热气趁空就进到里面去了，结在胸部。

2. 病发于阴而反下之（一作汗出），因作痞——这说明结胸和痞的鉴别。假如说你吃凉东西伤着胃了，从胃里发的病，因伤于饮食而不是伤于风寒，你给用下法，导致内虚，结聚不通，这叫痞证。痞可能是堵在上腹部的一种饱胀感，结胸可能是整个胸部的满闷感，一按就疼痛的。手轻轻地一按，能看出一个血印来，用罐一拔，就看到紫色来，一按胸是疼的，就是结胸证的倾向。

3. 病发于阳，还是太阳病，还没到阳明的时候，阳明没结住的时候，你就下，下了怎么了？伤了正气，引邪入里了。下之太早故也。

4.《金匮》上会讲到有刚痉，有柔痉。结胸能看到项强，病发于阳，从上部，从外部，从风府进入的，所以有项部的拘紧感。如果是项强，像柔痉那样，就要用下了。

5. 下之则和，宜大陷胸丸方——这个熬是指的炒，不是加上水熬。杏仁、葶苈有油性。弹丸——就像是现在的大蜜丸，9克大。1钱匕——大约1~1.5克。禁如药法——就是桂枝汤的法。带着渣一起喝下去吗？捣了后过筛，是80目还是120目的筛？煮取一升，没有去渣，那就是带渣子一起服，尽量就用细筛。一天只喝一次，喝后等一晚上看，这是用的下法，用了以后，一晚上就泻下来了。这要求的是缓下，不要急着下的。甘遂、大黄、芒硝都有泻下作用，甘遂的泻下力量比较强，用蜜熬了以后，即便是顿服，也不会很猛烈，后来有人开甘遂熬汤喝，熬汤喝常常是没什么作用，甘遂一沉底就没啥作用了。直接用末喝下去，有作用。甘遂小量就有泻下作用。这个量可以用到1.5克，一般你从0.3、0.6、0.9、1.2克开始用就行了，急的时候可以用到1.5克。

6. 如不下更服，取下为效，禁如药法——如不下的话，第二天再服一次，应该还再等一天看看，这个不着急。猛烈的药，小量、加蜜为丸、顿服，量的大小，以取效为标准。从大陷胸丸中看出用药的法则，还有对这个病的治疗。

一三二、结胸证，其脉浮大者，不可下，下之则死。

1. 即便是有了结胸证了，假如说胸部按之疼，这个病开始往里走，浮大，浮在外面大的，邪在表为主的，还不要急着下，下了以后呀，会加重病情，甚至导致死亡。因为这个病，它就是因反下之，热入因作结胸。因为下引起来的病，内虚邪入造成的。那是否全因下引起来的呢？不是下引起来的算不算？也算。这个下之，说的是内虚。虚人感冒以后入里了，就是了。

2. 如果是浮大，沉取无力，本来内虚得就很厉害了，有了结胸以后，他都抵抗不起来了，你再用下法，虚其虚，两虚相加，死人。

3. 所以这132条提示一个治病的法则，和《内经》中反复强调的一样，虚人即便是外表有实证，你也不能够给他用泻下的方法，这里以典型的结胸证为例，为代表，通过伤寒的太阳病出现这种情况，来说明对一切病的内外虚实攻补之可用不可用的法则。

一三三、结胸证悉具，烦躁者亦死。

1. 对举132条，脉浮大，内虚，那也许是安静，迷迷糊糊，很安静，脉都浮到外面来了，里面没力气了，你再给他一攻，就完了。假如他不是迷迷糊糊没力气，而是胸满硬，疼痛的，心神不安的，也是死证。内虚以后，虚阳外越，结在外面，就最后那一点阳气。危重病，到最后末梢循环障碍，也看着像结胸的表现，或者循环系统不行，或者呼吸系统不行，或者消化系统、血液循环不行，胃以上都板着、结着这一块，都要注意，注意精神情况，注意脉的情况。脉浮到外面，一按无力的，就知是虚得厉害。

2. 在这里说的脉，非常实在，而不是摸摸他脉，在哪个器官长了个瘤，还长个结核了，自比B超了等等，不否认有这种脉法的可能，但那绝对不是中医的脉诊。经典和《伤寒论》中说的脉非常好把握，经典的祖宗是老实人，实在人，不妄语。经典东西是明白，告诉人能操作，告诉人能实行，一个浮脉，轻取即有，沉按即无，你是能辨出来的。一个大小你是能辨出来的，似有似无，搏动力很小；很大，寸关尺这个部位很大，幅度也很大，你是能辨出来的；浮相对于沉是能辨出来的，大相对于小也是能辨出来的；至于分成三层、五层、十二层，几黍重等等，理论说可以，细把握很困难，能把握浮沉就很不错了。伤寒来说分两步是可以的，对举阴阳，非此即彼，非阴即阳，非虚即实，非大即小，非浮即沉，非长即短，这样的脉是可以把握的。学脉是学的脉理，脉理在哪里？不离阴阳。平脉法中第一句就是“脉有阴阳，何谓也”，就分两类阴阳，凭阴阳以断其理，就可以包括一切了。在这里顺便提到这个脉，提到这个烦躁和浮大对举着讲，看出他讲的这个方法来。出现精神萎靡的，浮大的不行；出现烦躁的，细数的也不行。所以这个结胸病，是比较严重的，从外感以后导致的比较严重的状态，和脏结不同。

一三四、太阳病，脉浮而动数，浮则为风，数则为热，动则为痛，数则为虚。头痛发热，微盗汗出，而反恶寒者，表未解也。医反下之，动数变迟，膈内拒痛（一云头痛即眩），胃中空虚，客气动膈，短气躁烦，心中懊憹，阳气内陷，心下因硬，则为结胸，大陷胸汤主之。若不结胸，但头汗出，余处无汗，剂颈而还，小便不利，身必发黄。

大陷胸汤方

大黄六两（去皮），芒硝一升，甘遂一钱匕。

上三味，以水六升，先煮大黄，取二升，去滓，内芒硝，

煮一两沸，内甘遂末，温服一升，得快利止后服。

1. 太阳病，脉浮而动数，浮则为风，数则为热，动则为痛，数则为虚——这一句讲的是脉理，讲的是脉象，在《伤寒论》中的脉象，包括前面的平脉法，还有在《金匮》中论述的脉的时候，都是用这种格式来论述的。浮而动数，是从三个不同的方面来提的，而对一个方面他相对来说是一个意思。非常明确，浮就是风，有人说浮相对沉不是表吗？那表有寒他也是浮呀。所以在这里他指的浮则为风，他说的这个浮而动数，就脉理就是说的风，是对它的解释。数则为热，后面一个数则为虚，有热可以出现数脉，虚了也能出现数脉。最典型的你发烧可以出现心律快吧，你饿得心慌这也是快呀，这是最典型的。动则为痛，出现了动脉，动脉是什么情况？一般是弦主痛，动呢？数、急、动，《濒湖脉学》以来这个动脉是指的次数的多少，动得快。那么这里联合起来说：浮而动数，太阳病出现有风，有热，或者虚的情况，就是指的这个意思。你不要单独地去从这个脉上去找，他到底是不是浮而动数的脉呀，有没有浮动呀，有没有浮数呀，不要从这方面去看，在这里，这个脉不是指的脉证，后面明确说浮则为风。这一句到后面这四个说的是脉理，尤其他这一个，数则为虚，数则为热，不是一个客观的数脉就表明个什么东西，是说的一种理，那么一种脉有多种可能，具体是什么？后面这一句才是，要看证。

2. 头痛发热，微盗汗出而反恶寒者，表未解也——微盗汗出，这就是虚和热，恶寒就是还有表证没有解，外受的风寒。

3. 医反下之，动数变迟——本来是表证，它如果是有数脉是虚。动则为痛，数则为虚，变迟——迟还是虚，内虚。

4. 膈内拒痛（一云：头痛即眩）——出现了膈内拒痛，那说明这个结胸是在什么部位？是在膈的上下、中间。

5. 胃中空虚，客气动膈，短气躁烦，心中懊侬——这段说的像栀子豉汤证。

6. 阳气内陷——到这里还像栀子豉汤证。

7. 心下因硬——这就不是了。

8. 则为结胸——和栀子豉汤证病机一样，出现了硬，它就是结胸了。那么这个结胸在什么部位？应该胸和心下的部位，心下再往两侧，剑突下这一块，带着胸，在膈内，这是结胸的部位。胸下、心这块按着痛。

9. 大陷胸汤主之——大陷胸汤证，而那个大陷胸丸是什么情况呢？比较上面看一看，病发于阳而反下之，热入，因作结胸；病发于阴而反下之（一作汗出），因作痞。所以成结胸者，以下之太早故也。结胸者，项亦强，如柔痉状。下之则和，宜大陷胸丸方——大陷胸丸只是项强，热入，如柔痉，没说到应硬，这就是区别吧。要知道大陷胸汤证，先有了内在的虚和热，本来里面就虚了，再加上误治以后，导致更虚，条文是这么说的，你理解成什么呢？病人原有的虚弱或者是因误治后导致的虚弱的情况下，外邪乘虚而入，结在膈间、心下，出现了懊侬、疼痛、烦躁和硬痛感觉的，这叫结胸。这种情况用大陷胸汤来治疗。所以他这一些设或的情况，假如情况，或者可能出现的情况，就是说的病机。自身有的也好，天生虚弱的也好，老年人也好，或者是你打了抗生素以后，出现结痛的，像大环内酯类的抗生素用后的，有这个情况一样按这个治疗。

10. 若不结胸，但头汗出，余处无汗，剂颈而还，小便不利，身必发黄也——这说明阳气内陷，陷得不深，到脖子那停止了。这是说的一种黄疸的情况。这个不是大陷胸汤的主症。这个情况会在《金匮》的黄疸篇中讲到。

11. 说明邪气入深了，成结胸；邪气入浅了，可以头汗出，发黄；邪气内陷，客气动膈，没结到一起的，懊侬不眠、烦躁的，栀子豉汤证。热入以后，只是项强在上面，也没有发黄，也没有出现汗的，那是大陷胸丸证。那么你看看，陷胸丸、陷胸汤、栀子豉汤，还有黄疸的，这几个的鉴别，在这里能看出来吧。后面讲黄疸的时候再讲这个。但提到这个情况，不结胸，可以在上面出，邪入有深浅，因虚邪才入。虚人误下，导致更虚，虚了以后，邪气深陷。这就是这几段所讲的。

12. 一次用到三两大黄，所以这个就是急下了，一次喝下去以后，剧烈泻下后立即停止。那么你比较大陷胸丸就不一样了，一宿乃下，病轻的就缓慢治，病急的就急治。一宿不下的时候，第二天再喝。像刚才那个病例慢性胆囊炎，去年就发现了，带着胃痛，用小柴胡，口干，去了半夏加天花粉，我没用人参，我用的党参，怕用了人参，这天热容易上火。虽然说口干加人参，加量，实际上用人参以后看到口干的现象，效果就慢。虽然是慢，但不至于加重。再加上她闻到别人熬的药味吐了，缓慢调整可以，如果是急性的痛得很厉害，那就大柴胡。不能像后来的习惯用法3克x8两=24克了，起码得用40、60、80g。摸着没那么重，脸色比较和，轻微的疼痛，就用小柴胡。就像这个陷胸丸和陷胸汤，就提示这个情况，结痛的大量；项强的，如柔痓的，小量。

一三五、伤寒六七日，结胸热实，脉沉而紧，心下痛，按

之石硬者，大陷胸汤主之。

1. 这条就非常明确了，一个是：病六七日应该好，而没好，没有正常的顺着传经解了。

2. 结胸热实——结胸病是热证是实证。

3. 脉沉而紧——是里证，是里热实证。紧有邪气的结聚，典型症状：心下痛，按之实硬。结胸不光是提到胸，按着硬的是心下，上面只是说心下因硬，多么硬呢？石硬，摸着像石头一样，再出现疼痛，这个情况是大陷胸汤主之。

4. 通过讨论病的产生的原因，它入里的过程，到结聚成的性质，那么这里看到八纲中的表里提到了，寒热提到了，虚实提到了。八纲分辨在这里是很明确的。

5. 对比着栀子汤中的心中懊侬来看，这个地方是指心下为主，叫结胸，是心下这一块。严重的能够到整个胸部，按着外面也硬乎乎的痛，但这个地方最好摸，它里面没有肋骨支撑着，所以说触诊摸摸是很有必要的。

一三六、伤寒十余日，热结在里，复往来寒热者，与大柴胡汤。但结胸，无大热者，此为水结在胸胁也。但头微汗出者，大陷胸汤主之。

1. 伤寒十余日，热结在里——伤寒十余日，伤寒六七日以上，都是指病程较久的。热结在里——前面大陷胸汤，大陷胸丸都是热结在里。

2. 同样是热结在里的，大柴胡汤与大陷胸汤的鉴别要点就是一条：往来寒热。所以说往来寒热是柴胡证的典型代表症。

3. 但结胸无大热者，此为水结在胸胁也——有热的是热结，但结胸是什么？心下满，或者按着痛，但是没有高热，没有发热，或者自已没有觉得很烦热的。这个结是水结。提出了水结和热结的鉴别要点来。热结有发热，水结无发热，或者没有严重的发热。

4. 仅仅是头上稍微的汗出，他没有到胸胁的满和往来寒热。这个是大陷胸汤的主症。那么这里就看出来，如果是水结的话，没热；都是有热，热有轻重，都是热结在里，头上汗出的，是大陷胸汤；如果是往来寒热的，是大柴胡汤。那么大陷胸汤结的范围比大柴胡汤要小，大柴胡汤用柴胡的量很大，去渣重煎。这个地方就说了二个方子和三个证的鉴别。二个方：大陷胸和大柴胡，三个证：结胸的水结，热结在里，或但头汗出。但头汗出一个症，往来寒热一个症，结胸无大热是一个症。在一条中有三方面的鉴别。

5. 那么从这里看出来，一个是辨寒热，辨水火（水和热），前面辨虚实的时候提到了，表里虚实前面就讲到了。这里还要辨是水还是热。应该是寒热的进一步分析。辨部位，是光在头上，还是到胸，还是到胁，还是到心下。辨证的逐步细化。大柴胡这个方前面讲过了，就不再重复了。

一三七、太阳病，重发汗而复下之，不大便五六日，舌上燥而渴，日晡所小有潮热，从心下至少腹硬满而痛，不可近者，大陷胸汤主之。

1. 太阳病，重发汗而复下之，不大便五六日——前面讲过了，是表里俱虚。发汗导致表虚，下之导致里虚。反复发汗，反复泻下，就表里俱虚了。里面虚了以后，阴液亏，所以就不大便，不大便五六日。

2. 舌上燥而渴——前面脏结的时候提到，舌上白苔滑者，或者舌上水滑者，是水滑还是干燥，辨津液有无，辨寒与热。这《伤寒》中讲舌，讲得非常明白。

3. 日晡所小有潮热——日晡所是指十二时中的申时，太阳快落山的时候。稍微的有点发热。

4. 日晡潮热一般认为是指阳明热。再加上不大便，很像是承气汤类证。那么结胸就不仅仅是限于心下或胸部了，他是从心下至少腹，整个腹部的硬满。中间腹部这块硬满，一直到胸，都是结胸汤的适应证。它的表现就是：硬、满、痛不可近，一近就痛的，比一般的腹满、燥实要严重得多。所以这个就直接大黄、芒硝、甘遂上去了。甘遂现在临床用得比较少，泻下很好用。一般轻的你用大黄、芒硝也能泻下了。

5. 这里比较着大柴胡和水结，反复地论述大陷胸汤。

一三八、小结胸病，正在心下，按之则痛，脉浮滑者，小陷胸汤主之。

小陷胸汤方

黄连一两，半夏半升（洗），瓜蒌实大者一枚。

上三味，以水六升，先煮瓜蒌，取三升，去滓，内诸药，煮取二升，去滓，分温三服。

1. 讲完大柴胡和大陷胸的比较，这里小陷胸汤对应着上面的大陷胸汤来比较，部位局限正在心下，而大陷胸汤从心下至少腹皆可以出现；这是“按之则痛”，而大陷胸汤是从心下至少腹硬满，痛不可近，拒按。所以相比较而言，这个小陷胸汤就差得很远了。

2. 脉浮滑者——脉浮是病位在上，滑是阳脉，是痰热结在上。

3. 药的量是用得很轻，而大陷胸汤的脉证是：脉沉而紧，所以热沉到里面去了，一直到痛不可近，比较深，范围比较大，程度比较重，一直深到少腹。而这个是浮，仅就腹部来说光在心下的，可能是浮，你要到了脐周，到了少腹的，那就沉了，所以这个浮沉，就前面来说，可以在胸是浮的，在腹的话，胸腹比较的话，在腹的上部可能是浮，腹的下半部就是沉，所以说浮沉是相对的，那就表里来说的话，表证出现浮脉，那么一切里证都可以出现沉脉。所以浮沉都是相对的，你在哪个层 级上看的浮沉，那到底是浮几分算浮，沉几分算沉呢？就看怎么取的问题，说这个脉绝对是浮脉、沉脉，这个绝对是表证、里证，没有这个说法。只有相对的，没有绝对的。这么看来，看病的时候用脉象仪来看，就没法看了。脉是一种理论分析，就这里来说，大小陷胸汤相比较一浮一沉，一滑一紧，明显看出来了。结聚程度的轻重和深浅就有所比较了。

4. 这种情况下，瓜蒌、半夏、黄连是常配的，在泻心汤系列中，没有用瓜蒌。黄连、半夏辛开苦降，这个配伍常用。再轻的可以用这个，再痞的严重的，一般用泻心汤系列。这也是个常用的方子，一般急性的胃炎，下胃镜的时候，看到胃黏膜的糜烂。这个西医的诊断只是参考，你不要说沾上这个病，就这么用，那就不对了。它帮助你理解，这个东西什么情况下容易见到？这个西医诊断上容易看到这个东西，但是你具体用的时候，还是按照经方提示的来用。所以你学习中医临床，还是应该学习经方本来的方证。

5. 看到一些痰热结聚在上脘、心下这些部位，这个方是可以考虑使用的，一般舌象发红的，苔发黄的、发腻的，常用这个，用黄连和全瓜蒌正合适。

一三九、太阳病，二三日，不能卧，但欲起，心下必结，脉微弱者，此本有寒分也。反下之，若利止，必作结胸；未止者，四日复下之，此作协热利也。

1. 这说的病机，讲的疾病的形成过程。

2. 太阳病二三日，不能卧，但欲起，心下必结——太阳病二三日一般是传阳明和少阳的。

3. 不能卧，但欲起——是指心里烦躁的。

4. 心下必结——这就说的腹诊，看这个人心下有没有热，是否烦躁，摸能摸出来硬结来。病人自己也有感觉。

5. 不能卧，但欲起——躺在那儿他有顶撑感，不舒服，站起来他好受点。所以心下必结，一个是自己感觉到满闷堵塞痞闷感，再一个是你摸的时候能摸到里面痞硬。

6. 脉微弱者，此本有寒分也——心下结，脉应该很强，但他弱，是寒。寒是阴性的，收在里面的。在外面的，脉看着就不那么强。如果单单地拘之于脉的名称上，对脉的命名找个客观形态的话，那现在脉弱、脉微都是正气不足。而这里说的是本有寒分也，当然你也可以说阳气不足以后，他显得内寒。但这里说的微弱是指的有寒。有寒常常四肢也冷，中间也冷。这种人，为什么手上会冷？就是血管不充盈。冷了就收缩，热量供应不过来，很真实的一个情况。脉微细的时候是有寒的。所以你单从理论上记那些东西的话，和实际不同，而《伤寒论》讲的脉是很真实的，和实际完全一样。手凉就是小血管供不过血来，你摸那脉就微，就细，就弱。这是一个很现实的情况。

7. 反下之，若利止，必作结胸——里面本来有寒的时候，你给他用泻下的方法，假如说泻了以后，停了药，过去一阵以后，利止了。他会导致里面的满闷感，导致结胸。里面本来有寒，你再导致它更虚，外面的热就引到里面去了。伤寒二三日还在阳分的时候，在阳明或少阳的时候，里面再一虚，那就结起来了。阳热动了膈，客气和虚结在了一起，实际上因虚热扰。扰厉害了，就懊侬，那就是栀子豉汤证；结聚了就是陷胸汤证；结得不是很厉害，光在心下的，那就是小陷胸汤证。这是说的它的形成。

8. 未止者，四日复下之，此作协热利也——如果下了以后，这个病没有好，这个利也没有止，你再给他下，那他这个热就结不住了，叫协热利。热不在中间结聚了，顺着往下走了，肛门灼热，疼痛，恶臭，黄便就出来了。

9. 从这个通过利下如何形成结胸，到如何形成协热利，说明了这个正邪如何进退，病是怎么形成的，现在叫病机也行，叫病的形成过程也行。知道病是怎么形成的，就知道怎么治好它，也可以避免误治，把病给治复杂了。也可见经过其他医生治疗以后出现一些变证转诊而来，那么你可以仔细地询问用药过程，知道来龙去脉，对你的用药是有帮助的。虽然你是以当时的见证为根据，但了解病史，疾病的发展，判断它的形成，推测它的机理，对你有很大的作用，有很大的帮助。当然现在有更多的检查手段帮助检查。你像上一次那个心下结痛的，按说像结胸汤证。但胃镜一看，胃结石。仔细问问吃了牛肉，又吃了点生草莓，生山楂，凉的，又喝凉啤酒。胃痛得厉害，下胃镜看看，有个结石。检查的医生说要再下一次胃镜，换个东西给捅破它。他恐惧，不敢插了，结果来按心下结痛吃药给消了。

一四零、太阳病，下之，其脉促，不结胸者，此为欲解

也。脉浮者，必结胸；脉紧者，必咽痛；脉弦者，必两胁拘急；脉细数者，头痛未止；脉沉紧者，必欲呕；脉沉滑者，协热利；脉浮滑者，必下血。

1. 这句说的太阳病本是在表的病，用了下法以后，出现了促脉，而没有出现结胸。前面提到了，结胸的时候从脉象上来看，是内虚，邪热入里，结聚在一起，而这里出现了脉促，没有结胸，这种情况他是欲解的现象。为什么这种情况它是欲解的现象？促脉在《伤寒论》的辨脉法中提到，脉来数，时一止复来者，名曰促，脉阳盛则促，阳气盛，脉来得快，时一止复来者，虽然内气不足了，但是阳气还比较盛，太阳没有完全入到里面去，没有结聚到一起中，这个还可能容易好。

2. 脉浮者，必结胸也——脉促的不结胸，要解，脉浮的为什么会结胸呢，在《伤寒论》中提到的脉浮，根据它本身辨脉法中提到的浮脉是主不足的现象，并不是仅仅指在表，其中提到阳脉浮、阴脉弱则血虚，血虚则筋急，阳脉浮就是指寸脉浮。浮就是指脉浮在上面，沉取就没有了。内在的不足，是个虚象。

3. 脉紧者，必咽痛；脉弦者，必两胁拘急——紧脉是什么情况？弦脉是什么情况？在第一篇中提到：脉浮而紧，就是弦。这个《伤寒论》中提到的浮脉，后人讲还有沉弦脉。弦就是状如弓弦，按之不移。紧就是如转索无常也。这是从现有的历史文献中列在《伤寒论》前面辨脉法中提到的，当然后来有人说是晋王叔和加上去的。柯琴甚至说是宋人加上去的。从敦煌出土文献中看，这一篇不晚于隋朝。所以说是张仲景的可能性比较大，至少不是宋人的东西。所以对紧脉和弦脉的解释有很大的参考意义，在没有其他更早文献的情况下，你宁愿相信它，至少比没有强，所以轻易不要否定它。浮而紧就是弦，弦脉像弓弦一样，浮在上面还很紧。紧脉像绳子拧紧一样，一摸它还会弹，绷来绷去的不太肯定。紧脉是紧张度比较高的，好理解一些。咽痛为什么它就紧呢？相对于这个弦来说，它更浮在上面。弦是两胁拘紧，你看两胁呢，不算是很里的，在外面的，有肋骨在这地方，取形象，就这个东西，人的两侧比较偏外面的一个紧张的东西。它还是取象的一个表现。

4. 脉细数者，头痛未止——数脉是有热。细脉是一个虚象，是不足，身体有虚，热留在上面，脉出现细数。

5. 脉沉紧者，必欲呕——脉沉的话，病是在里面，紧常常是寒气的结聚。他没说这个数，欲呕，沉到里面去了。你看这弦脉在两胁的话，还是个浮象，浮而紧为弦，你到欲呕的状况就是到里面去了。

6. 脉沉滑者，协热利——紧和滑相对，这个滑一般是主热象，沉而滑，在里面的热，协热往下走了，下利了。

7. 脉浮滑者，必下血——浮是个虚象，在这里，不仅仅是浮沉对表里了，它虚象，再加上有热，灼伤了血络，下血了。

8. 等学完了这六经净本的条文以后，前面这个辨脉法，和平脉法，应该再仔细地一句句好好看看。理解它这个后面的病机，是非常有道理的。

9. 所以140条是讲病机，通过脉象来讲疾病形成的机理，各个症状是怎么形成的。

一四一、病在阳，应以汗解之，反以冷水潠之，若灌之，其热被劫不得去，弥更益烦，肉上粟起，意欲饮水，反不渴者，服文蛤散。若不差者，与五苓散。

寒实结胸，无热证者，与三物小陷胸汤，白散亦可服。

文蛤散方

文蛤五两。

上一味为散，以沸汤和一方寸匕服，汤用五合。

白散方

桔梗三分，巴豆一分（去皮心，熬黑研如脂），贝母三分。

上三味为末，内巴豆，更于臼中杵之，以白饮和服。强人半钱匕，羸者减之。病在膈上必吐，在膈下必利，不利进热粥一杯，利过不止，进冷粥一杯。身热，皮粟不解，欲引衣自覆者，若水以潠之、洗之，益令热却不得出，当汗而不汗，则烦。假令汗出已，腹中痛，与芍药三两如上法。

1. 病在阳，应以汗解之——这个好理解，在外面的应该汗而解之。

2. 反以冷水潠之，若灌之——这潠之就是含一口水给他一喷。发烧了现在给他用冷水擦浴也算，发烧很热，给他喝点冷水降降温，喝点可乐，喝点冰水，吃点冷饮，这个是常见的。

3. 其热被劫不得去，弥更益烦——发热以后，喝了冰水，喝了汽水以后，见的烦热。

4. 肉上粟起，意欲饮水，反不渴者，服文蛤散——皮肤汗毛孔鼓起小疙瘩来像粟粒一样。嘴里不渴，但觉得有种干的感觉，欲渴不渴是什么意思呢？觉得想喝水，可是里面却不想喝，不渴，没有说非常希望喝的，说明这个渴非常浅表的。文蛤是什么东西？现在中药里用的海蛤壳，应该是带花纹的一种蛤蜊皮。单纯这个方我没用过。这个海蛤壳一般作清化热痰用的。咳嗽有痰的时候用的。为什么用这个海蛤壳就治这个东西？它是水中的一种东西。

5. 过去说有两种东西可致水火。《易经》上提到过的叫：方诸，阳隧。阳隧是用冰磨成凸透镜，能引火。据说这个方诸对着月亮能把水引下来。什么东西呢？现在不好实验。有人说就是这个大的海蛤壳，夜晚放到外面，气温的变化，上面凝成露珠，也有可能。在汉朝的时候建了一个仙人承露盘，金属的东西外面也能结住水，它能够取水的话，治这个意欲饮水是可以的。

6. 热被截不得去，仅仅用凉来给它清一下，表面上冷水，内在那一套和外在那一套被冷水一下子给闭住了。

7. 若不差者，与五苓散——应该出汗解，汗出不来，用五苓散利水气是可以的。前面说过服方寸匕，多喝温水，汗出愈。五苓散里桂枝是用的量最小的一味药。但是在这里是取汗，多喝暖水取汗。泽泻用的是最多的，但是他没说是用它利水的。这个应该是内外通彻，散水分的。

8. 寒实结胸，无热证者，与三物小陷胸汤，白散亦可服——三物小陷胸汤好多人认为就是前面的小陷胸汤。而你看小陷胸汤用的是黄连、半夏、瓜蒌实。有人说这个是指痰热结胸的，不能指寒实无热证。有人说这个白散更像是寒实结胸的。这里白散好像放在第二选择的，亦可服。从药物组成上看，白散更像是寒实结胸的。那么寒实结胸的时候，用小陷胸汤对不对呢？可不可以用呢？半升半夏不止一两。并且他用的是生半夏，只是洗，本身有温燥，你光从这个药味上来断定他是痰热结胸，还是不全面的，这个水洗半夏，你用半升熬汤的话，还是有辛辣味的。我估计这个寒实结胸用它并不算错。应该是可以用的。这两个方都是可选的方子。

9. 文蛤散和五苓散只是指误治以后的变证，而三物小陷胸汤和白散是治寒实结胸的。

10. 在这里提出的以冷水潠之，若灌之，只属一种病机，以讲故事的形式，以举临床例证的形式来说这么一种情况。现在即便没有这种情况了，那吹空调算不算？只要他水闭住了，五苓散和文蛤散都可以考虑用。

11. 白散这个方子，巴豆一分（去皮心，熬黑，研如脂）这个熬黑就是炒黑，可以把这个油去掉一部分。巴豆的主要有效成分和有毒成分就在巴豆油。后来用的是巴豆霜。巴豆霜怎么用呢？炒了以后，用纸来压，把这纸压透了，压了一天，压紧了，连换七张纸，就成巴豆霜，这是一个标准。传统制药的标准。你别说巴豆霜，你想当然地弄，假如说你不知道这个标准，不会弄，你可以不弄。你要弄就要按着可以找到的标准来弄，否则剧烈药你别动它。要动它必须有肯定的操作规范，严格的把握，要用时从小量试开始。我这个就是从我查到的资料上看到的。没有这个的时候，不敢动。

12. 他这里没提，在经方中提到了，熬黑，研如脂——那么黑，黑到什么程度？全黑、黑透、黄黑？那么这个就要根据药师他的经验来传承了，你没见过经验的，你找资料，找文献，传统的有文字记载的叫文，时人的东西叫献。当然有师传的是最好的，肯定的可以把握的技艺了。没有咱们只有从文献中找，找到可操作的，一个是现代研究巴豆的含量，口服量，最小的有效量，和中毒量，控制在安全、有效无毒之间，这就是标准。

13. 现代《中华本草》就有很好的参考作用。有人说现代的《中华本草》只是增加了现代药理的研究，对传统东西没有发展。任何一个巨大的工程，有国家支持的时候，你要看到它有利的一面，从有利的一面你来学习对你有参考意义的和临床有效的东西。不要仅仅挑毛病，你在挑毛病的同时，自己先有了毛病。取其长者而师之。这是孔子治学问的态度，三人行必有我师。三本书里面，总能找到对你有好处的东西。一部书哪怕有一句话、一个方、一味药、一个量给你解决了，你能打开一大片天地，把这个理解了，你就能制药了，制出这个药来，就能解决一片问题。要是看了好多书，知道好多理论，一点规范把握不了，那白看，毫无用处。像有个同学看白术通便时，说有人研究，含有这个成分，十几例的报道，那个根本不算。当作广见闻而已。在历代文献中没有这个记载，你就不能轻易地拿着来试，有个标准，所以学会看文献，对你深入细致地学习研究一个方，一个药，非常有必要。

14. 这个方是可以考虑的一个方子，细细看看这里的规范，上三味为散，内巴豆，更于臼中杵之，以白饮和服。强人半钱，羸者减之——半钱币是多少？如果说散剂一钱币是1.5克、1克左右的话，半钱币就是0.5克。0.5克你再按它的分值平均算算，巴豆霜或巴豆熬黑以后占的分量，算出是多少来，那么根据这个分量，来查一查它的巴豆油的含量。那么根据这个巴豆油的含量，你再查查现代药理研究，这个量能有什么毒副作用，是否引起中毒来。如果是，往后退，如果不是，放心用。这就是用毒药的路数。否则千万不要想当然，看过一本古书，就以为会。

15. 病在膈上必吐，在膈下必利，不利进热粥一杯，利过不止，进冷粥一杯——服了含有巴豆的药以后，如果不下利，喝热粥能促进下利，如果出现了严重的下利副作用，用冷粥可以止下利。这个方法，在现代用巴豆制剂中同样适用，这就是宝贵的经验。让它欠着点，你用热粥一催，这个问题不大，让它过了以后，用冷粥一止，也没大事。

16. 身热，皮粟不解，欲引衣自覆者，若水以潠之、洗之，益令热却不得出，当汗而不汗，则烦——假如说他用那些治疗方法以后呀，皮粟也没有解，一身的鸡皮疙瘩，怕冷。那么你再用水给他喷、洗，冷水浴进行浴，热更高了，并带来烦躁了，出不来汗，就能烦躁，高烧能导致心烦。

17. 假令汗出已，腹中痛，与芍药三两如上法——知道这个，芍药能治腹中痛，所以有个病人腹痛厉害的，没首先考虑用附子理中，我用的是桂枝加芍药汤，按太阴病治，第一次还行，第二次以后感觉不明显了。然后再改回附子理中来，就好了。就是看到腹痛比较严重一些，腹痛轻的时候，治凉的时候，就再用附子理中汤。在这里还是提示，腹中痛的是芍药。汗出已腹中痛，内在的阴亏腹痛，阴血少了腹痛，或腹中绞痛，就得用芍药来治。所以你从这三个方子，两个不太常用的之中，提示你用药的仔细和方法。可能的副作用，和如何助药力。那我还顺便告诉你我自己用这些药的过程体会，就是这个东西，这个方法一定要把握严格。这是临床的真东西，否则你永远光看着，不敢用。任何一个有毒的方子，你要多收集更多的资料，现代的、古代的、历代的、最新的化学研究的，都可以收集来运用。这样以后，你可以增加它的安全性，非常有把握才能用。

18. 今上午我提到在别处用小针刀治疗的那一例，和我看到的规范不一样的，我没敢再治。那个就属于不严格，不规范，没按照那个治法的操作标准，从他的取点、取向来看，都是不规范的，那么出现了一些不应该有的症状，甚至加重，手指的肿胀了，那就完全在可预料之中了。做针刀手术是这样，小针刀治疗，或者传统的针刺治疗，用药同样是有规范的。在于细致，不在于贪多。不仅要眼高，还要手高，手高要从手低开始，从最细致的开始做起。仅仅是眼高是不行的，一套辨证论治，理法方药全有，具体一味药用量，你不精确到细微，不取效。理论解释都有，这个东西筋结了，我通开就行，怎么通法，你想当然做，就不行，一个道理。所以从最细致的方面做起，把你这个非常高的思想，把你对这个理论的认识，对这个病的认识，落实到具体的能重复出来的东西，每次都能重复，这就真了。临床要把医学的理论化为真实。

一四二、太阳与少阳并病，头项强痛，或眩冒，时如结胸，心下痞硬者，当刺大椎第一间、肺俞、肝俞，慎不可发汗，发汗则谵语。脉弦，五日谵语不止，当刺期门。

1. 这一条讲的是太阳与少阳并病的针刺疗法，太阳与少阳并病——这说的是太阳病与少阳病全有。

2. 头项强痛，或眩冒——头项强痛，这就是太阳病，眩冒，就是少阳病的表现，有这两个症就可以辨明是这两个病。

3. 时如结胸，心下痞硬者——什么叫如结胸呢？就是有心下痞硬，心下痞硬为什么还不是结胸叫如结胸呢？它叫时如结胸，有时候心下痞硬，有时候它不痞硬，结胸是持续的心下痞硬，这个应该是看着太阳病邪气入里，入到半表半里，还没有因为内虚结聚在下面。

4. 当刺大椎第一间、肺俞、肝俞——大椎第一间是大杼穴。肺俞、肝俞，是第三胸椎的棘突下缘，旁开1.5寸，那是肺俞。肝俞是第九胸椎棘突下缘旁开。邪在太阳，风从背部的俞穴入进去。那么就是说从后背的上部、中部、下部俞穴上可以刺，你是否一定就照第一、第三、第九节呢？不一定，《灵枢》上说的风府，就包括背部的俞穴和项部的俞穴，并不是指的发际上，在督脉上一寸这个风府。这些地方都可以叫风府。要注意经典和后来所说的不同。

5. 慎不可发汗，发汗则谵语——为什么不可发汗呢？好像这个病不单纯在太阳了，他有到里面去，到少阳了。所以防止他发汗以后更虚，有时如结胸了。偏虚，应该是体虚的人，一感冒以后，太阳中风中寒以后，很快出现和少阳合并情况。有的人说叫越经传，没经过阳明，直接到少阳的情况。那么你可以首先考虑用针刺的方法，从后背上针刺。假如说误用发汗以后，可能出现谵语。脉弦，发汗以后导致阳虚、神昏、谵语。

6. 五日谵语不止，当刺期门——如果经过了好多天还不好的话，当刺期门。期门是在乳头的直下第六肋间上。一般是前正中线旁开四寸。这段说的就是里面虚的时候，慎用发汗，可以用针刺的方法。如果是邪气入里的刺，就该刺里面的穴，刺期门，在表的话就刺背俞，这个刺期门前面提到过。

一四三、妇人中风，发热恶寒，经水适来，得之七八日，热除而脉迟身凉，胸胁下满，如结胸状，谵语者，此为热入血室也，当刺期门，随其实而泻之。

1. 这条提出了妇人中风，发热恶寒这就是一般外感情况的，经水适来，得之七八日——经水七八日也应该干净了，月经干净以后，血气下虚。

2. 热除而脉迟身凉——退热以后，脉迟身凉，脉迟是指虚象。

3. 胸胁下满，如结胸状，谵语者，此为热入血室也，当刺期门，随其实而泻之——胸胁下满，就是邪气从外入里了，如结胸状，上面说时如结胸，这里说如结胸状，还有谵语，这就是内热，邪热因虚入到里面去了，什么叫热入血室？妇女经后，血室空，这种情况叫热入血室。当刺期门，随其实而泻之——你可以看到刺期门是个泻法，是泻实的。泻哪的实呢？是胸胁下满，如结胸状，谵语的，是有热的，刺期门可泄血分在里之热。

4. 通过这一条对比着上面那一条，通过一个妇人中风，经水适来的一个特殊情况，说明热入到血分以后的一个治疗方法。这样你看伤寒的话，就不仅仅限于它说的一些特殊了。通过这个特例来说明：因为虚邪气怎么侵犯人的。

5. 那么再对比着142条看，刺大椎第一间、肺俞、肝俞，那还是在表，如果谵语，如结胸、心下满的话，那就成了在里，在表的话可以轻刺，往外宣散，在里的，刺期门，用泻血的方法，也可以用泻法来刺。这里没具体说怎么刺，随其实而泻之，当然就是用泻法。

一四四、妇人中风，七八日，续得寒热，发作有时，经水适断者，此为热入血室，其血必结，故使如疟状，发作有时，小柴胡汤主之。

1. 妇人中风，七八日——应该到好的时候了，又出现了发热恶寒，正好又赶上经水到了断的时候，这也是热入血室的现象。

2. 中风七八日，本来寒热应该不太明显了，又出现了发热恶寒，又出现了往来寒热，如疟状，按时的发作。

3. 经水适断和那个经水适来，得之七八日，表述上有所不同，经水来得还不痛快，也许因发热突然断了。这个情况是热入到血室以后，和血结到了一起。所以说经水来了以后，身体虚的话，可以邪气往里结住，如果是月经来得不通畅，没干净的话，血可以和热结在一起。结在一起出现的症状，就不是单纯的发热恶寒了，就是往来寒热了，像疟疾了。这个情况是小柴胡汤的适应证。小柴胡汤有往来寒热的，所以这个就用小柴胡的原方。

4. 那么什么时候刺期门，什么时候用小柴胡汤呢？可以说同样是经期的中风伤寒，经期的感冒，如果是出现胁下满、谵语为主的，你从期门刺是比较好的办法，如果是发热恶寒，往来寒热明显的，小柴胡汤是首选的。一个用了刺法，一个用了汤药法，这两条对举着讲，都是说妇人中风，就是对同样的一个病，辨证论治、辨证取法，取针刺法，还是取汤药法？病同证异，治亦异。

一四五、妇人伤寒，发热，经水适来，昼日明了，暮则谵语，如见鬼状者，此为热入血室。无犯胃气及上二焦，必自愈。

1. 还有一种情况，妇人不是中风，是伤寒发热。白天什么事没有，到了晚上出现谵语，如见鬼状，可能出现一些幻视，这也是热入血室的现象。人到了晚上，阳气不足的时候，加上经水适来，下面血分再虚，可能会出现一些寒邪入里，扰动。伤了寒以后，邪气入到里，因为发烧的情况，出现一些其他的表现。昼日明了——白天像没事一样，好好的。这个热入血室，只要表现的饮食上没有妨碍，也没有胸胁胀满的，勿犯胃气及上二焦——必自愈，这个可以观察看看，可以自己好的。

2. 饮食无碍，胸膛上不难受，只是有点发烧，赶上月经来的时候，晚上有点说胡话，有点烦躁感，乱七八糟地看到东西，这是热入血室的轻微的情况。

3. 这三条都是热入血室的情况。两条谈到中风，一条谈到伤寒，一个用刺法，一个用汤法，一个是可以自愈的。这是辨病、辨机、还要辨证来论治的方法。三个不同的处理原则，说明对一个病你要仔细地观察，不能守着一个病机或一个证型的说法，而用一个方子来套，貌似灵活，实际上是失去了法度。

一四六、伤寒六七日，发热微恶寒，支节烦疼，微呕，心下支结，外证未去者，柴胡桂枝汤主之。

柴胡桂枝汤方

桂枝（去皮）、黄芩一两半，人参一两半，甘草一两（炙），半夏二合半（洗），芍药一两半，大枣六枚（擘），生姜一两半（切），柴胡四两。

上九味，以水七升，煮取三升，去滓，温服一升。

本云人参汤，作如桂枝法，加半夏、柴胡、黄芩，复如柴胡法。今用人参作半剂。

1. 这个方典型的是柴胡汤的一半和桂枝汤的一半。对桂枝和柴胡都有的，甘草、大枣、人参，重合的不算，其他都是一半。柴胡汤的半量加了桂枝和芍药取的桂枝汤的半量。

2. 伤寒六七日，发热微恶寒——这就说的外证未去。伤寒六七日，应该外证去了，有发热恶寒就是外证还未去。

3. 支节烦疼——没入到很里，但也不仅仅在表了，到了关节，不仅仅在头项，它到了四肢。也没有到内脏去，所以这是一个阳证。

4. 微呕，心下支结，外证未去者，柴胡桂枝汤主之——这是柴胡汤的轻证，如果是心下支结，到心下满闷，胸胁满闷，就是典型柴胡证了。如果到了硬满，就成了结胸了。这个支结，像东西支着一样，有点碍事，一弯腰的时候，有点屈得慌，有点饱撑撑的感觉，但不是痞，像东西堵住了一样，也不是硬满，也不是后面提到的满微结。这个支结，好像有点略微的支着撑着的感觉，像柴胡枝子一样撑开着。这个支结的感觉，就好比有的时候，你受了风寒，皮肤那个紧张感的感觉一样。像有点硬一样，不太舒服，微微的有点饱撑撑的感觉。不像胀满，比胀满略轻。应该有外证，微微地往少阳去的趋势。所以用了柴胡汤的一半，桂枝汤的一半。

5. 从前面讲过的桂枝麻黄各半汤，桂二麻一汤的时候，讲了合方怎么运用，在这里又提到一个合方，两个方子拆开又合，一个是症状都有，你就合，通过外在的症状的相合，你就知道里面病所在的部位，病机的相合，方就相合，所以通过这几个合方，提示一个方法，看到一些复杂病的时候，可以考虑，将方子拆开合在一起用。为什么不令两个原方一起用？也可以，是否可以两个原方各煎上一料，合在一起，分两天服？也可以。所以这里两个方的量，取了一半。这是一个常人的普通量，所以经方的量，按1两15克算，这个量应该算个普通量。

一四七、伤寒五六日，已发汗而复下之，胸胁满，微结，小便不利，渴而不呕，但头汗出，往来寒热，心烦者，此为未解也，柴胡桂枝干姜汤主之。

柴胡桂枝干姜汤方

柴胡半斤，桂枝三两（去皮），干姜二两，瓜蒌根四两，黄芩三两，牡蛎二两（熬），甘草二两（炙）。

上七味，以水一斗二升，煮取六升，去滓，再煎，取三升，温服一升，日三服。初服微烦，复服，汗出便愈。

1. 伤寒五六日，还没有像上面的六七日，时间还短一些，这个病情还在发展之中，还没到自然缓解的时候，结果用了发汗而复下之，这说明了有虚象，前面提到了发汗伤阳、伤表，下之伤里，就表里俱虚了。

2. 胸胁满，微结——邪气因入，结于胸下，这个满微结，比那个支结程度上来说，似乎就重了一些，那个只是在心下，心下多大？巴掌大地方，胸胁范围就大了。

3. 并且有小便不利，渴而不呕——出现了口渴现象，没有了呕。

4. 但头汗出，往来寒热心烦者，此为未解也，柴胡桂枝干姜汤主之。

5. 前面有一条提到过，邪气侵入的时候没有完全入到下面去，下面比较虚，里外俱虚的时候，有往来寒热是考虑柴胡汤证的。心烦，所以这个病还没有完全好。里虚了，病还没有好，所以用柴胡桂枝干姜汤主之。

6. 这个方子柴桂干姜汤讲解得很多，刘渡舟教授讲这是治胆热脾寒的，说胆热是因为他用了柴胡、黄芩、瓜蒌根，说脾寒，是因为用了桂枝、干姜、甘草。这么个病机的，脏腑寒热的分类方法，供参考。从这个方子本身来看，有往来寒热就用柴胡，有汗出用的桂枝，心烦用的干姜，口渴用的是瓜蒌根、牡蛎。有胸胁满、往来寒热，这都是柴胡证，所以用了柴胡，用了甘草。在这个方子中柴胡用了半斤，是小柴胡汤原来的量。从这一套症状，对用药物来说，应该是有明确的对应性，往来寒热，心烦，有热，所以用了黄芩，南京中医药大学的黄煌教授说：柴胡、黄芩、甘草是小柴胡汤的配伍。所以从这个方子中应该看到药证，应该看到有内虚，邪气结聚。病机是这样，你治疗的时候，还是应该以症状为主来辨证。你看这几条不提脉象，前面谈到热入血室，他同样是热入血室，不同的表现他可以刺，可以用小柴胡，可以待其自愈。那么这里也是，都是邪气因入，有头汗出，症状比较复杂，怎么办？观其脉证，知犯何逆，随证治之，进一步地阐述这个原则。对比上面柴胡桂枝汤，比较典型的有方证的，你可以对方子来治。症状比较复杂的，你可以用药证来治，对应一个药，有人说学伤寒你不能学死方了，一个方子对一个证，学药证，每个证去凑药。不是凑药，不是对方证，在相同病机下你治疗的时候，一定要依据并重视他的表现，解决他的表现。诊断从这里入手，解决问题的效果也是从这里得出的。

7. 有人说这不就成了西医的对症治疗了吗？头痛治头，脚痛治脚。头痛你如何能把头治好的，脚痛你如何能把脚治好的，就是因为你治疗的正确有效才治好的。头痛我从脚上扎一针，只要好了，头痛治脚这也是好的。你不能说头痛我就一定要从头上扎针，或我一定非得不从头上扎针。标准是能治好、能解决问题。头痛严重，我扎针印堂好了，我扎针内庭好了，扎至阴好了，不也不错吗，脑子里有个瘤，我把它开颅取了，不也很高级嘛，所以不要局限于一端。不要以为一定非是病机的辨证分析，而不顾临床症状。也不要以为随着每个症状来堆起一堆药。都有有道理的一方面，目的是治好。

8. 柴胡、甘草、桂枝、黄芩这些药的用量，基本都是在柴胡汤证和桂枝汤证中的用量，所以从这里看出，每一味药的组成变化的时候，在不同的方子中，每一个药常常有一个相对的一般的用量。从这个方子看出这一点来。

9. 这个方的煎法同小柴胡汤的煎法。

10. 微烦是什么原因？有往来寒热心烦，你用干姜，会出现这个情况。还有一个就是瓜蒌根，用了以后，会有恶心的感觉。瓜蒌根有很多的品种，有的品种不太好，现在说这个药苦寒，可以作引产药，所以这个方子怀孕的孕妇是禁忌的。孕妇用药的时候一定要小心。用了这个药以后，有时候产生心烦，黄芩太苦，有时候有呕的感觉。

11. 复服汗出，便愈——有桂枝和干姜加在一起。一个辛温的气味，服了以后，可能会出汗。但头汗出，里面的正气不足，邪气入得不深。你服了这个药以后，内气充足了，发散了，从外面解了。从外面解了，是很好的。此为未解，是在表未解。在少阳未解，五六日，还没到七天上。表证还没有解，里面已经虚了，出现了不同的症状，该怎么随证治，就怎么随证治。实际上这个方子，完整用的时候不是很多。有典型的，我用过的。寿光的傅某，五十多岁，老两口包粽子卖，供两个儿子上大学，非常辛苦，一天能包五百多个。手过度劳累，感冒了，她这不止五六日了，成月不好，也打过针，后来就脖子急，身上出汗，肚子胀，小便不利没记得有，口渴，你看着像柴胡汤证，里面闷热得比较厉害，但头汗出症状很明显，就用这个，她这个不是伤寒五六日，也没有发汗复下之。但是由于她这个生活习惯，过度劳累，内虚，我给她用这个方子，两付就好，量比较大点。五十多岁，人长得很宽大，很壮实的一个人。她有这个情况的时候，用这个小方，一用就很好。为什么知道这个方子能用？就是通过问诊。问诊对你了解这个病是怎么得的非常重要。所以你对这个病人的生活习惯、家族关系、工作性质、工作时间、强度仔细了解以后，除了你当时看到的那一块以外，她那个环境你了解了，你就能知道这个病，有可能她在哪个方面伤着了。综合分析一个病的形成非常重要，不要简单地看到几个症状，堆起来用药，那不行。

一四八、伤寒五六日，头汗出，微恶寒，手足冷，心下满，口不欲食，大便硬，脉细者，此为阳微结，必有表，复有里也。脉沉，亦在里也。汗出为阳微，假令纯阴结，不得复有外证，悉入在里，此为半在里半在外也。脉虽沉紧，不得为少阴病，所以然者，阴不得有汗，今头汗出，故知非少阴也，可与小柴胡汤。设不了了者，得屎而解。

1. 这条讲的是辨证和辨病机的方法。

2. 伤寒五六日，病还没好，入到里面去了。

3. 症状表现为：头汗出，微恶寒——这是表证的表现，但又不是全身汗出。手足冷，心下满——心下满，要是实热的话应该手足热，既然汗出但他手足是冷的。所以这个症状看起来比较复杂。

4. 口不欲食——像是太阴的病。大便硬——像是阳明的病。

5. 脉细者——像是内虚的病，这个情况下叫阳微结，是阳结结得不严重。什么原因呢？

6. 必有表，复有里也——后来的辨证论治又叫寒热错杂。那么这个叫什么呢？叫表里错杂？也不一定叫表里错杂。表里同病，或者有表有里。虽然表里、浮沉是必辨的，一般来说脉浮主表，脉沉主里，但是单纯脉浮和单纯脉沉的时候，可以表里同在，那么从这里就可以看出单纯一个脉并不能绝对地鉴定出是表是里来。如果连浮沉表里都不能单独地判断，那么脉诊的意义，就像序里说的一样："卒持寸口，何病能中？"不是否定脉诊，从理论上说是那样。具体操作的时候一定要注意，这句就是很典型的，脉沉在里，但是他是有表有里，先有表，复有里。

7. 汗出为阳微——出汗是阳气微弱，阳气虚弱。那么阳实是什么呢？麻黄汤证的无汗。假令纯阴结，不得复有外证——你要看到里面是：口不欲食了，大便硬了，认为是在里面的话，那不对，假如是里面成阴结的话，外面不会有外证。外证是什么？头汗出微恶寒。悉入在里——纯阴结全部是里证，没有表证的表现。

8. 此为半在里半在外也——在外就在表，就是后来说的半表半里证。是否这叫少阳证？没说，后来把这个归为少阳证。如果太阳在表，阳明在里，把少阳叫半在表、半在里也不算错，这里明确说是有表复有里。半表半里，不像是这个病位在中间夹层里，他是指的同时都有，这是区别。并不意味是没表没里，只有半表半里。半表半里，没有这个单独东西，他是指有表也有里，邪气一半在表，一半在里。这里在里在外，就像在门口一脚在里，一脚在外，这就叫半里半外。就是这么一个说法。

9. 脉虽沉紧，不得为少阴病——这就是典型的除外性质说法的鉴别评断。脉沉是在里，是阴；紧是寒，是阴，脉沉紧，脉微细，叫少阴病，这个虽然是有这个脉，这不叫里病，不叫少阴病。后来说的舍脉从证，其实不是舍脉从证，是这个脉不能单独作为这个确诊的依据。不能说脉说是少阴病，我舍了脉从证。事实是什么就是什么，有什么可舍可从的呢！综合分析，脉占其中的一个方面。这叫半表半里，不叫少阴病。

10. 所以然者，阴不得有汗，今头汗出，故知非少阴也——反复论述，汗出为阳微，纯阴结不得有外证。阴不得有汗，头汗出就不是少阴。有汗出的是表证，假如是阴，它没表证。反复强调，可见其重要性。这个汗出在表，是阳非阴，这样就避免一些辨不清的、争论的、模糊的概念。这明确提出一个典型指征来，有汗的，就不叫少阴。

11. 半表半里这个情况用小柴胡汤就能解决了。

12. 设不了了者，得屎而解——假如不能明明白白、彻底好了的，了了就是明白好了的意思。怎么样让他得屎呢？很直白，有燥屎，得屎，前面叫大便硬，他不叫屎硬，大便是你去厕所方便时看到硬。得屎是从里面出来屎，你说的大便而解就不合适了。那大便还有干有硬呢，这个得屎而解，是指大便痛快了就好了。光大便硬，解出来就好了。用什么？应该是调胃承气，按前面说的话，假如说用小柴胡汤好不了的话，你这个心下满，大便硬，从外面用小柴胡给它宣散一下不行，就从里面解。那么这叫试验性治疗吗？叫诊断性治疗吗？治治看，半表半里，首先选这个方。这个方假如说治了几天，或一付不管用，还有大便硬，马上换回去，调胃承气。随着病情而用，为什么不能上来就让他得屎解，用调胃承气泻呢？顾忌有表证，先解表后解里。但假如说这一套症状都有，而心下满得特别厉害，大便干燥，你看着口都出热气的话，也可以考虑先用调胃承气汤。顾忌到大便硬，还没到秘结，假如说几天不解了，虽然有表，也得先解里，前面有这个病证。桂枝汤和调胃承气汤用的时候，先表后里的时候，里急的时候，先解里。

13. 所以在这条里说的是灵活性，辨证的灵活、用方的灵活。辨阴辨阳，辨表辨里，阴阳表里的分别。

一四九、伤寒五六日，呕而发热者，柴胡汤证具，而以他药下之，柴胡证仍在者，复与柴胡汤。此虽已下之，不为逆，必蒸蒸而振，却发热汗出而解。若心下满而硬痛者，此为结胸也，大陷胸汤主之；但满而不痛者，此为痞，柴胡不中与之，宜半夏泻心汤。

半夏泻心汤方

半夏半升（洗），黄芩、干姜、人参、甘草（炙）各三两，黄连一两，大枣十二枚（擘）。

上七味，以水一斗，煮取六升，去滓，再煮，取三升，温服一升，日三服。

1. 伤寒五六日，呕而发热者，柴胡汤证具——还是伤寒没好，五六日的时候，假设这种情况偶尔发热，这是柴胡汤的典型证。还说了柴胡汤证具，除了偶尔发热，可能还有其他的柴胡汤的证。或者以偶尔发热为主的柴胡汤证。提柴胡汤证的时候提到：但见一证便是，不必悉具。那这里说的柴胡汤证具，具的是哪一个？什么是柴胡汤证呢？胸胁苦满，口苦咽干，头晕目眩，默默不欲饮食等等都可能有，或者有其中的几个症状。而以汤药下之，你用了下法了。和上面说的那个情况一样，柴胡汤的表现比较典型一些。你先用了下法，柴胡证仍在者复用柴胡汤。下了以后，不管里面解了没解，反正外面柴胡汤证没改善，你反过来再用柴胡汤，那前面说了，看着有表里证，用了柴胡汤，柴胡汤不行的，你可以下。假如说你看着里面的症状明显，你用了下法，但下法不管用，还可以再用柴胡汤。

2. 此虽已下之，不为逆，必蒸蒸而振，却发热汗出而解——你用了下法以后，只要病没成坏病，病没有变。还是以前那套症状的。这个不算是治得太坏，还没给治逆乱了，没治加重。蒸蒸而振——发热，出现寒战。然后发热汗出就解了，再用发汗的方法。

3. 若心下满而硬痛者，此为结胸也，大陷胸汤主之——这是说的前面这种情况，五六日偶尔发热，柴胡汤证具，你下之以后，导致内虚，阳气内陷为结胸。前面说的表现就是：心下满而硬痛。心口窝这个地方，剑突下这个部位，胸脘这个部位，自己觉得满，你摸的时候有痛的感觉，结胸了。这说下后不同情况，壮实之人，平时体强之人，下后，不要紧，再给他发汗还能解。本来就虚，你给他一下，伤了正气了，别再给他出汗了。你再下之复发汗，就麻烦了。结胸，先用大陷胸汤来治。

4. 但满而不痛者，此为痞，柴胡不中与之，宜半夏泻心汤——这说了三个法。这就像《内经》上针法讲的：实则泻之，虚则补之，不盛不虚，以经调之。实的可以泻，虚的可以补，不盛不虚的，可以调。在这条里的三个法是：壮实之人，下了以后，表不解的，实证的人，再用柴胡。虚的人下了以后，阳气内陷，结住的，结的痛的，成结胸状的，用大陷胸汤。介于两者之间，受点影响，阳气微陷，结得不厉害，只是痞，还没有硬满而痛的，用半夏泻心汤。半夏泻心汤是介于大陷胸汤和大柴胡汤之间的这种情况。这就三个方面来论述的。

5. 这个煎服法，和小柴胡汤类似。

6. 半夏泻心汤的主证就是痞，心下的痞闷感，比结胸要轻。比柴胡汤那个满要重，所以这就看出来了，一个是胸胁胀满，一个是痞，一个是心下满而硬痛。三个不同的症状，对应三个不同的病机。病的表里不同，方证也不同，从原文中能看出的就这些。至于单纯依靠这个方子，从药上推断药理的作用，进而推断这个方剂的主治等后来演化出来的那一套，可供临床辨证参考。根本的、原始的、确定的用法，你还是看原文，看最早的原始出处。

7. 这个方子是个比较常用的方子。我这里常用来治用抗生素治疗感冒以后出现的胃肠道反应。一般见到舌头有点胖大，你看到舌头有点胖大的时候，从口腔到胃里都可能有这种胖大、水肿的情况。表现的就是痞，摸着多少有胀乎乎的、硬乎乎的感觉，有时候轻微得硬一点，痛得不是很厉害的时候，也可以用半夏泻心汤。陈修圆的方歌：三两姜参炙草芩，一连痞证呕多寻，半升半夏枣十二，去滓重煎守古箴。后来的解释是：辛开苦降，用半夏、生姜之辛散结，用黄芩、黄连之苦降胃气。还有一个甘温法，人参、甘草、大枣，是补虚的方法。那么从前面几条的论述来看，因为泻下以后，导致虚了，人参、甘草、大枣是来补的，热邪因入，黄芩、黄连清热的。在中间给他化开的是干姜和半夏。

8. 这个方子在配伍的时候，黄连仅仅是干姜的三分之一，黄芩和干姜是等量。这个方子配出来以后，苦和辣都不是很明显，加上大枣和甘草的调和，配起来是不难喝的。假如说你把黄连用多了以后，他会苦，本来黄连用一点，就能苦过这些药的所有味道。按照这个比例配起来，相对来说就和炒菜一样是个比较综合的方。并不是特别难喝。黄芩用多了，这个苦能苦到人呕。但是加上干姜的辛和半夏的辛，就不那么呕了。半夏你用法夏（法制半夏）的时候，本身是用姜汁来炮制的。现在半夏用白矾水泡的，本身这个白矾有化痰作用。所以现在这个工艺你不要说不尊古了，不是洗半夏了。没关系，照常很好用。江苏的某位名老中医，据说喜欢用生半夏。说现在半夏都不管用，都是渣滓，所以多用点、少用点没关系。他主张用洗半夏。临床上用普通的半夏，质量过关的都能有效。有人说现在的半夏矾太多了，吃了会呕。30、50、60克我都见用过，一位老师用的最大的120克法半夏没事，也没吐泻，效果很好，治失眠。你见过了，那你再用就放心了。这半升没有很大的量，照现在考证的量，半升也就100毫升，得有20~30克吧。那你黄芩、干姜、人参不按1两15克算，相应的半夏你也减减量就行了。有人说现在人参临床上只有危急重症才用，只有补阳固脱、补气还阳的时候才用，一般用党参代替。我感觉用党参还是不如用人参好。用人参的时候，可以把人参的量减一减，不一定按1两15克、3两45克用，一样有作用。现在的研究，人参有促进胃肠蠕动的作用。对于这个脘痞，那个马叮啉就是个胃动力促进剂。它能促进胃肠蠕动，解痞还是可以的。我平时常用外台茯苓饮治心下满闷、吐，也是用人参、陈皮、枳实，效果很好。人参从《神农本草经》上记载的作用上来看就是现代用的人参的作用，我认为就是现在的人参。实际运用的过程中，用人参的作用比用党参好，党参达不到这个效果。普通的、轻的、短气的，用党参还可以。真正严重的堵得慌的，你要它往下走动的，还是人参能起作用。我最早能肯定这个方法的，就是炙甘草汤，用人参的量，大量，能有作用，用党参，根本看不出来，人参还是不可替代的。现在教科书上说的，除了危急重症不用人参，这个说法还是欠妥当的。二十多年前公费医疗，人参不报销，所以用党参替代。真要治病的，抛开这些因素，还是人参。

一五零、太阳少阳并病，而反下之，成结胸，心下硬，下利不止，水浆不下，其人心烦。

1. 这条就是单纯的借这个情况来说明一个病机，太阳少阳并病，有表证，还有半表半里证，有往里走的趋势。没有完全形成阳明病。病是否按太阳、阳明、少阳这么传变的?不是，有那一套就是阳明病，没有就不是。一日太阳，二日阳明，三日少阳，那为什么由表直接到了最里，然后又传少阳呢？显然不是按照那个来传变的。有太阳和少阳，并没有完全的里实证，你用了下法，不当的方法。病位不在里面，你用了下法，成结胸，心下硬。反复复习上面的说法，下了以后，引起里虚来，邪热因而入了里，结聚在一起，就成了结胸了。结胸的表现就是心下硬，并且还有下利不止。前面说了下利不止，就是里气虚，固不住大便了。水浆不下——也不能喝水，也不能喝粥了，流食都不能进了。心下硬在那堵住了。

2. 其人心烦——热入到里就引起心烦来。

3. 这就是说表热可以因为里虚而入到里面去，表热入到里面，结在上面，就成结胸了；结在下面的，就引起下利了。

一五一、脉浮而紧，而复下之，紧反入里，则作痞。按之自濡，但气痞耳。

1. 这就说了对结胸和痞证的相对鉴别，150条说的是太阳、少阳并病，说明邪气重，重的邪气因为虚会成结胸。

2. 脉浮而紧——仅仅是在表的邪，紧常常是寒邪。

3. 而复下之，紧反入里——就是表邪入到里面去了。

4. 则作痞——邪气轻的，它就成痞。

5. 按之自濡，但气痞耳——按之自濡比心下硬要轻得多，并且没有提到因复下之，出现下利不止，那么里面虚得也轻。就是说人的正气虚得没那么严重，表邪又轻浅的时候形成痞证。里面虚得重一些，因下之，出现下利不止了。外在的邪又重一些，就成了结胸。

6. 通过这两条的对比，就看到病是怎么形成的。

7. 正气越虚，邪气越重，结成的病就越重，看上去是越实。正气相对来说还强一些，表邪还轻浅一些，即便因为误治、误下伤了里，邪入的时候也会轻浅。

8. 那么你就可以通过摸一摸心下这个部位，是硬还是软。虽然软，但有点堵得慌，知道有点入里了；很硬，疼痛加下利了，知道内虚，加上邪入，结聚在一起了。这个仅仅是脉浮，那个提到少阳、太阳并病。所以看这两条，对这个病机的认知，很有意义。

一五二、太阳中风，下利，呕逆，表解者，乃可攻之。其人漐漐汗出，发作有时，头痛，心下痞硬满，引胁下痛，干呕短气，汗出不恶寒者，此表解里未和也，十枣汤主之。

十枣汤方

芫花、甘遂、大戟。

上三味等分，各别捣为散。以水一升半，先煮大枣肥者十枚，取八合，去滓，内药末，强人服一钱匕，羸人服半钱，温服之，平旦服。若下少，病不除者，明日更服，加半钱，得快

下利后，糜粥自养。

1. 太阳中风，下利呕逆，表解者，乃可攻之——首先太阳中风，病在表，出现了下利呕逆的症状。应该说表里同病。表里同病的时候，应该先解表，表解了以后，才从里面治，这是一个普通的通用的一个格式。

2. 其人汗出，发作有时——这个类似阳明病，阳明病出现手足汗出。不是汗出恶风的像太阳中风。头痛——这个像太阳病的表现。心下痞，硬满，引胁下痛，干呕，短气——这个像柴胡汤的表现。

3. 不恶寒者，此表解里未和也，十枣汤主之——先看这些表现：汗出不恶寒，这是鉴别有无表证的关键一点。所以后世医家说：有一分恶寒，就有一分表证。通过恶寒看看是否邪在表。漐漐汗出，还有手足濈然汗出。汗出是里未和，恶寒才是有无表证的特征性症状。

4. 出现这套症状，像心下痞硬满，像结胸证。胁下痛，干呕，短气，像柴胡汤证，包括大小柴胡都像。但和那些不同的有一个：汗出，发作有时，典型的十枣汤证。还有一个引胁下痛，单纯这个心下痞硬满不算，引到两边痛，这个就十枣汤证。那么大柴胡、小柴胡、陷胸汤、陷胸丸、还有痞，还有半夏泻心汤、十枣汤，这几个证形成的机理是不一样的。学到这里以后，你把前面这一套从太阳病的下篇开始就能比较出来了，一个方一个特点，病机也不一样，这个是指的里证。里未和。

5. 上三味等分，各别捣为散——单独研，一味一味地研。

6. 平旦服——为什么天明喝？因为会导致腹泻，晚上喝影响休息。如果服了以后，下的量不多不够，第二天再服，加量。不能接二连三地服。如果一钱匕草药面的话，是1克左右。1味也就0.3克左右。3味剧烈泻下药，这个量还是可以接受的。如果喝了后引起剧烈泻下，就不要喝了，喝点米粥养回来就行了。

7. 这个方子，具体的我没用过，有味药：芫花，我一直没用。

8. 甘遂、大戟，配白芥子有个方，后来的控涎丹，又叫子龙丸。陈无择的《三因极一病证方论》上，这个方子用得比较多一些，历史上论述得比较多一些，我从别人的经验上看过这个方子，治过一个心下痞、硬满、引胁下痛、干呕、短气、漐漐汗出、发作有时、头痛发热的。一个39岁的男性，因心下痞，在家里按胆囊炎治疗。短气发烧，后背也痛。治疗以后无效，结果到县医院透视，胸腔结液，胸膜炎。比较高了，三分之二胸腔位置了。让他住院抽液，他没住。来找我看，用的是甘遂、大戟、白芥子做成的丸子，1次3丸给他服的，因为下午来得比较急，也没管他平旦服，也没用大枣汤服。服下去了以后，当天晚上泻下了二十多次。第二天烧退了，能喘过气来了。我就没敢再给他用，给他打点消炎针，再服的时候，还有点痛，叩诊实音还没完全消尽，小量给他再吃了几次，没再泻下。一个晚上下了二十多次，那真是得快利了。马上就解除了。

9. 所以这个方子对引胁下痛、胸腔积液是比较好的，利水很好的办法，十枣汤现在常常用来治胸膜炎和胸腔积液。注意和痞、和结胸、和柴胡证的胁下硬满，和在里的这个结聚的不同，一层一层地由浅到深，正邪对比来看这病的结聚到底适合应用哪一个法。

10. 芫花这味药，我用的没有经验，所以一直没有用。在本地就有这个草药，本地是用来治万病的。治什么肝炎、肾炎、疙瘩、感冒、气管炎、周身疼痛、带状疱疹、牙痛、小孩子不吃饭，昨天还有人来问能不能用野棉花条煮蛋吃？野棉花条就是这个芫花的枝条。野棉花条有没有这种作用？作用很轻。他们不敢喝汤，用来煮蛋吃。一个草药在本地传这么广，用治这么多病，说明这个药很好用。在淄博有一个制药厂用芫花的枝条煮取液加绿豆粉做成药，治痹痛的，周身疼痛的。孙思邈有个方子叫万病丸散中芫花、甘遂、大戟都用的，剧烈的泻下药或剧毒药，治病的时候有另外的作用。它能够把那么多的胸腔积液倒腾出去，那么对组织之间细胞的水肿、关节炎这个水能不能消呢？应该也是一样的。消掉水肿是什么道理呢？那就是消炎。但是这个有剧毒。我的一个亲戚患神经纤维瘤，胳膊抬不起来，听人说这个煮蛋吃能治他这个病。他春天采的，带着花骨朵，我说这个有剧毒，一定要按着别人的经验来用。煮蛋吃，别喝汤。他治病心切，喝了一口汤，当天没事，第二天早晨起来，眼皮肿，浑身沉得慌。验了尿，尿蛋白出来了，引起肾损伤了。当时赶紧给他输液，解毒，增强代谢。喝绿豆汤。

11. 所以对一个药的运用，你见老师用过，有经验，再一个你详细地看看毒理，看看现代成功运用的经验。一定要在别人成功运用的基础上仔细地运用。那么有毒的是这样，无毒的呢？要取效，不管有毒无毒的都这样。

一五三、太阳病，医发汗，遂发热恶寒，因复下之，心下痞，表里俱虚，阴阳气并竭，无阳则阴独，复加烧针，因胸烦，面色青黄，肤瞤者，难治；今色微黄，手足温者，易愈。

1. 太阳病，医发汗，遂发热恶寒——太阳病本身可以有发热恶寒，而这里说的是医发汗以后，出现的发热恶寒。那本来就是太阳病发热恶寒就行了，怎么会医发汗，而发热恶寒呢？你看后面：因复下之，心下痞。出现发热恶寒，应该是病在治疗以后，还在表，然后用了下法，导致心下痞。前面讲陷胸汤的时候，提到下之导致内虚，发热恶寒是邪在表，内虚以后表邪乘虚而入，就出现心下痞了。这个“医发汗，遂发热恶寒”，也许这个太阳病本来不该发汗，或者是不该过汗，医发汗是指的过度发汗。所以叫表里俱虚。发汗导致表虚了，下导致里虚了。

2. 阴阳气并竭——下伤的是阴气，汗伤的是阳气。汗后的病，前面提到了好几个，桂枝甘草汤、桂枝龙牡汤，都是汗后，伤了表阳了，或者汗伤卫阳。有邪，可以通过汗下驱邪，过度就导致伤正。所以导致了表里俱虚，阴阳气并竭。这个病机上应该是很明确的。

3. 无阳则阴独，是指什么？阳气竭了，是发汗伤了阳气了。阴独是可能发汗以后，不那么热了，那恶寒会更重，虽然前面说遂发热恶寒，有发热，有恶寒。这里无阳则阴独是指发汗以后导致冷了。看冷后，又复加烧针——看见冷，本来是无阳的阴独，阳虚相对的阴盛，你以为是寒邪了，就用烧针来治疗。

4. 因胸烦，面色青黄，肤瞤者，难治——你在烧针治疗的时候，你会导致表的阴阳俱虚。本来发了汗阳气在外面虚了，你再用烧针，给他过度治疗，里面的阳都到外面来了，里面也虚了，就成了胸烦了。面色青黄——表阳没有，肤瞤，都是个虚象，这个难治，就是一误再误，再加烧针，三误以后，导致这个情况。我前面说过，他说的这些治法，是举例，例证。说明一个病机，疾病发生的一个过程。就知道发汗能伤了表阳，泻下能伤了里阳，看着表面的阳虚，不能再用烧针治疗，烧针以后，会导致内外俱虚。

5. 今色微黄，手足温者，易愈——面色不是青黄，只是微黄，阳气伤得还不重。手足温，说明内在的中阳还没完全伤，容易好。手足能温，脾主四肢，中阳不伤就能吃饭，里面能进了水谷，水谷为气血之海，化合完了以后能充到皮肤上去，内外充实起来。那反过来说：无阳则阴独，复加烧针，因而出现：胸烦，面色青黄，肤瞤者，本来就难治了。而再加上手足逆冷的话，那就更是难治了。在后面这句提到手足温，相对来说前面那个就应该是或者可能是手足逆冷。他没提，在易之中提到了，难之中应该是没有的。这叫行文的详略，详于后，略于前。这是常见的一种格式，因为这个：今色微黄和面色青黄对举着来讲，那手足温对手足逆冷就省了去了，不用讲了。所以看到表里俱虚、阴阳俱虚的时候，手足温的是容易好的，手足逆冷的是不容易好的。面色青黄的是不容易好的，面色微黄的是容易好的。你要知道，看面色，看四肢的温度能够知道病的愈后。提到了心下痞，在前面提到过，还是这个原因。一说到心下痞就要联系前面讲结胸的时候是怎么形成的，一个道理。

6. 在太阳病下篇以来，对这个汗、下导致痞，导致结胸的论述有四五条了，反复论述。说的就这个病机。

一五四、心下痞，按之濡，其脉关上浮者，大黄黄连泻心汤主之。

大黄黄连泻心汤方

大黄二两，黄连一两。

上二味，以麻沸汤二升渍之，须臾，绞去滓，分温再服。

1. 心下痞，部位肯定了，症状明确了。痞是病人自己感觉一个堵塞不通的感觉。按之濡——是医生诊查的结果。这个按之濡和那个按之硬满，前面小陷胸汤提到的不一样，和硬满痛也不一样，和柴胡汤的胁下硬满，也不一样。和十枣汤的心下痞、硬满，引胁下疼，也不一样。这就是辨证。心下痞，按之濡，后面特征性的是：其脉关上浮者——关在中间，一般的照《金匮要略》上诸积大法辨脉的时候，关是指肚脐这个位置，关上，指上腹，浮主虚。那不应该说是主表，关上应该是看的部位。前面提到这个痞是怎么形成的？因为内虚以后，邪气入，你从外面还没有解，还有的时候，你又从里面虚了他。他邪气就入了，入得不是很深，在关上，在上腹部位。不是五苓散的水证，也不是结胸证的阳气结实，也不是脏结的阴结，所以叫关上浮。

2. 煎法特别，先把水烧开，把两味药一冲，泡一泡，像泡茶一样泡透了。这个须臾多长时间？没讲，你像泡茶那个时间就短了。泡铁观音第一泡一般半分钟到一分钟，第二泡一般一分半左右，每次加半分钟左右。我听说过的，看过的，好像是这么个过程。你泡花茶呢，80℃水还要短一些。对大黄、黄连来说的话，质地比较硬，比铁观音的老茶叶要老，所以这个须臾应该超过一分半或两分钟的，否则泡不透。大黄，你要切成片，好泡，要是根，就不好泡，打碎了那个块，相对泡的时间要长一些。泡透了，使劲挤压，分两次服。

3. 这还有一个按：大黄黄连泻心汤，诸本皆二味，又后附子泻心汤，用大黄、黄连、黄芩、附子，恐是前方中亦有黄芩，后但加附子也，故后云附子泻心汤，本云加附子也。他这看法是很对的，从这考虑上来看，有可能是大黄、黄连、黄芩加上了附子，原先一个本是加附子的。

4. 而实际运用之中呢，三味有效，二味也有效，一味大黄也有效，照现在的说法，黄芩清上焦热，黄连清中焦热，黄柏清下焦热。栀子清三焦热，大黄偏于通腑。

5. 大黄这个质地比黄连要松，两个都是根，黄连它是一个木本的东西，大黄是多年生的草本。黄芩也不一样，有枯芩，有条芩。枯芩是多年生的、野生的东西，质地比较轻。后来说枯芩比较偏于清肺热，轻清上扬中空，心黑了，干了，空了，叫枯芩，又叫烂肠草，又叫腐肠。而这条芩是当年生的、实心的、人工种植的实心的黄芩，那个味道比较苦一点，中间实心的，实际产量也不低，甚至更高。还有豚尾芩，像猪尾巴那样，还有鼠尾芩，像老鼠尾巴那样。实际上在运用中，我用着没什么区别，以前药材便宜的时候，还是有枯芩的，多年生的。

6. 以麻沸汤二升渍之，须臾绞去滓，分温再服——泡的方法，你像现在的金银花了、胖大海了、麦冬之类的，类似这方法。在中药的煎服法中，火轻的是取的气，火重的，是取的味。重火炖熬一般是治下焦的病，在里的病，在骨髓的病，临时的感冒的药，你像银翘散了、川芎茶调散了、防风通圣散了，都是轻轻取气，取在表的。都用汤重熬的话，就不合适了。重煎是取的深部的味，下沉的。最简单的，你像泡茉莉花茶，100℃水泡就没那香味了，轻泡，味香也好喝，重泡就不行了。煮了以后，色香味就都没有了，只有苦涩。反过来说，你要是喝铁观音，用80℃~90℃水一泡，根本出不来味。只有苦涩的浅表味，色也出不来，味也出不来。你用滚开的水才能泡出那个味道来。有些老茶煮都没事。一个简单的茶叶都这样，中药同样也是这样。你看菊花、薄荷能泡茶，你重熬了它就没味了，钩藤轻轻的上浮的，治高血压的，一般的是后下，假如你用龙骨牡蛎之类的，你不重煎的话，一烫一洗，大概什么东西也没有。所以要掌握好这个火候。从这个方子的煎服法中也看到用药的火候和病相应的不同的煎服法。那么这就牵涉到一个问题，有人说我看了这个病，用五苓散，10天没效。其实他哪是用的五苓散，他是煎的汤。有人说这个散和汤相同，那就不行了，不是一个方。有人说我用补中益气汤，用了多长时间，那汤还是汤，那补中益气丸就不一样了。也有人说我用天王补心丸，用了好长时间不管用，你用的是汤，那不是丸。原先是丹，丹是做丸的，朱砂是不煎的。也有人说可以变化，有人习惯用天王补心丸做成汤来用，特别推崇这个方子，也用得很好。理中丸，张仲景本身提到的做汤尤佳，做汤更好，那就可以用。就说汤是否可以改成丸？丸是否可以改成汤？这个改变是否是可以？有些是可以的。历代有经验，用的能有效，甚至创方者明确表示可以的，你放心用。有些是不可以的，严格的不能用的，你用了就是大错误，根本不管用，浪费药材，还出毛病。你比如说安宫牛黄丸，很好吧，你煮一煮试试，那就麻烦了，麝香就没味了。用的就那香味，走窜的。所以你变也好，必须有变的根据，一个有经典的经验，或有师传的经验，或有临床的验证，或者有实验室的根据加上临床的效应。光有实验室的根据还不行，必须有临床效应。你要是不变，还可靠一些。你说绝对不能变，那也要有根据。尽量有根据的来用。

7. 单纯的一个大黄泡水喝，也能解决这问题。大黄这个药，轻的泡水喝有泻的作用，重用了以后，它不但不能泻，还能收敛。它随着火候改变，它起相反的作用。就是取气和取味的作用。这个药甚至还可以当作一个长寿药，上海有一个大黄研究所，他们证实这个药能抗氧化，能做长寿药。我的一个中药老师说，他在一个国际博览会上看到意大利人弄的大黄酒，本来是《千金要方》中的一个方子，饭后能消食，抗衰老。就这一味药大黄泡酒，他们申请了专利。在这方面，你从食品到药品，从治病到食疗，经典上都要有很明确的根据。比现代人自己臆想的什么绿豆治肝、红豆治心之类的要可靠得多。

一五五、心下痞，而复恶寒汗出者，附子泻心汤主之。

附子泻心汤方

大黄二两，黄连一两，黄芩一两，附子一枚（炮，去皮，破，别煮取汁）。

上四味，切三味，以麻沸汤二升渍之，须臾绞去滓，内附子汁，分温再服。

1. 这个条文就一个主症：心下痞。特别提出来的是：而复恶寒汗出。这个就是和半夏泻心汤、大黄黄连泻心汤不同的地方，前面讲到大黄黄连泻心汤的时候，他重视的是：心下痞，按之濡，其脉关上浮者——说的是部位和疾病轻重程度。讲十枣汤的时候是：心下痞，硬满，引胁下痛，特别提出来：汗出不恶寒，而这是恶寒汗出。那么和十枣汤的典型区别就是：同是有汗出，一个恶寒，一个不恶寒。半夏泻心汤是：发热，汗出而解，若心下痞硬，痛，为结胸，大陷胸汤主之，但满而不痛，此为痞。心下满而不痛也是痞。下了以后，有发热汗出，还没有解。说明是有热，所以用的是黄芩黄连这类的半夏泻心汤，虽然是有结，用的是半夏干姜。而这个附子泻心汤，突出的就是一个恶寒。

2. 在前面讲桂枝汤系列的时候，提到加附子的方，大部分是有恶寒的表现。恶寒一个是邪气在表，前面讲到的，有一分恶寒，就有一分表证。还有一个就是汗下导致表阳虚。前面多处提到汗出以后亡阳。

3. 恶寒而汗出，有了表面的阳虚，还继续汗出亡阳，用大黄黄连来治痞，再加上附子来治这个表阳虚，表阳虚是什么？表现就是恶寒。可以说见恶寒用附子。也可以说是阴阳俱虚，表里都虚了，邪气结聚在里面的了。里面有热邪结聚，表面又有阳气不足。这都是一些病机的理论说法。表现就是：心下痞，又出汗，又恶寒。见到这三个症，你就可以用附子泻心汤。

4. 大黄、黄芩都可以用麻沸汤泡，但附子是要煮的。所以一个汤的做法和一个菜的做法一样，随意改变会失去它的味道。菜失去味道最多是个不好吃，药失去味道那就是不管用，会误事，甚至坏事。附子现在用大量以后，要久煎，泡附子以后，除了不用麻沸汤渍以外，在《伤寒论》中，没有先煎和久煎的说法。后来有人重用附子，用到一二斤，100~200克，都是先煎半小时、一小时，那么在久煎的时候，附子能去毒，在去毒的时候，是否也把效果给煮没了？如果久煎毒性和药性同时减了去的话，那么用超大量附子，除了浪费药材以外，它的意义就不大了。我的一些老师以前在四川简阳的时候，看到当地的山民一到冬天就把附子挖来不论斤两整夜地炖肉吃。说吃完了能强身壮体。如果是正常的人也能久煎以后吃的话，你放心它应该是没有药的作用的。如果有药性的话，假如说一部分人吃了能强身壮体，按阴阳两分来说，那另一部分人吃了可能就有麻烦，就上火了。

5. 现在药理研究说这附子含有乌头碱和次乌头碱。先煎以后能破坏它毒性成分，有效成分暂时还破坏不了。一般水煎45分钟以上就可以了。大量的水煎1小时以上，而现在我们用的炮附子，并不是真真的整个那么炮的，黑附片是放了胆矾煮了以后的，所以本身它的毒性就没那么大了。你要是再先煎、久煎的话，就不是很好了。也有些人说：现在的中药加工工艺落后，正统的道地药材炮制方法失传，或者说里面增加东西太多，导致了附子的低效和无效，这话说得不对。要相信行业还是有标准存在的，行业内还是有老师傅存在的，良心还是存在着的。说半夏、附子没用，你用10~20克，只要用对了，照常有效，不需要过量、过煎，不需要单独到厂里去订制一份特别的。半夏用多了，照样喉咙干燥。所以作为医生来说，不要把无效动辄推究到人工种植药材上去，说加工炮制不规范，流通环节出问题，那都是些托辞。干好自己的，保证能有效。好药还是存在的，大部分人还是不傻的，你把别人都当作低能，实际上是自己低能的表现。你说药做得不行，过去都是野生的，都是瞎想象，自从有种植农业开始，自从在中国大地上把天然植物作为药品开始，一直是存在种植的。仓促之间你到哪去采呀？有的人说汉代时张仲景那时的药好，都是采的。汉代的长安都城里，药肆林立，不比现在街上药店少。照常是作为一个全国流通的行业。所以你对历史要有正确的认识。唐朝的时候有专门的药圃，相当于药学院，专门做药的，加工炮制的，是一个很完整的产业。人既然粮食可以种，为什么药就不可以种呢？什么都是野生的好，你让小麦、地瓜都是野生的，那能吃吗？那不把人都饿死了。你看地黄，怀地黄，就是种植的好，在肥沃的地里种出来的相当的好，又肥又鲜，野生的，你看，细根，根本胖大不起来，效果根本不行。所以不要否定种植的作用，没有种植，就没有这么多的药材，就不可能让人人都用上药。

6. 现在用附子，你可以先煎一会，把别的放进去一起煎也行，单独煎的我还没这样煎过，比较麻烦，万一病人弄不好，出问题。那么典型的病例也不是很多。同煎的时候呢，可以附子量小一些。掌握火候是一样的有效。

7. 从这个方子还可以看出来，寒热并用。有一病人，自学中医，让我试脉开方，我用大黄和附子同开的，他说我凉热不分，混合了，大黄苦寒，附子温热，两个加在一起，抵消了，这个方法不对。这就是不学经典，不学方剂组成，学了中医，自以为想当然，以为学了中医基础理论课本就能看病的错误之所在。《千金要方》里也有大黄和附子同配的。寒热并用，寒的治寒的，热的治热的，互不妨碍，各治各的。半夏泻心汤里，干姜黄芩黄连不也同配吗？栀子干姜汤，典型寒热同配。

8. 所以轻易不要根据一套不成熟的理论，来对现成的经验进来否定，或者进行评论，慎重评论，谨慎用药。完全遵从经典所提示的法则。你能在临床上重复，这就是经方，经得起历史检验的好方子。这个思想一定要注意。

一五六、本以下之，故心下痞，与泻心汤。痞不解，其人渴而口燥，烦，小便不利者，五苓散主之。一方云：忍之一日乃愈。

1. 心下痞是因为下引起来的，见心下痞就用泻心汤，泻心汤是什么？在《伤寒论》中有五个泻心汤：大黄黄连泻心汤、附子泻心汤、干姜泻心汤、半夏泻心汤、甘草泻心汤。这几个泻心汤，各有区别，治证不同，现在前面讲了三个了。最简单的就是大黄黄连。这个版本是两味药，从附子泻心汤来看呢，有可能是三味药：大黄、黄连、黄芩。

2. 下导致内虚，所以虚了以后，邪气入到下面结住了，心下痞。心下痞就用泻心汤，那么现在消化系统的：胃、胆、十二指肠包括结肠的一些病反映在心下痞表现的很多。

3. 从这个“本以下之导致心下痞”来看，这个大黄、黄连、黄芩这三味药组成的方子，在历史上用处非常之多（多查查资料来看）。

4. 《千金要方》里有一个方叫：巴郡太守三黄丸。还有一个大戊己丸，这个丸是随着年的不同，按甲乙化土，乙庚化金，十天干年五行的不同，根据十天干的五行化合，他把这三味药以哪个为君，做了个比例的调整，好像是在《理瀹骈文》中提到过这个方子，后来把它作为一个通用的方治五劳七伤。

5. 你看这三味药，全是泻药，除了清热泻火、清热燥湿、清热泻下以外，哪有一味补药，怎么就治虚呢？不好理解。不理解没关系。理解的要执行，不理解的也要执行。对经典的东西你也可以先执行来看看，如果你执行得好，你还理解不了，那说明什么？说明你的那些理解是一些瞎想，你的那套理论根本解释不了这个作用。那么你要考虑推翻你的理论，以事实为根据，反过来探求它的机理。

6. 这短短的十二个字，本以下之，故心下痞，与泻心汤。就是对虚形成的痞，就可以用泻法治疗。

7. 痞不解，其人渴而口燥，烦，小便不利者，五苓散主之——泻心汤治痞治不了了，那么五苓散能治痞吗？痞不解，并且出现了口渴、燥、烦，和小便不利，就要用五苓散。你也可以说这个痞和小便不利同时存在的时候，要考虑小便不利是个典型的代表性的症状，是个关键性的症状，说明病机之所在的症状。也是符合《内经》的说法：诸病小大不利者，先利其前后。你看到有这个小便不利的时候，那么五苓散来治这个小便不利，是否下面这个小便一通了，上面痞它就解了？说明这个痞它不单纯是个气痞，从口到小便，两头都是水气不利，中间这个痞也完全可能是水结，水结成痞，用五苓散治。

8. 这就是告诉你辨证治疗，辨一个痞，你还要知道痞的原因，有热痞，有痰痞，那么还可能水气结聚在一起。一般情况下就用泻心汤了，因为下了以后气虚了，结住了，一泻就行了。现在用四消丸也可以，一通就行了，假如说通了不行，那你要问问小便怎么样，或者说你看到痞了，要关注一下上下口的情况。是否有口干。他举的是痞不解出现这种情况。实际在临床时你详细问清楚了，直接用五苓散就行了。用这么一个形式来说明痞的成因各不相同，知道五苓散还可以治痞，就是因为有水气不利。

一五七、伤寒，汗出解之后，胃中不和，心下痞硬，干噫食臭，胁下有水气，腹中雷鸣下利者，生姜泻心汤主之。

生姜泻心汤方

生姜四两（切），甘草三两（炙），人参三两，干姜一两，黄芩三两，半夏半升（洗），黄连一两，大枣十二枚（擘）。

上八味，以水一斗，煮取六升，去滓，再煎取三升，温服一升，日三服。附子泻心汤，本云加附子。半夏泻心汤、甘草

泻心汤，同体别名耳。生姜泻心汤，本云理中人参黄芩汤，去桂枝、术，加黄连并泻肝法。

1. 伤寒，汗出解之后——就是外在伤寒通过汗出解了，没有表证了。

2. 胃中不和——明确提出病是在胃。

3. 心下痞硬——那么这个和心下痞、结胸类似，但这个带着硬。但满而不胀者为痞，那么这个又痞又硬，应该说痞结比较严重些，没有说是痛。比单纯的痞证要稍厉害些。比结胸又轻一些。

4. 干噫食臭——老是往上打嗝，带着吃的饭的味，就是俗话说的打生食嗝。干噫——不是呕，也不是吐。有声无物叫呕，剧烈的但吐不出东西来。有物无声叫吐，一张嘴就出来了。要是有声有物，那叫呕吐。干噫和嗳气一个意思。就是打饱食嗝，吃饱了撑的。

5. 胁下有水气，腹中雷鸣下利者——两胁下胀满，咕噜咕噜地响，满肚子地响，响声很大，不是一般的偶尔的一个肠鸣音。是个连环音，还带着下利，带着腹泻。

6. 生姜泻心汤主之——这是生姜泻心汤的主症，第一个没表证，再一个这个痞带着硬，再一个干噫食臭，腹中雷鸣下利。下利、肠鸣、食臭、痞还硬——典型的生姜泻心汤证。

7. 和半夏泻心汤区别，基本是原方加了生姜四两，生姜的量超过所有的单味药的量，从半夏泻心汤的七味加成了八味。和半夏泻心汤、柴胡汤一样，去滓重煎。

8. 这个方子具体是治什么病？常见的是急性的胃肠炎，汗出解之后，没有表证了，胃中不和，凡是因饮食不洁，饮食不和等吃出来的病，表现为心下堵的硬的，再加上停食不消化的，再加上腹中雷鸣，吃什么拉什么的。①食物中毒可以。②吃多了撑的消化不良可以。③吃了生冷的，吃了肉了。夹在一起可以。有典型表现就可以用。

9. 这个方的意义你怎么解释都可以，在这里就是胃中不和，说白了，凡是饮食不节撑的，有这一套，都可以用这个方子来治疗。

10. 有人说生姜：散寒、解表、止呕。干姜偏于温中，炮姜更温，所以能止血。说干的守中，生的解表，姜皮能利水治水，这是后来的说法，在《神农本草经》里，只有姜，生者尤良。为什么用干姜，因为生姜保存不方便。

11. 这个方子和附子泻心汤比，它没有恶寒。和大黄黄连泻心汤比，没有关上脉的浮和濡。并不是那么浅。和半夏泻心汤比，它带着水气比较重，并且有肠鸣，有下利，半夏泻心汤没这套东西。你和柴胡汤比，就更差远了去了，两胁胀满。你和陷胸汤比没有硬满而痛，只是痞硬。和前面那几个泻心汤比，那是表证还没有解，因下后里面虚的，这个就直接可以是胃中不和。凡是一切导致胃中不和的原因再产生这个症状的，都可以用，也可以是直接伤胃的，这就是不同。你不管是胃虚，还是胃实，再壮实的人，吃了硬的面食，再加上黏腻的，都可以产生这种情况，都可以撑得拉肚子。喝上两杯啤酒再吃点烧烤，也能引起这个事来。所以这里首先提出来是，汗出解之后，不是由于感冒伤寒后别证引起来的，这里列举出这个东西来是解之后，可以除外外感的原因，这是这个方子的特别之处。

一五八、伤寒中风，医反下之，其人下利日数十行，谷不

化，腹中雷鸣，心下痞硬而满，干呕心烦不得安，医见心下痞，谓病不尽，复下之，其痞益甚，此非结热，但以胃中虚，客气上逆，故使硬也，甘草泻心汤主之。

甘草泻心汤方

甘草四两（炙），黄芩三两，干姜三两，半夏半升（洗），大枣十二枚（擘），黄连一两。

上六味，以水一斗，煮取六升，去滓，再煎取三升，温服一升，日三服。

臣亿等谨按：上生姜泻心汤法，本云理中人参黄芩汤，今详泻心以疗痞，痞气因发阴而生，是半夏、生姜、甘草泻心三方，皆本于理中也，其方必各有人参。今甘草泻心中无者，脱落之也。又按《千金》并《外台秘要》，治伤寒慝食用此方，皆有人参，知脱落无疑。

1. 这个就和上条不一样了，那个是解之后，这个是因为中风，医反下之，下利了。

2. 下利是数十行，很频繁，数十行是比较多的，而不是十数行，十数行可能十几次，而数十行是几十次以上。

3. 谷不化，腹中雷鸣，心下痞硬而满——上面只是干噫食臭，这个是谷不化，里面虚得要厉害，消化能力不行了。腹中雷鸣和生姜泻心汤一样，心下痞硬还加了个满字。干呕心烦不得安，上面只是干噫食臭，这个加了心烦不得安。

4. 医见心下痞，谓病不尽，复下之，其痞益甚——经过反复的泻下。

5. 此非结热，但以胃中虚，客气上逆，故使硬也，甘草泻心汤主之——反复地说下了又下，反下，导致的结果是胃中虚，客气上逆，故使硬也。那么这个和单纯的有食臭胃中不和的生姜泻心汤的区别，是有了胃虚，再加上客气，外邪。这个外邪可以是饮食之邪也可以是伤寒中风的外感之邪。本来就虚，可以是医下出来的，可以是本来就体质虚弱的人，晚上室外乘凉露着肚子，受了风了。本身就脾胃虚弱可以这样，感冒了打了针导致胃肠道反应，加上受凉，也可以出现这个情况。

6. 这个和生姜泻心汤的区别，除了有下利，痞硬而满以外，它的干噫食臭不是为主的，是谷不化为主的。明确说明这个带着胃中虚，所以这个重用了甘草，甘草来补虚。重用了甘草，去了人参。

7. 通过甘草泻心汤和生姜泻心汤相比，生姜泻心汤偏于实证，而甘草泻心汤明确是胃中虚。可以是临时导致邪下去的，也可以是平时虚的，虚的时候就多加补的药。仅仅是在上半截临时的水邪，或者实的，用散的就行了，结住的就用散；虚气加上客气上逆的，就用补。这两个方对比，在其中无字之间，他没说到的，补泻之法，用甘可以补，用辛可以散，从中可以学到这个方法。那么你在自己组方子的时候，就不仅仅是根据药性去组，提示一个大的方法，有时候你的方法对了，药味上的出入差别相对来说要差一点。假如说仅仅是凑药，而没有一个大的法则——补虚泻实，没有这个大的法则，有效的可能性很小。

8. 像我刚才看到的一个治带状疱疹的方子：用板蓝根，用贯众、百部、桔梗，那是典型的受抗病毒的影响。而习惯上你用龙胆泻肝汤这个方子，在胁的一侧的，肝的部位的，用这个方子非常得好用。你治毒、治疮的，用六神丸、紫金锭也同样很好用，如果你对传统缺乏信心，过于迷恋病毒学说，是否有效，那还有待于观察。舍弃肯定的经验不用，而去跟着一个不成熟的理论去跑，那就相当于不尊重自己的爷爷，叫别人的二大爷为爷爷，是不太确定的事。

一五九、伤寒服汤药，下利不止，心下痞硬，服泻心汤已，复以他药下之，利不止，医以理中与之，利益甚。理中者，理中焦，此利在下焦，赤石脂禹余粮汤主之。复不止者，当利其小便。

赤石脂禹余粮汤方

赤石脂一斤（碎），太一禹余粮一斤（碎）。

上二味，以水六升，煮取二升，去滓，分温三服。

1. 伤寒服汤药，下利不止——服汤药下利不止，和服其他的药下利不止没有区别。或伤寒下之，下利不止，心下痞硬，也没区别。如果是下利不止、心下痞硬的话，带着下利明显的还应该首先考虑生姜泻心汤。

2. 复以他药下之，利不止——服泻心汤好了，为什么还要下呢？就借着这个情况来说，一虚再虚。一虚结聚住邪气了，服了泻心汤以后，也许邪气散开了，假如说散开以后，你再用下法，或者是你看到痞硬，再用下法，利不止。或者下利治不好了，这可以看成是，心下痞硬，过度虚弱的人，用泻心汤来治下利是治不了的。

3. 医以理中与之——考虑到心下痞硬，泻了不是虚了吗，中虚，就用理中汤来补了，结果是：利益甚。不但没见好，还更严重了。这一套到底是什么意思？就是相同的心下痞证，服泻心汤，有不同的情况：假如说虚得厉害的，下法无效，你用理中，同样无效的时候，要考虑到利在下焦。所以说：理中焦，此利在下焦，赤石脂禹余粮汤主之。

4. 复不止者，当利其小便——用了赤石脂禹余粮汤还不好的话，当利小便，利小便用什么？只说了一个法，没有方，根据前面提到的治小便不利的，常用五苓散。

5. 这一条简单的几句话，说的意思很多，是把前面那一套进行了概括，概括以后又进一步推进了一个层次来讲的，推进的就是：一个是利在下焦；一个是理中与之，利益甚；再一是服泻心汤已，利益甚。用了三层的递进，而前面伤寒本来一个病，服汤药下利不止，这是一误。一误以后，邪气深入，出现心下痞，就前面泻心汤提到的那一系列的方证。特别提出的是，服了泻心汤刚好了以后，再虚，经过误治以后虚的，或者虚得更严重了，理中汤不合适，下利从下焦治。治脾肾阳虚的下利，治脾阳虚用附子理中，治肾阳虚用四神丸。那么这里看理中，就理中焦，病在下焦，不治，吃了以后益甚。通过这个来看，就相当明确了。胃寒你可以用理中。对这个部位的分辨非常清楚。

下焦就是用赤石脂禹余粮，现在说的是用固涩止泻的药，量相当得大，各用一斤，假如说用固涩还不行的，就用渗利，后来提到治泻的几法，什么升提、固涩、渗利、芳化了。那么卫阳虚，中焦虚，能不能引起腹泻来呢？辨证论治笼统地叫脾胃阳虚，说是脾阳虚腹泻的。根据《内经》和《伤寒论》的说法，不像。肠寒就是肠寒，下焦这个腹就是肠子的事，是肠寒，《内经》上明确说的，不能笼统地叫脾阳虚，那是不对的。脾的脉是络到大肠的，寒邪是入到肠胃，从肠胃入到脾。并不能笼统地叫脾阳虚。把一个具体症状归到证型，归到脏腑阴阳虚实的八纲，理论是可以这么解的，而在治病的时候，从这里看出来，要反过来。把一个病机，一个理论，具体地落实到最终它损坏的那个地方，在中焦？在下焦？是虚？是实？心下痞硬用泻心汤，是辨实，复以汤药下之，利益甚，用了补的还不行，这叫辨虚，得补。补了以后还不行，辨上下，辨部位，知道在下焦了，补了还是不行，还要辨前后，辨水分的代谢途径。利小便可以实大便。所以提示了病的形成、病的辨别方法、病的治疗方法、治疗的各种途径。

6. 方用赤石脂禹余粮汤——赤石脂和禹余粮都是矿物质，打碎了以后煮，水中溶解的并不是很多。但水总是不清的，用二斤浓度相当高了，总是有点东西的，桃花汤中这个赤石脂是可以研成细末搅在里面一起喝的，这是煮汤喝的，这两个药的作用类似。赤石脂我还用，禹余粮用得不多，有时候用别的药也能止住，就没太用这个方子。有时候泻的时候就加上这个赤石脂，就是从桃花散中来的，在下焦的时候。有时候对一个病，有多个方子治疗的时候，你选择用好一个方子也可以。假如说碰到顽固的不好的，像这类方子都可以考虑用用看。作用比较单一的禹余粮后世用得少。

一六零、伤寒吐下后，发汗，虚烦，脉甚微，八九日心下痞硬，胁下痛，气上冲咽喉，眩冒，经脉动惕者，久而成痿。

1. 这条比159条那个下了又下还要重，吐、下、发汗，可以说经过了三方面的泻法治疗，也可以说各种原因导致的体虚情况，吐、下伤里，发汗伤表，也可以说吐、下伤的是阴，发汗伤的是阳，阴阳俱虚、表里俱虚的人。

2. 虚烦，脉甚微——虚烦，就是精神不足和心中烦躁，脉上又上不来。脉甚微，不是一般的微了。

3. 八九日心下痞硬，胁下痛——伤寒经过误治，虚了以后，过了八九日了，出现心下痞硬，心下痛，你可以看出身体虚弱的人，感冒以后长期不好，导致了这个心下痞硬，胁下痛。

4. 气上冲咽喉，眩冒——下面结住了，结在心下痞硬，似乎是结胸，或者是泻心汤的证，要是痞硬而痛的话，就是泻心汤的证了，心下痞硬，胁下疼，那是柴胡汤类的证。气上冲咽喉，经脉动惕眩冒是苓桂术甘汤或真武汤的证。但你看从心下到胁下，到咽喉，到经脉，全身的一个虚损，加上一个脉甚微。

5. 久而成痿——里面、外面都虚了，虚甚了以后，里面的脾胃不能运化水谷，肌肉失养就会成痿。气都往上冲，下面又堵住，浑身又痛，加上动惕，会导致水谷精微的缺乏。肌肉的失养而成痿。久而成痿，时间不能太长，长了会成为痿证，要抓紧治疗，治疗用什么？心下痞硬为主，用泻心汤系列的，加恶寒的用附子泻心，加干噫食臭的用生姜，少气的用甘草泻心，胁下痛的用小柴胡。心下痞硬，胁下痛得厉害加发热，可以考虑大柴胡；气上冲咽喉，眩冒，假如说有白滑苔，苓桂术甘汤；寒性的，真武汤就可以用。随症治之，见什么治什么。脉甚微假如加上四肢厥逆，四逆可以考虑用。举例说明虚得厉害，结聚厉害，时间长了，人不吃饭会廋下去的。就这个意思，所以提到的伤寒吐下后，伤寒发汗后，或医以丸药下之，服汤药下之，说的是怎么造成的虚，或者是虚人出现这情况怎么办。这是解释病机的一种讲故事的方式，一种形式。

一六一、伤寒，发汗，若吐若下，解后心下痞硬，噫气不除者，旋覆代赭汤主之。

旋覆代赭汤方

旋覆花三两，人参二两，生姜五两，代赭一两，甘草三两（炙），半夏半升（洗），大枣十二枚（擘）。

上七味，以水一斗，煮取六升，去滓，再煎取三升。温服一升，日三服。

1. 伤寒经过一阵折腾，无论是吐也好，下也好，伤寒是好了，出现了心下痞硬，噫气不除者，旋覆代赭汤主之。伤寒解后，那肯定不是伤寒了，没有伤寒的外感表现了，所以这里也不提脉，也没提舌头。有的人说，发个病例，你不把饮食睡眠发过来，我怎么治呀，好像发了饮食、睡眠、大小便加上舌头加上脉，红的是热，白的是寒，大便不通病就在脾胃，睡眠不好病就在心，好像你什么病都能治了，那是一个简单的看法，典型的症状比全身症状和舌头脉要重得多。在这里明确说辨表里，伤寒解了，表证没有了，就是里证。里证是什么：心下痞硬，部位在心下。程度：有痞，有硬。典型症状：嗳气不除。病人来看病时，常常是因为痞硬，心下堵得慌，闷，不舒服，或是表现嗳气，一吃完饭就打嗝，或者你一碰他手指或身上，他就打嗝。

2. 那是否是发汗，若吐若下才得的呢？不一定，只是说伤寒好了，这个发汗能伤表阳，吐下能伤里阴，这虚象，体质虚弱的人，出现了心下痞硬和嗳气不除，就是此方的主症。最典型代表就是嗳气，检查体征：心下痞硬，你一摸，就能摸得到。像山东吃的火烧一样，比馒头要硬一些，团成一块，比贴饼要轻一些。像那个打了气不是很足的皮球一样。常常有这情况，慢性胃炎，消化不良的，胆囊炎的，误用抗生素，或者说抗生素治疗的胃肠道反应的，都能有这种情况，在胃镜或钡透下看，常常有幽门炎、胃窦炎、十二指肠球炎。导致这个胃往下蠕动不行，一到那地方，一个逆蠕动上来，就一声长嗝上来了。做那些检查太麻烦，用处不大，用手摸一摸，它硬，听听他打嗝，方子就出来了。现代医学的诊断和影像资料仅仅作为参考，重视的是证的表现。见这个证，以这个为主的，用这个治疗，基本上是有把握的。

3. 一个病例：女，吃点东西就打嗝，老是打嗝，怕凉，就这方两付好了，就是说有点辣。严格地按照这个分量。以前吗丁啉、西沙比力等吃了都不管用，单纯增加胃动力，你没看到这个是若吐，若下，是一个虚。这方里是用人参的，现在的有些说法认为旋覆花，质轻，量不宜大，一般旋覆花用10~12克，代赭石质重，可以用到30克，现在一些随意的变化，很难保证疗效。就按这个量常常一付就见效。

4. 这个方用量最大的就是生姜，用5两，按1两15克算75克也不算很多，为了保险起见，你从10克开始用，也可以。大枣用12枚，大枣多的可以用到25枚，有时各半汤里用7枚的。人参你不用红参，用生晒参，量略减减也行，严重的可以直接用原量。

5. 一般的容器要大点，先煎一遍，再煎一遍，两遍掺起来，也可以，看着多的时候，再浓缩也行。用这个方子，还治过一个慢性胃炎，反复这样打嗝的，按说三五年的病，它是否就慢了，不好治了？也不是，用这方子，常常很快。也有的用了后，胃里有烧心感的。这是生姜太辣的事，你用量大了，一下通不下去，在胃里待时间长了，有点感觉，你可以把药浓缩，小量，多喝几次。要注意这个典型症状。

一六二、下后，不可更行桂枝汤，若汗出而喘，无大热者，可与麻黄杏子甘草石膏汤。

1. 这个方前面讲到过，条文基本是一样的，在这里，又重新提出来，提出是下后，不可更行桂枝汤。

2. 在前面63条提出是汗后不可更行桂枝汤。若汗出而喘，无大热者——这是一样的，那么就麻黄杏子甘草石膏汤来说，这两条条文，区别就在前面，一个是发汗后，一个是下后。从这里就可以看出，汗出而喘无大热，虽然有汗出，但不是桂枝汤的证。下后也好，发汗后也好，表虚了也好，里虚了也好，只要是有这个表现的，就用麻黄杏子甘草石膏汤。也说明这个病因辨证是怎么来的，要审证求因，一个是问其原因，再一个是审证求因。你治疗的时候，着眼在证上，当时的表现上，根据这个表现，你可以反求它的原因，多种原因导致的共同表现，可以用一个方子治疗。这条和63条对比来说的话，能看出这个意思来。

3. 讲这个方子的时候，有人说：发热而喘无大汗者，这是清朝伤寒注家柯琴提出来的。这是一种推测，两条的条文都是这样的话，你说它一个是错了，一错再错的可能性不是很大。如果是有大热的话，麻黄可能就不合适了，就应改成白虎汤了。所以这半斤石膏不仅仅是退热，麻黄配石膏平喘，是后来常用的一个格式。麻杏石甘治肺炎，也有好多的报道。麻黄杏仁治喘是肯定的，有热可以用石膏。焦树德老师治喘用麻杏蒌石汤、麻杏苏石汤，都是从这个母方变化过来的。煎法上和以前一样。

4. 在讲了161条的旋覆代赭汤之后，突然加上这个方子，这就说病人虚、表现在心下的，你就用治心下的这套方子治疗，表现在上面的，你就按上面治疗。还可以看出来，一个是心下痞硬，一个是喘。在哪个地方，用哪个方子治疗。假如说是发汗，若吐若下后，伤寒解了后，不能行桂枝汤了，那么病邪因虚入里了，你不知道根据这个因虚邪气入里跟这个病机来用方子，或者你不知道该用哪一个，那么表现出什么证的，就用什么方。包括一系列的泻心汤，包括五苓散证，包括柴胡证，包括陷胸汤证，甚至包括麻黄杏子甘草石膏汤。随证治之。

5. 可以看出来，关注病机，追究病因，但治病的时候是落实在方证上，落实在见证用方上。但这个证你要知道是怎么来的，用的时候能明白，避免另一种错误，把各种不同的表现，不同部位的病归到一个病机上去，然后行所谓的异病同治，这个方法、方式是值得商榷的，不是很肯定的。

6. 异病同治，应该是不同的病有相同的表现，你可以同治，你比如说：先有胁痛，然后引起来心下痞硬，嗳气不除，现代医学胆囊炎表现为心下痞硬，嗳气不除的，可以旋覆代赭汤治。伤食生冷，你吃了凉的，吃了冰糕了引起来的，拉肚子好了，不腹泻了，还有这个情况，也可以用旋覆代赭汤治。那同样，你感冒引起来的汗出而喘，无大热，可以这么治，那么你误用药物过敏引起来的，是否可以这么治呢？有这个表现，也可以这么治，这就叫异病同治。病机上完全不同，但表现相同，所以这就是着眼在方证上，直接能看到，能把握的，而不是着眼在你那个想象、推演、追述的那个相同上去。

7. 你好比是说：用棍子打人痛，用刀割人痛，都是痛，止痛是一样的，而不是说用刀划了个浅皮和用刀给你捅漏了，那个治是不一样的。划了个浅皮涂点药水就行了。刀割了脉口，你必须给缝合。所以这是个基本的思想，中医西医临床上都是一样的。你要是推演到病机上去，常常把思想给搞乱了。有效无效不知道，好像我辨得很有理，那是自己哄自己。而这个见到用了就好了，这就是硬道理。

一六三、太阳病，外证未除，而数下之，遂协热而利，利下不止，心下痞硬，表里不解者，桂枝人参汤主之。

桂枝人参汤方

桂枝四两（别切），甘草四两（炙），白术三两，人参三两，干姜三两。

上五味，以水九升，先煮四味，取五升，内桂，更煮取三升，去滓，温服一升，日再夜一服。

1. 在这条提到的和前面提到的太阳病发汗若吐若下后，不一样，他首先提到的是外证未除而数下之，下早了，也可能还发热的时候就下了。所以说有后面：遂协热而利。

2. 那太阳病提到协热而利，就是表的热随着往下下的时候，内虚了，热就随着下湿一起的下利了。前面提到协热利的时候用葛根黄芩黄连汤。但你再看后面，利下不止，前面提到用赤石脂禹余粮汤。

3. 心下痞硬，应该泻心汤系列。

4. 表里不解者，桂枝人参汤主之——又提一个方子，人参汤，就是说你看这个病呀，好像特别复杂，又有表证，又有里证，又有热证，又有痞证，又有虚证，又有实证，还有利下不止证。比较复杂的时候，提出一个来，表里不解是用人参汤。

5. 葛根黄芩黄连汤有下利，但是不应该有心下痞硬，同样赤石脂禹余粮汤也没有这一套表证。是单纯的固涩来治。那你心下痞硬用泻心汤的话呢，它应该没有表证，或者协热利证。这个心下痞证就是中虚了，邪气入在这里了，表气还没有解，所以用人参汤治里证，治里面的虚，桂枝汤解外，有利了，所以没用泻心汤继续往下攻痞泻下。

6. 这个方子和前面的泻心汤就有一个比较，人参汤又叫理中汤，专门治中焦气虚的。后来治虚寒的，后来在《金匮》胸痹篇中有这个方，它那个表现也应该有心下痞满的感觉。这个方是个补虚的方，桂枝用来解表，补虚加解表。

7. 这个后下桂的问题，后来一般都不这样煎了，同煎。后来一般治肢体的用桂枝，引火归原、温阳的用肉桂。嫩枝偏于表，在枝上长的。肉桂在干上长的所以就偏于里一些。比象来说，有这一比。实际运用起来差别不大。一般就照现在习惯来用的。

一六四、伤寒大下后，复发汗，心下痞，恶寒者，表未解也。不可攻痞，当先解表，表解乃可攻痞。解表宜桂枝汤，攻痞宜大黄黄连泻心汤。

1. 这个就没有说外证不除了，有可能经过汗下以后，外证已除。

2. 有恶寒的就知道表没解。没有恶寒的，就是表已经解了。

3. 看到有恶寒的不可攻痞，当先解表，表解乃可攻痞。解表宜桂枝汤，攻痞宜大黄黄连泻心汤。这提到一个表里先后的问题。

4. 解表用桂枝汤反复地提到，一般的有恶寒汗出的就用桂枝汤来解表。桂枝汤解表本身比较平和一些，那么你回过来看看155条，心下痞，而复恶寒汗出者，附子泻心汤主之。

5. 假如说又有心下痞，又有恶寒汗出，到底是先用桂枝汤来解表，治恶寒汗出，然后用大黄黄连泻心汤呢，还是用附子泻心汤？

6. 这两条对比来看，就有一个区别，这一条先说的是伤寒吐下以后，经过误治以后出现的心下痞，而155条就直接提的心下痞，所以155条附子泻心汤着重在对心下痞证，是否同时伴有表证？也许病人素有心下痞，又加上有外邪，而这一条提到的是一个外感的病你把它引到里面去了。在里面有证，外面还没好，就应该先把表解了，从先后格式上来看，如果不管这个病的成因，按先后次序来分析的话，那一看都是一样的。比较着看还是有不同的。他先提的伤寒复发汗而心下痞，也可以说先由外感经误治以后出现的痞，不要急着先攻痞，先看外证有没有解。那假如就单纯的一个痞证，带着有点恶寒汗出，身体素虚的人有痞的话，你在攻痞的时候加附子，用附子泻心汤。他这个是分步骤解，先解的表，再攻痞，攻痞用大黄黄连泻心汤。

7. 这个说的是桂枝人参汤、桂枝汤、大黄黄连泻心汤。大黄黄连泻心汤攻痞是泻的，而这个心下痞硬对应的人参汤是补的。可以说63条这个心下痞对应的痞是以虚痞为主的，而大黄黄连泻心汤是以实痞为主的。明显的一攻一补，一补一泻，都用桂枝解，所以说即便是同样的有外证，有表证加上内外的痞证，你还要看看，内里的再分虚实。那么也可以说这两条比较，先辨表里，再辨虚实。对比155条还看到，辨病有先后，辨标本，哪个是先得的，哪个是后得的，先得的是本，后得的是标。或者说辨病的来路，这三条对比的话，就看出一些思路来。

一六五、伤寒发热，汗出不解，心中痞硬，呕吐而下利者，大柴胡汤主之。

1. 大柴胡汤和这个有什么可比的呢？他们都是治心下痞的，心下痞硬。都可以说发热不解，这里应该看出有发热，有心中痞硬，还带着呕吐而下利，这是大柴胡汤的主证。

2. 心下痞硬带着呕吐下利的，前面一个泻心汤提到。甘草泻心汤提到：干呕心烦，不得安。生姜泻心汤是干噫食臭。而这个是呕吐。所以比较起来的话，生姜泻心汤带着有水气，痞硬，是干噫食臭，有食臭气，消化不好的东西。还有肠鸣比较明显一些。而这甘草泻心汤呢，只是干呕，不是结热，而大柴胡汤，是明显的发热，有结热、呕吐、痞硬加下利。这就是大柴胡和生姜泻心、甘草泻心的比较。

3. 这里就围绕着一个痞硬，把相关的可能用的方证，拉到一起做了一个鉴别对比的说明，这也可以说是方证的鉴别诊断。表里的鉴别，虚实的鉴别，部位的鉴别，症状的鉴别，全有了，所以这连续的几条要拢到一起重新复习看一看。

一六六、病如桂枝证，头不痛，项不强，寸脉微浮，胸中痞硬，气上冲喉咽，不得息者，此为胸有寒也。当吐之，宜瓜蒂散。

瓜蒂散方

瓜蒂一分（熬黄），赤小豆一分。

上二味，各别捣筛，为散已，合治之，取一钱匕，以香豉

一合，用热汤七合，煮作稀糜，去滓，取汁和散，温顿服之。不吐者，少少加，得快吐乃止。诸亡血虚家，不可与瓜蒂散。

1. 其他的还像桂枝证，只是没有头痛项强。说明邪不在表上，不在经络上。

2. 寸脉微浮——寸是看上半部的，浮应该主虚，上部的虚。

3. 胸中痞硬，气上冲喉咽，不得息者，此为胸有寒也。当吐之，宜瓜蒂散——寸脉微浮是上部的正气虚，邪气就冲过来了。胸中痞硬——是邪气的结聚。气上冲喉咽，不得息者——冲上来都喘不上来气，这是胸有寒。那么气上冲喉咽是种什么样的感觉？有的说呛咳常常照寒来治，还有一种情况，是胸中闷得慌，堵得慌。过敏性哮喘那种感觉，或者像哮喘变异性咳嗽那感觉，或者像个东西，病人说往上呛肺管子那个感觉。有种胸中闷窒的感觉。这个不是心下痞硬，是胸中痞硬。是在膈以上的病，在上者，当引而越之，当吐之，以瓜蒂散。

4. 前面那些讲的都是心中痞硬，到了166条提出了一个胸中痞硬，这就和前面的心下痞、心下痞硬、心下痞硬满、胁下痞硬相对照，是部位的辨证。在上的当吐，用瓜蒂散吐就行了。

5. 提出了有表证，加上内在的正气虚，而这个表邪没有说在头项上，到了胸中了，这是寒。这里也没有提舌，只是提到了脉。那么这里是否像后来有的人推断的那样，胸有寒，那舌就应该是白舌了，淡白舌了，水滑苔了？那是否一定这样，我个人认为，凡是没有明确点明的，这就不能够作为一个诊断的指标。可有可无，这个不能作为是否断定胸有寒的一个指标。

6. 今天上午刚刚有一例，就是咳嗽长期不好，舌苔是薄黄苔，舌质是红的，并且少津液的，带着两胸胁都有点满了，用的是柴胡汤，因为以咳嗽为主，加的是干姜、五味子。开了3付药，再来的时候，你看，黄苔退了，暗红也减了，逐渐成淡红了，反而是有津液了。还不是全量，照半量用的，柴胡用了40克。有干姜，有生姜，为什么苔黄还能退下去？那么这个黄是否一定是有热？所以你还要看全身的症状。她这一个胸中痞硬，是以胸中痞满、闷胀、胸闷为主的。这个胸闷，气上冲，在这里明确点出来，这就是胸有寒。大面积的，大部分的，大体上的表现是寒，即便那一点看着红，像火热，有可能是寒邪闭在外面了，里面火热不得散发，舌头中心的一点地方，看着像火热。所以这种情况，你不能照火热来治疗。

7. 当然这里说的是吐法。这里就胸有寒的辨证，谈到证和舌象的辨证关系问题。一般来说笼统注重舌脉饮食、睡眠、大小便这一套下来，好像就辨出来了，这个方法太虚。切实的应以症状为主。就好比你的一间小房间里生了一个炉子，非常的热，你不能说这就是夏天，要看周围，为什么他生炉子，是因为外面是大雪纷飞，天寒冷，你把外面这个大雪纷飞解了，外面春暖花开了，里面那个炉子他生不了，自己就灭了。这就是局部那个舌头，相当于那个炉子，为什么会出现那个炉子，是因为整体上是寒。有时候局部的一点寒象，也许全身是个热象。像夏天，你房间装个空调，为什么装个空调，周围太热了，逼着它寒下来。这就是阴中有阳，阳中有阴，外面都是寒，热去哪了，热去一个地方了。这里只提到了寒，但外面是病如桂枝证。

8. 瓜蒂一分，熬黄，赤小豆一分——熬黄是指炒黄。赤小豆没说怎么炮制，那就是直接用。分开捣成末，然后再合到一起。为什么不一起捣？因为瓜蒂好散，赤小豆不好散。

9. 不吐者，少少加，得快吐乃止——这是一个典型的吐法的一个方子。

10. 诸亡血虚家，不可与瓜蒂散——瓜蒂散我没用过，也一直没见老师用过，听说过单纯一味瓜蒂用散搐鼻，从鼻子吸进去，治黄胆性肝炎的。也见过报道，也听老师说过。

11. 但吐法我用过，用的是食盐催吐，半勺盐放在一杯水里，一下子喝下去，马上就吐了，那个不是胸上有寒，是寒在胃脘的停食用过一次，治一个小孩子吃桃多了，突然地腹痛，脸白，闷胀的感觉，刚吃不过半日，喝上以后，脸更白，难受地马上就吐出来了。吐的是像指头盖那样一块块的没嚼烂的桃，吐了一大摊。脸黄黄的没劲，喝一杯红糖水，马上就好了。食还没消化，在上面，引而越之。按说在膈上面是引而越之，那到了膈下呢，时间不长在胃里也可吐。

12. 诸亡血虚家，不可与瓜蒂散——亡血的人贫血的人或者特别虚的人，你剧烈吐以后，会导致头晕，万一容易出血的，食管出血，那麻烦了。实证的人可以用吐，虚的人禁忌这个东西。

一六七、病胁下素有痞，连在脐傍，痛引少腹，入阴筋者，此名脏结，死。

1. 这个痞比较大了，胁下连在脐旁，注意一个连字，它是弥漫的一个痞过来。

2. 阴筋——就是生殖器周围的筋。

3. 这里是说的痞和脏结的鉴别。

4. 素有痞——平时他就是胁下肿大的。什么病？肝硬化，慢性肝炎，肝脾肿大的病。脏结很实在的，在里面的，大到脐旁了，过脐就很严重了，再加上痛的时候引到少腹阴经了。很深的，这是死证。

5. 心功能不好的，右心衰竭的能引起肝肿大。肝硬化能肝肿大。腹部的一些肿瘤能引起肝肿大来。脾肿大现代医学研究也很多病能引起来。肝肿大可以连带着脾肿大，所以他说胁下素有痞，没说左右，有的先是现代医学解剖的右胁下肝肿大，然后慢慢会引起脾肿大来。再一个就是血液病。白血病，脾肿大。所以出现肝脾肿大，内脏的脏结的，是死证，这个不好治。

6. 通过说了心下痞，胸中痞，胁下痞，提出了一个胁下素有痞，连在脐旁的脏结。从太阳病下篇开始讲结胸和脏结到这里脏结，和上面的鉴别诊断。所以用不同的方式，会有个前后的呼应，这就和开篇那个呼应起来了。注意再看看前面提到的脏结。

一六八、伤寒若吐若下后，七八日不解，热结在里，表里俱热，时时恶风，大渴，舌上干燥而烦，欲饮水数升者，白虎加人参汤主之。

白虎加人参汤方

知母六两，石膏一斤（碎），甘草二两（炙），人参二两，粳米六合。

上五味，以水一斗，煮米熟，汤成去滓，温服一升，日三服。此方立夏后、立秋前乃可服，立秋后不可服。正月、二月、三月尚凛冷，亦不可与服之，与之则呕利而腹痛。诸亡血虚家亦不可与，得之则腹痛。利者但可温之，当愈。

1. 这个方子在太阳篇的上篇第二十六条提到过，大汗出后，大烦渴不解，脉洪大者，是服桂枝汤后的变证，服了桂枝汤没解的，应该说是邪到阳明。在这里又一次提到白虎加人参汤。

2. 在这里提到的是：若吐若下后，七八日不解，伤寒经过吐应该是表伤了，表虚，经过下，应该里气虚了，表里俱虚。

3. 七八日不解——表证仍在，又加上热结在里，表里俱热。表里俱热是对前面这个论述的一个结论。

4. 时时恶风——汗后伤表阳，吐后伤里气，若吐，若下后，时时恶风这是表面的虚。

5. 大渴是有内热。

6. 舌上干燥而烦——都是火热的表现。

7. 欲饮水数升者，白虎加人参汤主之——这里没提脉，欲饮水数升，说明渴和干燥的严重程度。

8. 白虎汤后来作为阳明经证的代表方，腑证就是阳明病结聚不通。经证还没到腑里去，就是大热。它不像表证的发热恶寒，应该是里热，这有个恶风。大热、大烦渴的，即便是有表证，也可以用白虎汤，有内虚和渴严重加点人参，所以从这一条来看，说的是白虎加人参汤治的是热，什么热？表里俱热。那么照后来的分析，所谓的阳明经热它是表证还是里证呢？阳明相对于太阳病来说是里，那么阳明经和阳明腑相比较的话，比起承气汤的燥结来说，它又是表。那么从这里可以看出来，即便是辨的表里，也是相对的。表里如同阴阳辨证一样，只有对比才存在，没有绝对的表，和绝对的里。也可以说除了表里以外，还有半表半里，以小柴胡为代表的，除了这个半表半里以外呢，还可以再分更多的表里层次。通过这条应该看到表里辨证的非绝对性来。也可以说表里混一。治热就行了。但是这里，从后面的煎服法可以看出来，寒热是必辨的，表里是混同的。

9. 五味一起煮，煮至米熟为度，火候以米熟来定的。后面特别说明：此方立夏后、立秋前乃可服，立秋后不可服。正月、二月、三月尚凛冷，亦不可与服之，与之则呕利而腹痛。——仅仅是夏天服的一个方子，这说明什么？说明在夏天的时候这个病多，用这个方子多，你在春秋冬季节用这个方的时候，要慎重，小心，防止天寒。热得没这么重，你再服下凉药，服下后呕吐了，下利了，就是有外寒。或者天寒，或者你服寒了以后，可能会导致呕逆腹痛的过寒之象。那么这里就提示，用这个方子的时候，不可用之过量，不可未见大热而用。这是一个方面。

10. 诸亡血虚家亦不可与，得之则腹痛。利者但可温之，当愈——这里提出来亡血虚家常常是内寒的。你用石膏到一斤的话，常常会导致腹痛。出现药后的腹泻的话，用温法。假如照经方1两15克算，你用250克1斤石膏加上90克知母，即便加上30克人参的话，也足可以引起腹泻来了。对高热病人来说，你还就得这么用。对发烧的病人用石膏100克、125克治，常常冬天用半量，治哮喘的、气管炎的、高热的，用了以后没什么问题。

11. 病例：女，精神不太好，用了石膏后吐泻，那个方子用的时候，可能季节上不对，或者病久，有点偏虚，即便是30克（还是50克）还是偏多些了，再加上她自己说一开始服没事，为什么后来服有事了？是嘱咐得不到，那个没有加米，没有过滤好。所以这个提示一定要注意到，还是有道理的。你加了米以后，米熟了，能黏附一部分石膏，再说本身能够护胃气，所以通过反面的教训，也能看到提示的重要性。

一六九、伤寒，无大热，口燥渴，心烦，背微恶寒者，白虎加人参汤主之。

1. 用这个方子带点背微恶寒，这个如果你单纯的照阳明经的大热来说的话，背微恶寒怎么解释？无大热，按说没到阳明经的程度。

2. 口燥渴——应该是看到有严重的内热了。看到邪到阳明去了。口燥渴和心烦是典型的内热很重的现象。所以在伤寒中每每加人参的时候是治渴的。照后来药性赋，第一味就是人参：人参甘温，大补元气，把人参列为补气的药，实际上在经方中人参能治烦渴。在《本草经》中，人参是补五脏，定神志，安魂魄。在实际的运用中，现在的人参，用人参也好，红参也好，白参也好，生参也好，用多了，能引起口渴，目涩口渴，脸红，咽干。但是对证用，严重渴的时候，你照经方这个配法用的时候，不但见不到口渴还能消口渴。所以这个绝对地把它看成是寒是温，不是很适当。就人参的药性来说，有说热的，有说寒的，有说凉的，有说平的，有说红参偏温的，白参和生晒参偏凉、寒的。有说西洋参偏凉、寒、平补的。实际上人参也好，西洋参也好，你在严重虚弱的时候用上，它伴随的口渴能缓解。所以这一味药放到方子中来说，更能体现它本来的价值。单独运用人参的时候，你不要以为它就是一个补的，就能够升血压，血压高的禁忌。有的含人参的药就这么说明，实际上我单用一味人参，半年内用了二斤多，治一个高血压，这么多年不犯。还用了几两人参，一次半克到一克喝，把一个耳膜内陷的老年耳聋也治好了，他是低血压。一个高血压的，一个低血压的。他们有共同的表现，就是有气虚的现象。

3. 所以现代医学的这些检测指标，可以作为临床的参考，但是否能作为中医用药的证据，还有待进一步的观察。

4. 假如说你没有非常肯定的临床资料证实这一个指标和中药有相关性的话，千万不要想当然地推论着来用。宁可使用传统的、中医本身的药证。根据中医本身的诊断和药性来用中药，这样更可靠一些。第一个不会限制了，第二个保证有效。

5. 背微恶寒者——你知道，有渴即便是有背微恶寒，也可以用，这可以说明是有表证，也有人说热在里了，寒就在皮肤了。解释无关紧要，证是很明显的。多少的有点怕冷，拘紧，身上很烦热。解释不通，没有明确提示，你就可以把它作为辨这个汤证的重要指标就可以了，而不一定非要靠一套理论来解释它。

一七零、伤寒，脉浮，发热无汗，其表不解，不可与白虎汤。渴欲饮水，无表证者，白虎加人参汤主之。

1. 这里提到：脉浮，发热无汗，不能用白虎汤。这是什么？这即便是高热，什么证？麻黄汤证。

2. 所以说白虎汤是：大热、大汗、大烦渴、脉洪大。四大症。

3. 渴欲饮水，无表证者，白虎加人参汤主之——这个就是说白虎汤和麻黄汤、加人参汤的鉴别。同样是高热，发热，有没有汗、有没有渴，是一个鉴别要点。脉是否浮的、洪大的这也是一个鉴别要点。浮脉是浮取有力，沉取没有。洪大脉是浮沉俱大。这条说的是对比鉴别诊断。

一七一、太阳少阳并病，心下硬，颈项强而眩者，当刺大椎、肺俞、肝俞，慎勿下之。

1. 有太阳病颈项强，有少阳病，心下硬，眩（眼前发黑，头晕目眩），前面对心下硬，心下痞硬那一篇作了相当大篇幅的论述，从太阳病下篇开始，一直论述这个问题。这里提到，有心下硬，又有颈项强而眩。这又是一个比较复杂的情况。这个可以用葛根汤、桂枝汤、柴胡汤，或者泻心汤，好像都可以用，也可以用小柴胡汤加减用。这里谈的是刺法。

2. 假如说颈项强为主，心下硬，但没说疼，可以从外面的经俞上一直刺到内脏来解。根据《灵枢》上，脏有病，刺其俞穴，这就是俞。俞穴包括：五五二十五，六六三十六。井、荥、输、经、合。加上四肢的穴，加上背部的俞穴，这就是治脏病的穴。

3. 大椎可以说刺太阳的，肺俞治颈项强的，肝俞治眩的。

4. 怎么刺？用毫针还是用锋针？刺其皮肤，还是刺其血脉？这里都没有提，因为《伤寒》不是主要讲针刺的，序中提到撰用九卷（就是《灵枢经》）。一切按照《灵枢》经的刺法。病在表浅刺，病在少阳，半表半里，就略深一点刺。假如说有血络横而血者，那就刺之放血。就是这个刺法。所以学过《灵枢》再看的话，那么就知道应该怎么刺了，而不光仅仅知道刺哪里。假如说你不详细地研读《灵枢》，光看着刺什么部位，那你同样不可能操作出来。还能看出来，这个外感引起来的包括颈项强了，心下硬，时间短的，直接从颈项部刺就行了。在《伤寒论》中，反复提到刺法。在论述白虎汤证、一大堆的泻心汤证以后，又提到了刺法，就说明你在用汤药治病的同时，千万不要忘了在外面经络的病，还可以用刺法来解。在《伤寒论》，首先提到的就是刺法。在其中又反复提到刺法，即便是传经方的人，像张仲景这样的都不忘刺法，提示刺法的重视程度。

5. 你像前天那个受点风得的颈肩痛的，一刺就好了，那多简单。让他熬汤药，三五天的病，工作那么忙，一是他不一定愿意熬，再一个肯定也没这么快，一刺就好了。汗出即时而解，1分钟。所以一个临床看病的医生不要局限在我是针灸科的，我是中医内科的，我只会开方子，针灸那个我不熟。或者我是针灸科的，开药那个我不熟。不要像有些人那样，英语我说得好，汉语我不太熟。那不是光荣，那是不全面，看病不要把你自己看得那么重要。你要根据病去走，不要局限在用自己的知识去套病。病为本，工为标。

一七二、太阳与少阳合病，自下利者，与黄芩汤；若呕者，黄芩加半夏生姜汤主之。

黄芩汤方

黄芩三两，芍药二两，甘草二两（炙），大枣十二枚（擘）。

上四味，以水一斗，煮取三升，去滓，温服一升，日再夜一服。

黄芩加半夏生姜汤方

黄芩三两，芍药二两，甘草二两（炙），大枣十二枚（擘），半夏半升（洗），生姜一两半，一方三两（切）。

上六味，以水一斗，煮取三升，去滓，温服一升，日再夜一服。

1. 太阳与少阳合病的，前面提到不止一条，就是既有太阳病，也有少阳病，这就是所谓的辨病。

2. 自下利者——下利前面也有多条提到，这里“自”非常重要，直接与黄芩汤。

3. 前面在太阳病下利中提到了一个葛根芩连汤，治的是喘而汗出。太阳病下了以后，利遂不止，经过误治引起来的利遂不止，还有表证，还有脉促，还有喘而不止，那是葛根黄芩黄连汤证。

4. 这里需要区别的就是，一个是与少阳合病，再一个提到个自下利，自下利就是：不是经过医生误治的，不是因为生病以后，用其他的方法导致的内虚，而再加上表邪深入的那种下利。

5. 在这提到自下利，不是像赤石脂禹余粮汤那样病在下焦的下利，也不是经过误治以后导致的那些。用理中汤不管用，用赤石脂禹余粮或者不行的时候用五苓散那种下利。

6. 这就是与前面提到的下利的鉴别。提到了一个自下利。那么这就可以说有太阳和少阳，应该是表证和表里证。

7. 黄芩汤你看芍药、大枣，去了生姜和桂枝之温，加了黄芩之苦，仅仅四味药。在有少阳证的时候，小柴胡汤中是有黄芩的，有人说小柴胡汤最简的话，当然柴胡不能少，但是黄芩和甘草也不能少。所以有人就说黄芩和甘草是治少阳证的。而太阳，芍药、大枣，这就是桂枝汤。你可以把黄芩汤作为一个完整的方子，四味药，酸、苦、甘全有。用来治表证，或者半表半里证的下利。可以有发热恶寒头身痛，也可以有口苦咽干目眩。并且这个下利是自己生成的。先治下利的话，可以用这个方子。那么假如说不是由外感引起来的，它也没有太阳上的见证，那什么样的下利是黄芩汤的呢？应该是邪在六腑，病程不长，阳而非阴，但是阳不是很深。阴证的下利呢，你看理中了，四逆了，赤石脂禹余粮了，那是治阴证的。或者是久利脓血，那是厥阴的乌梅丸证，或者是白头翁汤证。那都是治阴的，误治呢，那是葛根芩连汤证。应该是阳而非阴。

8. 这里只提了一个典型的证叫自下利。病是太阳与少阳，辨病和辨证，没有提到辨脉。那么这个脉呢，在阳而非阴应该是浮而不沉，大而不细。之所以没提，就是说病明确了，它脉应该就也在其中了。

9. 若呕者，黄芩加半夏生姜汤主之——半夏和生姜用来治呕，在小柴胡汤证，心烦喜呕，默默不欲饮食用这个。在小半夏汤是用这个生姜、半夏。这是非常明确的，可以说是固定的、肯定的格式。见呕用生姜、半夏就行了。

10. 日再，夜一服——一般的日三服，间隔时间上比较长一些。这个下利的病不像桂枝汤一样，一会不出汗紧着服，一天用二三服，赶紧地让他出来汗。下利你服下药去后，要等待，观察。看到这药下到肠子里面去，桂枝汤喝下去，赶紧地喝热粥助着出汗，而这个服下去后等着观察。早上服一次，下午服一次，夜里再服一次。看出服法的不同来。

11. 黄芩加半夏生姜汤方——一般这个方可以根据呕吐的程度来决定姜多加或少加。

12. 在小柴胡汤中，腹痛的时候是去黄芩加芍药。那么这个方以黄芩为主药，虽然同时用了芍药，但芍药呢用量比黄芩小，应该知道可能是没有腹痛的。或者是腹痛不严重的。你从柴胡汤的加减格式中，还能推测到他这个证的有无。那么还可以怎么认为呢，凡是他没提到的，就是可能不存在的，那么提到的就是太阳与少阳合病，那么就是太阳证与少阳证的提纲证中没提的就是没有的。一个主症加上或然症。或然症就是太阳证少阳证提纲中可能有的。那么肯定没有的，只能旁症。这样来推测的症状就是比较可靠的。那么腹痛的怎么办呢？173条就提到腹痛了。

一七三、伤寒，胸中有热，胃中有邪气，腹中痛，欲呕吐者，黄连汤主之。

黄连汤方

黄连三两，甘草三两（炙），干姜三两，桂枝三两（去皮）人参二两，半夏半升（洗），大枣十二枚（擘）。

上七味，以水一斗，煮取六升，去滓，温服，昼三夜二。疑非仲景方。

1. 这条是和172条相对比，172条说的是自下利和呕，没提到腹中痛。所以上次讲的时候对比着上次的提到，根据腹痛去黄芩，而172条的黄芩汤是以黄芩为主药，所以可以断定，他是没有腹中痛的，对比着173条明显的提出来腹中痛，那么这就是说黄芩汤和黄连汤的区别。如果说都是太阳和少阳的合病，都可以有胸中的热的话，或者说都有呕，加半夏生姜汤，若呕，这里提到了欲呕，或者这个方可能有下利的话，那么这个痛和不痛就是用和不用黄芩的区别。

2. 有人说胃中有邪气（就是寒气），胸中有热，是肯定的了有热气。胃中他没有说是热气、寒气，或者逆乱之气。我个人认为这些气都是有可能的。有人解释说这个邪气就是寒气，因为痛呀，寒主痛。根据不充分，有这个可能，没有这个必然。

3. 有人说伤寒就是指伤邪气，伤寒不光是指寒气，还指温热之气。但是以伤寒命名，所以这个邪就等于寒，这个说法不是完全可靠的，应该说胸中有闷热感觉，胃中有不适感觉，并且有腹中的痛，欲呕吐，就是胃中的闷滞、乱杂、欲逆的感觉，呕心的感觉，都算是邪气，不正之气。或者干脆说胃里有症状就行了。

4. 仅仅看药的组成，不看量，很多方子都很相似的。而经方的细致就在这细微的区别上，看似细微，实际上这个药配出来量相差这么多的时候，还是差别很大的。

5. 昼三夜二——这又是一个特别的服法，一天分五次。

6. 疑非仲景方——按说疑的话应该列出一点证据来。从这个方子格式上看，从前面的主证上看，从和黄芩汤的对比上看，我看着是连贯一气，是仲景方。

7. 我们现在看到的《黄帝内经·素问》王冰注的已经是面目全非了——他进行了删减，有些他觉得不对，就改了改，有些看着多余，他就删了去，有些他觉得需要加的，他就加上点，当时王冰还很慎重，他把他改的都用红笔。可是后世在传抄的时候，又把他的抄了，把自己加上的用了朱笔。后来这个朱笔和墨笔就混在一起，分不清楚了。所以隋朝杨尚善校订的《内经》是比较可靠的版本。在《伤寒论》的流传过程中，本身就流传很久了，那么在宋朝看到这个版本，已经是传抄了不少了，在唐朝的时候就已经失散了很多了，再加上这怀疑，那怀疑，就很少有真东西了，所以在这散乱中能存下来的，还是多多关注一些，不要轻易地怀疑和抛弃了。

8. 这个方子对腹痛，和所谓的上热下寒的，所谓的寒热错杂的，这个腹痛欲呕还是常用的一个方子，比较好用。带着两胁支满的一般是柴胡桂枝干姜汤。光是带着胸和胃的这个欲呕，上下这个邪气的，一般是黄连。那后来把乌梅丸证也说成寒热错杂，其实那是厥阴病的一种表现。就简单一个寒热错杂来说，不是很合适的。并且大多数的病，单纯热或单纯寒的时候少。有寒就用热，或者说寒在此，热在彼；寒在彼就热在此。最简单的像感冒发高热，前期他是恶寒的，这是时间上的一个寒热交错，身体内部也有，你像温经汤证，下面是寒的，上面是热的，口干的。还有一个感冒的症状，外感风寒以后，常常扁桃腺肿大化脓了，但舌头是淡白的，或者是纯粹的火热的，你看化脓了，发烧了，面红了，大便干燥，都是热象，但四肢是冰冷的。他热都结聚到中间去了，四肢上就寒了，纯粹的高热有，不是很多，高热身上出汗以后，也会凉，那就是先热后寒。就像冬天，你不要以为它纯粹就是冷的，也有热的时候，到了夏天它就热了，时间上一个寒热对应，阴阳平衡。那说有的地方他始终冷着的，像南北极始终冷着的，但你还要知道，还有赤道热着的，这在空间上的寒热。所以阴阳之理，就宇宙之间普遍存在。就一个人体，一个病来说，也是普遍存在的，单纯有人说这个病很难治，寒热错杂，真寒假热，真热假寒，不好辨。没什么不好辨的，都是这样，你不要盯于一点，就这个地球到底是寒的，是热的，你看寒热错杂不好辨。你站在赤道上，你说这是真寒假热，为什么真寒呢？你看两极它是寒的。都不真，也都不假。是什么就是什么，没有真假之分，所以这个真热假寒，真寒假热，所谓错杂之说，是一个不太恰当的说法，你是立足在什么地方说的，你的观察角度在哪里。立足一个地球的时空就可以看出来了。同样这个黄连汤上边的胸中有热，胃中的邪气，胃里有热，但是不排除是寒。从方子上来看，有黄连也有干姜。黄连是主要的一味药，以它的名字来命名这个方子，是寒的。其他的基本上是平和的。所以即便是胸中有热，腹痛的，还是用以甘温为主的方子，甘温、辛温。

9. 有的时候胃的病变带着食管的病变的时候，会觉得胸中闷热的感觉，有时候反流性食管炎，这个现象常见。

10. 黄连这味药虽然是苦寒的，治寒证的时候用上也可以，像连理汤、理中汤加黄连，常常它和热药干姜一起使的时候，看不出它对腹部的寒性来。还有和甘的药配一起的时候，看不出它的寒性来。在西医中小檗碱用来抗肠道的菌，治利、治腹泻的时候，它是不辨寒凉的。小檗碱和黄连是否等同，从实际效果来看并不是完全一样。黄连有人用来治糖尿病，配六味地黄丸。我知道一个人不知哪听来的方子，用了半年还真好了。

11. 最近广安门医院的仝小林院长主持的中药经方用量的研究，他在列这个题的时候，有篇文章就说：单纯用黄连来治糖尿病的话，用到40克的时候有很好的降糖作用。所以他说经方这个量的问题是很值得重视的。如果照药典10克、12克来说，成月地吃，也见不到作用。实际上单纯的黄连小量用的话还是能见到作用的。当然是在有火热的情况下。真正的糖尿病见到消渴症状，中消，有胃热，才有。苦寒能够泄热。黄连可以说是苦的代表。实际上黄连不算最苦的，龙胆草的苦据说比黄连还苦。还有更苦的，木通、苦参，口感很苦的，黄连算不上第一。

一七四、伤寒，八九日，风湿相抟，身体疼烦，不能自转侧，不呕，不渴，脉浮虚而涩者，桂枝附子汤主之。若其人大便硬（一云脐下心下硬），小便自利者，去桂加白术汤主之。

桂枝附子汤方

桂枝四两（去皮），附子三枚（炮，去皮，破），生姜三两（切），大枣十二枚（擘），甘草二两（炙）。

上五味，以水六升，煮取二升，去滓，分温三服。

去桂加白术汤方

附子三枚（炮，去皮，破），白术四两，生姜三两（切），甘草二两（炙），大枣十二枚（擘）。

上五味，以水六升，煮取二升，去滓，分温三服。初一服，其人身如痹，半日许复服之，三服都尽，其人如冒状，勿怪，此以附子、术，并走皮内，逐水气未得除，故使之耳，法当加桂四两。此本一方二法：以大便硬，小便自利，去桂也；以大便不硬，小便不利，当加桂。附子三枚恐多也，虚弱家及产妇，宜减服之。

1. 伤寒八九日——病程较长了。也许是伤寒传经尽，当愈而不愈。这是什么情况？一般来说是指的体虚，虚人。

2. 风湿相抟——这个抟字有的版本是搏，根据疾病形成的过程，《内经》上的解释是风湿相抟，纠缠在一起，就像风吹着湿气流动那意思。抟结在一起，

3. 身体疼烦——风和湿渗在分肉之间，就有身体的疼烦。

4. 不能自转侧——这是形容疼和烦的严重程度的。疼到什么程度呢，不能自转侧，得别人帮着翻身。这在什么病能见到这么重呢？现代医学的风湿和类风湿性关节炎急性期的时候能见到这样的。强直性脊柱炎也能见到不能转侧，疼得这么厉害的。再一个就是其他风湿类的病，也有这个情况的。

5. 不呕——说明邪气不在胃。

6. 不渴——说明水分没有病。

7. 脉浮虚而涩——这明确提到脉浮，是指邪气尚在表，最多是到经到络，没到腑、到脏，所以出现了不呕、不渴。涩——气血运行不畅。为什么不畅?邪气的阻滞。

8. 方用桂枝附子汤。

9. 以大便硬，小便自利，去桂也——说明这个病不在太阳。入到阳明，或者到胃肠里面去了。那么对比一下上面桂枝附子汤，提到不渴，那小便是否利呢？他没有提，没提的情况，就是或利或不利，一般提到了不渴，说明水分没异常，应该是也没有小便的问题。

10. 这个方子是说身体虚还有风湿。

11. 附子的量比较大，所以煮的时间比较长。

12. 疼痛严重到不能转侧的时候，重用附子，这没有提到舌是否水滑，也没有说脉是弦紧。脉上看的是不足和在表的现象，有邪气的现象，这就可以用附子了。一般的这种疼痛都是偏虚寒的，喜欢温热。

13. 桂枝去桂加白术汤——就是把桂枝附子汤中的桂枝换成了四两白术。这两个方子在这一对比，应该是看到，偏于在表的用桂枝，偏于在里的用白术。附子、生姜、大枣量是相同的。也可以说是用桂枝取在表之风，而偏于风。用术取在里之湿，而偏于湿。也可以风湿同祛，一起用。在这里所以对比着讲，他是说的桂枝治表，白术治里。桂枝治风和白术治湿。实际运用的时候，如果是没有明确的表和里的时候，这是都可以用的。

14. 所以有的时候，一个方是一个方，有的时候一个方是一个法。有的时候两个方一对比是说明一个道理。具体运用，单独的这么用也会很好。

15. 初一服，其人身如痹，半日许复服之，三服都尽，其人如冒状，勿怪——桂枝附子汤也可能出现这种情况。

16. 此以附子、术，并走皮内，逐水气未得除，故使之耳，法当加桂四两——桂枝是可以加的。逐水病走皮中的时候，可以加桂。对举着讲，两个方子，一个加，一个不加桂。说明表里，并且在服法中再次点明，从表上走的时候，可以加桂，从外面驱。

17. 此本一方二法：以大便硬，小便自利，去桂也；以大便不硬，小便不利，当加桂，附子三枚恐多也，虚弱家及产妇，宜减服之——虚弱的人用桂附的时候可以减减量。这个方本身就是治虚弱的。虚弱的人用补药时，无论什么补药，都要从小量开始。

18. 附子用了后会有如痹，如冒状了，口中的麻感，皮肤的蚁行感，头晕。

19. 一般的附子用水煮到45分钟到1小时基本可以去掉毒性了。你照1枚15~20克算，3枚45~60克，这个量还是可以的，一般用到50~60克的时候容易有这种感觉：身上燥热，头晕。加了生姜、甘草。单纯的熬不会，假如说你再加上很多，去风湿的，治痹痛的，味不好的话，有可能会更难受，呕吐。这个方单纯用的时候，味也不难喝，桂枝也好，白术也好，不难喝，姜草枣可以说是个调味的东西，很好，所以说这一个方，有一味主药，有一味臣药，别的是佐的药，佐在一起，应该是比较温和的，容易接受的，就如现代制药的片剂，成分很少，什么硬脂酸镁了，糖衣了，淀粉了，这些东西。那个淀粉可能就相当于这个姜草枣之类的。还有那个包衣，目的是达到主药的作用。

20. 这样说了以后，还怕不明白，还有175条看看。

一七五、风湿相抟，骨节疼烦，掣痛不得屈伸，近之则痛剧，汗出短气，小便不利，恶风不欲去衣，或身微肿者，甘草附子汤主之。

甘草附子汤方

甘草二两（炙），附子二枚（炮，去皮，破），白术二两，桂枝四两（去皮）。

上四味，以水六升，煮取三升，去滓，温服一升，日三服。初服得微汗则解，能食，汗止复烦者，将服五合，恐一升多者，宜服六七合为始。

1. 这个方子和上面相比的话，应该是疼痛得更厉害，病因一致都是风湿相抟，骨节疼烦，疼得比较深入，到了骨节了，上条是身体疼烦，这个说是骨节，疼得比较深。

2. 掣痛不得屈伸——像筋拉着痛一样。屈伸都障碍了。

3. 近之则痛剧——靠近了他就感觉到痛了，没碰他就感觉害怕了。

4. 汗出短气——汗出是表阳虚。短气是明显的气虚。

5. 小便不利——应该是影响到内脏，水分代谢都不利了。

6. 恶风不欲去衣——和那个汗出恶风是一样的。不欲去衣应该是内寒。

7. 或身微肿者——水气盛就肿。

8. 甘草附子汤主之——这个方就明确地把上面的两个方整合了一下，去了生姜和大枣。看上去症状好像比上面的重，可是用量上小、轻。这就是桂枝和白术同用。附子当然少不了，这就算附子为主药的方子了。附子减了一枚，甘草还是那个量。叫甘草附子汤，但桂枝量最大。这就是上面说的那个：虚弱家及产妇，宜减服之。这里是一种举例说明，没有详细的具体论述，以一个方子，一套症状就表示出来了。

9. 上四味，以水六升，煮取三升——附子少了，煮的火候就减了。说明了附子需要大火煎。

10. 初服得微汗则解，能食，汗止复烦者，将服五合，恐一升多者，宜服六七合为始——体虚的人，服了药后，出了汗，身上的肿就应该减了。汗都出来了，吃饭也应该好了。白术把里面的湿也去了。如果不出汗了以后，又开始烦疼了。再服的时候就减量，喝一半，防止用多了。或者是病情轻了以后再服，就没必要喝很多了。

11. 这里说一付药开出以后喝的情况，假如说现在门诊上看病不太方便，一次开三付五付的，那一开始量就不要太大，从小量开始，多喝几次，免得过量，不方便。身体再弱的话，你煎出这三升来，一次服六七合，也不用多。假如说喝六合为始的话，一次服五分之一的量，五分之一量服了不解，你可以再加加。所以在用附子的时候，用两枚、三枚，根据身体的虚弱，一个是久煎，再一个要注意观察副作用，再一个根据病人反应适当调整用量。在这三个方子中都说得很明确了。

一七六、伤寒，脉浮滑，此以表有热，里有寒，白虎汤主之。

白虎汤方

知母六两，石膏一斤（碎），甘草二两（炙），粳米六合。

上四味，以水一斗，煮米熟。汤成，去滓，温服一升，日三服。

臣亿等谨按：前篇云，热结在里，表里俱热者，白虎汤主之。又云其表不解，不可与白虎汤。此云脉浮滑，表有热，里有寒者，必表里字差矣。又阳明一证云，脉浮迟，表热里寒，四逆汤主之。又少阴一证云，里寒外热，通脉四逆汤主之，以此表里自差，明矣。《千金翼》云白通汤，非也。

1. 这个方子，条文上就是这样，表有热，里有寒。根据脉浮滑。浮就在表，滑是盛大，气血盛。这个表有热是肯定的，里有寒，一般来说，这是未必有的。但是相对表热来说，可能里面没有太大的热，也是有可能的。这个方子后来解释为阳明经证的典型代表方。

2. 如果说经证跟腑证相比的话，经证就是在表，所谓的里有寒，就是指还没有形成腑热。那阳明腑热就是大承气汤的证。

3. 在这里只说伤寒脉浮滑，表有热，里有寒，没说太阳阳明，在这里辨寒热就行了。

4. 这个方重用知母和石膏两味寒凉药，在后来说的白虎汤证的典型代表就是大热。所谓的四大症：大热、大烦渴、脉洪大、大汗出。

5. 石膏1斤，用到200克以上，退烧是很肯定的。

6. 典型的流行病发高热的时候就用这个。60年代石家庄流行乙脑的时候，曾经用白虎汤治，在北京和石家庄都发生过，后来有一年用得不好，有人说加一味苍术，说是太阴湿土主令，白虎加苍术汤管用。后来有的谈运气的就以这个说时令的关系和用药有关，实际上就是说：你根据当时的实际气候，病人有湿的表现的时候你才祛湿。我还是认为单纯根据天气来对流行病预测，这个说法上不一定真实，人法地，地法天，地气的实际情况根据天气变化有这可能，人的发病是根据一时一地的实际气候的。但是说明白虎汤退热是肯定的。在大面积流行时，当时卫生条件不好，用大锅熬来一人一碗都喝。

7. 这个石膏退热，我看到一个研究报道，说是用半斤石膏水煎，澄清以后喝能退烧，你再用一次，它还能退烧，称药滓根本不变，连续称九次，石膏的分量并不减，石膏它本身并不能在水里溶解，但是它都能起到作用。那到底是什么原因？从现代医学的退热机制上来研究的话，有人说起到一个类似媒促的作用，类似媒介的作用，它在药里熬以后起到一定的作用，其中含有微量元素起到作用，而这个微量元素在水的煮制中也许看不出变化来。但它能起到一定的作用。那是否一定要用到这么大的量呢？你看在紫雪中他用各种石类，石膏了、寒水石了、紫石英了，芒硝了之类，用很小的量也能起作用。当然这里面以前含有犀牛角现在含有水牛角的浓缩物。所以重用和少用都有作用。有人说用极细粉当散剂用，它也有作用。一般外感发烧后用到100克以上退烧是很好的。石膏喝的时候要澄清，有的时候澄清不好，喝了以后，胃里有饱胀感和往上反的感觉，澄清以后没什么问题。这里和粳米同煎，米能吸附一部分。再一个米汤发黏稠一些，对胃有保护作用。再加上甘草本身甜一些，护护胃，不会有大的副作用。

8. 对这个方的主证，还是考虑以大热为主，后来在温病学中说的气分热，一般考虑用这个方子。在卫分热一般考虑用银翘散。到营血热了一般用清营汤了、安宫牛黄这一类的。温病对这个热的看法分卫、气、营、血四种。伤寒发热一般是阳证，阳证有：发热恶寒是太阳热；往来寒热是少阳热；但热不寒这是阳明热。当然还有少阴能发热，厥阴也能发热，而太阴一般是以腹满为主，没提到发热。这是说的热象。

9. 比较起来白虎汤虽然是清高热的，还要看明白，假如说感冒初期恶寒的情况下一般这个方不主张用。但也有人主张用。上海的姜春华主张早用白虎汤，早退热，说不能看着恶寒就不退热。他就反对像温病那个按层次来治，他说提前截住它，不能说防其高烧，然后你稍加一钱石膏，让他果然高烧了，显得高明。他讽刺那个说是"防其派"。你要不先清了这个肺热，一感冒就有可能肺炎，先清。北京儿童医院的一个医生他主张上来就用熊胆、麝香，熊麝散，防小儿肺炎，感冒的时候就上来用活血治疗，肺炎那就是肺泡和支气管的充血，主张用活血来治疗。那熊胆清热比这还厉害。可作为一家之言，参考。

10. 所以对一个发热的治疗，有不同的看法。一般的在表有恶寒的时候应该是退热还可以的，用西药的阿司匹林这一类的发汗退热还行，中药用麻黄桂枝一类的就可以。真正高热的时候，你别管在气分、营分、血分（当然在血分你要加点牛黄），你等到动血了，出斑了，很严复了，引起凝血功能障碍来了，就麻烦了。这个在传染病，所谓的温病中是常见的。一般感冒中不太见。

11. 白虎汤高烧的时候就可以考虑用大量的石膏，有西药能退烧方便的也是好的，退下来就行，解热就是一个对症处理。虽然是退邪，也是对症。

12. 单纯的西药退热，一般管4~6个小时，它还会上来。用这个白虎汤退热，有时候退不到那么好，但退下去以后，不容易上来。包括用紫雪退热也是可以，急的时候西药可以用，比较快。你像一些神经外科的病，高热的时候枕冰袋，腋下夹上冰袋，那个方法中医一般是不用的，往外散，不讲用冰镇，镇住以后容易冰伏，但是为了保护脑组织，高热的时候防止烧坏了，从腋下给冰起来，在脑外科是常用的一个方法。在《内经》中治热病有饮冰水，和这个方法类似，目的只是退热。实际上也是有效的，所以对现代的一些方法和传统的一些方法做个比较你看看。以临床的实际为准。假如说一个脑血管的病，你不敢给他冰起来。持续的高温以后，脑组织的坏死，可能会造成一些不可逆转的问题。那么很机械很物理的方法给降下来，防止在高温下一些炎性因子代谢的废物造成新的损伤。还有一些高热惊厥的，西药给他抗惊厥也可以，赶快给他退下来。有的孩子烧惯了以后，到38℃就惊厥了。你用针刺的方法，放血的方法，或者打一针退热针，赶快退下来。加苯巴比妥能够抗惊厥的。像复方阿司匹林都可以用。在民国的时候，张锡纯就用石膏阿司匹林汤退热，他是看到了阿司匹林的有效，所以治病以临床有效为主，不顾中医或西医，就病而用最有效的、最简单的、最方便快速的方法，特别是在急救的时候，千万要注意病为本，工为标，以能解决问题为根本。

一七七、伤寒，脉结代，心动悸，炙甘草汤主之。

炙甘草汤方

甘草四两（炙），生姜三两（切），人参二两，生地黄一斤，桂枝三两（去皮），阿胶二两，麦门冬半升（去心），麻仁半升，大枣三十枚（擘）。

上九味，以清酒七升，水八升，先煮八味，取三升，去滓，内胶，烊消尽，温服一升，日三服。一名复脉汤。

1. 这个条文非常简单，提到病伤寒，脉结代，症心动悸。结脉和代脉都属于心律不齐的脉。结是时一止复来，后来说代，复来小促其间叫代。这个在心电图上能明显看出来，你摸脉的时候仔细体会也能体会出来，这个节律的问题。

2. 心动悸——这是病人自述的一种感觉，能够感觉到心的动。有种害怕的感觉。就是出现心律不齐的时候，病人常常有这种感觉，有种恐惧感，突然一下子像接不上来一样，有种落空的感觉，濒死的感觉，像绳子吊着，一下下不去，下去上不来的感觉。病人自己会述这个情况的。

3. 如果抢救不及时，突然一下引起心脏骤停，突然绝了脉，人就能猝死，有的猝死之前，心律不齐的时候，自己有感觉：坏了，掉下去，上不来了，什么掉下去上不来了？中医里说有：心系子，心掉了，你在解剖的时候一看，主动脉，腔的静脉，像一缕线一样，经络的总络粗的线一样，不就像心在半空中吊着吗？根据病人的感觉，根据病人的所见，有人说这个病叫心系子断了。我记得我上学的时候，回家，我父亲问我：有个病你听说过吗？心系子断了。我说没有，根本没有这事，人心脏脱落，一下子掉到胸腔里去了，人就死了。那时候我学过解剖了，说不可能有这事。我父亲说你这孩子还不信了，学得不行呀，还得学，现在没学到的，也许古书上有。他说他年轻的时候就见过一个邻居，生了病，感觉心慌得不行，家里就抬着他到潍坊去看病，几十里山路，走到半路上，他说，坏了，坏了，掉下去，上不来了。什么掉了？心系子断了，心掉下去了，上不来了。然后这个人在半路上就完了。当时我很不以为然，那时人没知识，没文化，就这么一说，我也就这么一听。但后来你听听这种病人的感觉，他那种心悸的感觉，真像掉下去，上不来了。所以这是非常形象的对症状的描述。在这里叫心动悸。就指的这感觉。

4. 这方子是个非常著名的调整心律不齐的方子。上海中医药大学的柯雪帆教授60年代的时候好像在一篇文章说：这伤寒两个字要特别重视，这个脉结代、胸中悸、用炙甘草汤治的是伤寒以后的，伤寒就是外感，伤寒以后引起这个脉结代是什么情况呢？就如心肌炎，典型的心律不齐，用这个。而不是伤寒脉结代的，你像冠心病了，效果不好，这是柯雪帆个人的说法。但是柯教授对这个方子用量上做了考据，是他最早考证了汉朝出土的大司农铜权，在中国历史博物馆的，他推断出1两是15克左右。我是九几年以后才看到这篇文章，当然我是在会用这个方子以后才看到的。后来更确信了，经方的用量至少在10克以上。

5. 我自己用经方给我触动最大的，上学的时候治风心病，二尖瓣关闭不全，用这个方取效的，我自己感冒以后心律不齐，然后用他药不行，也是用这个药，一付药，服了一次，马上就纠正过来了，说是不等放下药碗，药不旋踵，覆杯而愈，杯子不能覆的，马上就有感觉。他这个方子非常得快。当然我用的人参是用了三十多克。喝完以后，浑身胀得慌，有点副作用。再服就减减量。但一下子过来了，过来就好了。所以说这个方用好了，非常好。后来我给别人用的时候，把人参量减到10克左右（1两）。对一些老年的、慢性的冠心病的、房颤的、高血压心律失常的、阵发性心动过速的、小儿心肌炎的、多种心律不齐的，都很好用。不止是柯教授说的那个伤寒两个字。这也是有根据的，不是随意扩大的。在《金匮》的虚劳篇中引的《千金翼》上的炙甘草汤，他说是治虚劳不足，汗出而闷，因劳致虚，或者因虚致劳这个不足，胸部的闷胀感，现在常常是心电图表现为：ST段降低，或者T波倒置，诊断为有心肌缺血的表现。脉结代，但行动如常，他提出来，不出百日，危急者十一日死。出现心律不齐或者胸闷的感觉，很容易发生过劳猝死或者心脏骤停。

6. 自古以来对心律不齐这个看法都很重视，一出现这个结代脉了，很严重了。

7. 大枣三十枚——在伤寒中用到30枚的算大的。生地黄用1斤，具体的时候250克生地黄行不行？用了以后有些轻微的腹泻，肚子胀，不太好受，减量，120~200克左右都行。为什么要减量，注意一下，《伤寒》中提到的生地黄都是指的现代的鲜地黄。不是现代的生地。现代的生地是仲景方中的干地黄，所以这个生地黄是相对于干的来说，鲜地黄在温病中也常常用。鲜地黄了、鲜荷叶了、鲜佩兰了温病学里常用的。你看明清温病的案中常常有鲜地黄了、鲜荷叶了、鲜藕汁了，都有。

8. 在赵绍琴老师的案中，鲜芦根，鲜薄荷，现在一般的药房里是很难配起来了。当时在东直门医院里还有专门供的鲜药的，郊区有专门供药的，用小推车推的。送到医院后，医院用堆沙子埋在里面，芦根可以保鲜。鲜荷叶和鲜佩兰在煎药室的门前种了一畦子，鲜苏叶都可以配下来。看赵老师以前有的医案中鲜怀生地，当时是从河南特供的，一般老百姓没有，很难吃得起呀，光这运费就不少。但这芦苇很好找，芦根干了效就要差些。生地干了以后可以用，你折折量。我看过一个同行，他也照着这个比例弄出来，也腹泻，换算成干的量，基本砍一半，很好，照常有效果，还不腹泻。

9. 所以这个方子主要的药，是生地，大枣的量比较大。是个很醇和的补的方子。

10. 以清酒七升，水八升——这个清酒的工艺就是现在的黄酒，是发酵出来的。不是现在的烧酒，是蒸馏出来的。日本的清酒不是这个工艺。

11. 这个生地黄加上黄酒它就温和些了，一般它的凉性就会减轻，现在用的熟地黄是用黄酒和黑豆拌在一起蒸熟。当时没有这个工艺，熟地黄是后来出现的，这个用八和七的比例，大部分的水加上小部分的黄酒，我在实际用的时候，为了减少黄酒的用量，先用水煮，煮的差不多的时候，加上一小半黄酒，煮出来味道也可以，要是同时加上以后，酒太多，容易挥发一些，味道也不太改变。

12. 一名复脉汤——这个炙甘草汤主要的脉证就是心律不齐，这叫复脉汤，和后来温病的一甲复脉汤、二甲复脉汤和那个不一个事。

13. 这个味道非常好喝，比单纯那个甘草还要好。有甘草和大枣的甜，还有姜和桂的香味，人参特异的香气都有出来。地黄本身也有种甜味，天气冷的时候，放一晚上，就像那个猪皮冻一样。一是胶，再一个里面淀粉比较多。温热喝了以后，从口腔到食道，到胃里到满肚子热乎乎的，马上感到身上像充满了气一样。心律一下子就过来了。

一七八、脉按之来缓，时一止复来者，名曰结。又脉来动而中止，更来小数，中有还者反动名曰结，阴也。脉来动而中止，不能自还，因而复动者，名曰代，阴也。得此脉者必难治。

1. 脉按之来缓，时一止复来者，名曰结——这个结脉是没有力量，跳得慢，一会停一会儿还来。

2. 又脉来动而中止，更来小数，中有还者反动，名曰结，阴也——在这提出慢的叫结，快的也叫结，后来说快的叫促，再来时快的就代。

3. 脉来动而中止，不能自还，因而复动者，名曰代，阴也——看着不回来，它又来了一下，后面那一下又赶上它了，叫代。好像你走了一步慢了，又大步一下跟上了，就代。这个从心电图的T波上可以解释的，心脏的起搏有这个情况。一重叠在一起，像大一下一样。

4. 这明确地说结脉和代脉都是阴脉。阴脉就是在脏的脉，不足的脉，明确提出得此脉者必难治。在《内经》中也明确提出，凡是结代脉都是从不足来治。所以这个炙甘草汤在《千金翼》中说是治虚劳不足。有人参、阿胶、大枣，大补的，纯补，这个补是很温和的。

5. 太阳病的下篇是很连贯的，以几个主要症，从结胸开始，到心下痞，一层层论述下来，是很连贯的。各种不同的痞论述到泻心汤的痞，从半夏泻心然后到十枣汤的那个痞硬到什么程度，有水的；一直到泻心汤的时候，讲到生姜泻心，讲到下利的，严重的下利，讲到赤石脂禹余粮汤。又讲到痞带着嗳气不除的，讲到旋覆代赭汤。比较着又讲了麻杏甘石汤、桂枝人参汤，又讲到在上当吐的瓜蒂散。然后讲了下利的黄芩汤证。还特别提出一个风湿的桂枝附子汤、去桂加附汤和甘草附子汤。特别提出风湿病的治疗。最后讲了一个大热的白虎汤和诸虚不足的典型的脉结代的，这是比较严重的了吧。这个方在太阳篇中讲，就是感冒也会一下子引到这么严重的病，典型的有心肌炎，为什么会这样？也是先有了虚，才这样的。

辨阳明病脉证并治

合四十四法，方一十九首。

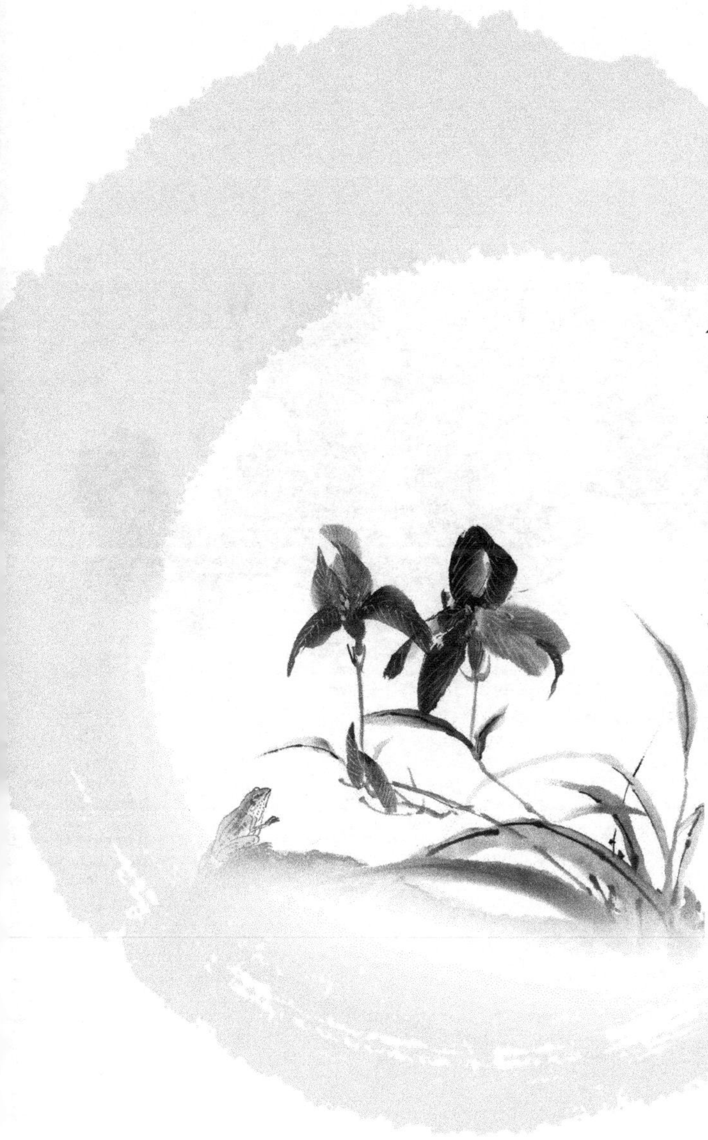

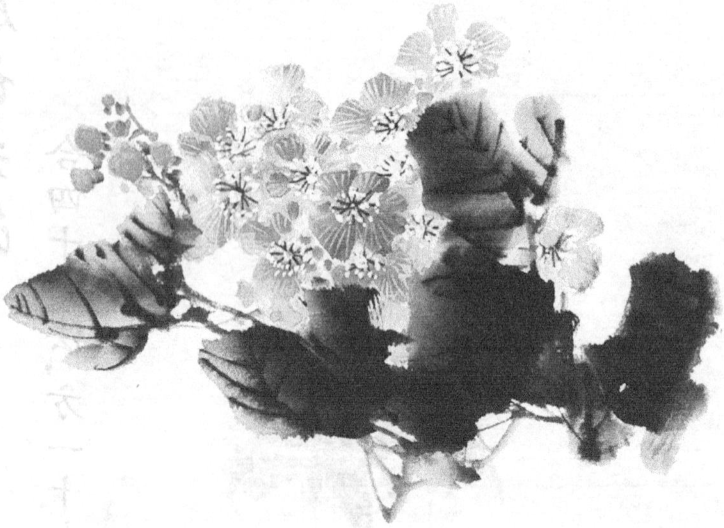

一七九、问曰：病有太阳阳明，有正阳阳明，有少阳阳明，何谓也？答曰：太阳阳明者，脾约是也；正阳阳明者，胃家实是也；少阳阳明者，发汗利小便已，胃中燥烦实，大便难是也。

1. 首先把阳明分成了三类：太阳明阳、正阳阳明、少阳阳明，具体的是指什么呢？

2. 典型的体表症状，太阳阳明就是脾约，正阳阳明就是胃家实，胃家包括以胃为主的消化系统这一套，少阳明阳提到：胃中燥烦实，大便难。原因是：发汗利小便已，伤津液以后。在没有提到什么是阳明的时候，先做了分类介绍。

一八零、阳明之为病，胃家实（一作寒）是也。

1. 说明什么是阳明病。

2. 一作寒是也——胃家实和前面的条文叙述比较一致。

3. 这句话作为阳明病的提纲。

4. 首先是实证，再一个是在里，在里的脏腑中的腑，腑中的胃。

5. 有人说这个胃家是否包括阳明经，阳明的经络病算不算阳明病？从前面提到的阳明、正阳、少阳来看，没有提到外面的发热，都是指的胃家的实。具体说应该是指大便的干燥，胃中的板闷、胀满。

6. 对一个病的确切定义，这180条就是。

一八一、问曰：何缘得阳明病？答曰：太阳病，若发汗，若下，若利小便，此亡津液，胃中干燥，因转属阳明。不更

衣，内实，大便难者，此名阳明也。

1. 论述病因。

2. 阳明病是由太阳病转化而来的。因为有太阳病经过治疗以后，亡津液，胃中干燥了，成了阳明病，字面上是这个意思。你还可以理解：太阳病因为本来内虚，可以是治疗以后导致的虚，也可以是本来的虚，邪气由太阳转到胃里面去了。转胃里去以后，伤津液，它就干燥了。胃中干燥就成了胃家实。

3. 前面提到胃家实，这里对胃家实做进一步的解释。不更衣，内实，大便难者，此名阳明也。不更衣就是不上厕所，没有便意，内实。

4. 内实，可能用手摸着胃中或者整个腹部有结聚，他没说胃脘实，内实，整个肚子里实。他能摸出发硬来，也许是病人自己觉得堵塞了硬物一样。

5. 大便难，和不更衣，你细看是有区别的，有便意了，因为干燥不容易排出，这叫大便难，或者是不一定大便干燥，大便乏力，解不出来，这也叫大便难。

6. 这三个连起来一看，就是大便干燥，或排便困难，不更衣，排便次数减少，这就叫阳明。

一八二、问曰：阳明病外证云何？答曰：身热，汗自出，不恶寒，反恶热也。

1. 那么结合这一条，以后说的阳明经证、阳明腑证，就看出来了，阳明作为一个病，以胃家实为典型的代表，这是里面的表现。外面可以表现为：发热出汗，但是不恶寒，反恶热。这就和太阳病的发热恶寒做鉴别。就是说阳明病可以有发热汗出，但是和太阳病不同的，就在于不恶寒，反恶热。

2. 按照阴阳太少来分，阳明比太阳阳更深，所以但热不寒叫阳明。

一八三、问曰：病有得之一日，不发热而恶寒者，何也？答曰：虽得之一日，恶寒将自罢，即自汗出而恶热也。

1. 这一问是紧接着上面说的，前面说了：发热恶寒是太阳病，发热不恶寒，反恶热，是阳明病。可是假如说不发热而恶寒，这是什么情况呢？这是个特殊情况，提出一个疑问来。

2. 这个病，虽然病程很短，是第一天，他这个怕冷将自己结束，然后出汗开始怕热，从后面的解释，病有得之一日，什么得之一日？应该就是阳明病得之一日。那怎么知道有阳明病呢？前面说了：大便难，大便干燥，腹中实。

3. 这还可以看出来，阳明病不一定就是由太阳病经过误治，经过汗后一日太阳，二日阳明，可以是一日便得阳明，后来有人说叫直中。就是说阳明病可以由太阳病传变而来，也可以直接就得阳明病，一开始，一天之内，虽然没有发热、汗出、恶热，也可能一天之内，先恶寒，然后马上不恶寒了，转成恶热，再转成自汗出。当然条件就是应该有内实，胃中干燥、大便难。这对它的外证：热、汗出和发热来说的，既然提到外证，应该是有内证，然后再加上外证，外面看着这样，里面看着那样，前面说阳明病的时候，只说到胃家实，单纯的明确说出来了。

一八四、问曰：恶寒何故自罢？答曰：阳明居中，主土也，万物所归，无所复传，始虽恶寒，二日自止，此为阳明病也。

1. 这条接着182条、183条继续论述。

2. 恶寒何故自罢？——第一天之内，他不发热恶寒怎么就转成恶热了呢？怎么样自罢的？

3. 阳明居中——先提到阳明，又说这个恶寒是阳明病。病有得之一日，哪个病？是阳明病。

4. 万物所归——胃为五谷之海，吃的东西全进去了，像天上掉东西，地上接住一样，大肚子，这一片属土，很松软。

5. 无所复传——阳明病可以传少阳，为什么说无所复传呢？应该说这个热，热到这里以后，不能再热了，在腑的病来说，到了比较深的层次了。

6. 始虽恶寒，二日自止——一开始恶寒，两天自己就会好，第一天看着还怕冷，第二天就不怕冷，怕热了。

7. 此为阳明病也——这就说明恶热是阳明病的表现。

一八五、本太阳，初得病时，发其汗，汗先出不彻，因转属阳明也。伤寒发热，无汗，呕不能食，而反汗出濈濈然者，是转属阳明也。

1. 太阳病，汗出、脉静、身凉就解了，出得不痛快，热没有从表散了，继续深入，就成了阳明了，转属阳明，这属于太阳病的转归。

2. 伤寒发热，无汗，呕不能食，而反汗出濈濈然者，是转属阳明也——发热汗出是阳明，发热无汗也是阳明，所以阳明可以有汗出，可以无汗。无汗你不要以为是麻黄汤证、风寒表实证，因为他不恶寒，但是加了呕不能食，呕得很严重，也不要以为是少阳。

3. 而反汗出濈濈然者——看着周身无汗，有时候他手足出汗濈濈然，有时候一会出一阵汗，这也是个热象，这也是转属阳明。

一八六、伤寒三日，阳明脉大。

1. 正常情况阳明到三日上，会看到阳明脉大，一日太阳，二日阳明，也可能说伤寒在前期，假如说七日传尽的话，到三日，热最盛的时候，可以发展成阳明病，表现就是脉大。阳明脉在哪里呢？人迎脉？还是趺阳脉？还是合谷脉？按照三部九候的观点，这三部都是上中下三部的阳明脉。

2. 这八条是论述的阳明的脉证，阳明的产生，一是发汗以后得的，二是直接入。论述阳明的内证和阳明的外证，论述了阳明病的分类：太阳、少阳、正阳。

一八七、伤寒，脉浮而缓，手足自温者，是为系在太阴。太阴者，身当发黄，若小便自利者，不能发黄。至七八日大便硬者，为阳明病也。

1. 伤寒脉浮而缓，手足自温者，是为系在太阴——手足自温，阳明可解，大为阳明，浮缓为太阴，这是通过脉来辨阴阳，就是同样见是手足发热的病，如果脉上是浮而缓的，这是阴病，而不是阳病。

2. 太阴者，身当发黄，若小便自利者，不能发黄——太阴和阳明都属于土，阴土的壅滞可以发黄，湿和热的结聚就发黄了，去其湿利小便，黄可以治疗，所以这句说：若小便自利者，不能发黄。太阴之热与湿相裹结，就能发黄，小便利了，水气去了，就不黄了。小便不利才发黄的。小便不利就是因为水气不利，水在里面裹结了。

3. 至七八日大便硬者，为阳明病也——这里提到至七八日，日子久了，即便是有脉浮缓，如果时间长了，出现了大便硬，这就是阳明病。当然有大便硬以后，脉一般来说不可能出现浮缓。前面是详脉而略于证，后面是详的证，而略于脉。从脉这个详略上来看，太阴病可以转到阳明病去。你还可以看到有大便硬、脉大的才是阳明病，脉浮缓的、大便不硬的，即便有腹部的症状，也叫太阴病。

一八八、伤寒转系阳明者，其人濈然微汗出也。

提到阳明病的汗出为：濈然微汗出。这个濈然是什么意思呢？我查了查字典，其中单独的一个意思就是说汗出貌，根据还就是这来的。知道一个汗出的样子就行了。濈——这个字还有一个读音sha（第四声），湍流，水流比较急的，从后面的微汗出看，显然这个意思是不对的。所以濈然微汗出可以看作是：微微有汗出，用这个濈然来形容，不是指的大汗。

一八九、阳明中风，口苦咽干，腹满微喘，发热恶寒，脉浮而紧，若下之，则腹满小便难也。

1. 前面提到阳明病是发热不恶寒，反恶热，这提到发热恶寒，什么意思？

2. 阳明中风是什么意思？是风入到阳明去了，我认为这说的中风，和前面说的中风一样，就是发热恶寒，脉浮而紧。阳明是指的阳明病，口苦咽干，腹满微喘。

3. 口苦咽干，腹满微喘——这说的是阳明。

4. 发热恶寒，脉浮而紧——是说的中风。

5. 还可以理解为，本身就是有阳明病，或者是大便干燥，内实，腹满，不大便，再加上微喘，口苦咽干，看着似少阳病的一些表现，实际上有内火，但是又有了外感的症状，也可以理解成太阳、阳明合病。

6. 若下之，则腹满小便难也——你如果是用下法的话，可能会导致本来的腹满更满，并且加上了小便难，就是说应该先治中风，治下法是不对的，也可以说阳明中风和阳明病中风的时候，先治中风，再治阳明病，否则会引起一系列的变证来。

一九零、阳明病，若能食，名中风；不能食，名中寒。

1. 这是对中风和中寒的一个鉴别诊断，就是看能不能进食，阳明病就前面说的：不大便，大便实，不恶寒，只是恶热，发热。那到底是中风中寒不好辨了，受风引起来的还是受寒引起来的，就看能食不能食。

2. 风为阳邪，其性开泄。若中了风之后，风得往外散，里面还没问题，还能吃饭，不影响进食。如果中了寒以后，大便也是不通，里面加上寒邪的结聚，吃不下饭去，没食欲，不想吃饭。

3. 不欲饮食和不能食看上去很相像，也许吃不下去，也许吃下去很难受，或者吃下去又吐出来，这是不能食。

一九一、阳明病，若中寒者，不能食，小便不利，手足濈然汗出，此欲作固瘕，必大便初硬后溏。所以然者，以胃中冷，水谷不别故也。

1. 阳明中寒不能食，时间长了以后，能引起固瘕来。固——固定的。瘕——包块性的东西，有一定的活动度，一般来说瘕从气分。和癥不一样，癥——一般是指实性的东西，从血分。积——一般在脏的从阴分。聚——一般是在腑的从阳分。

2. 聚和瘕是一类的，积和癥是一类的。

3. 固瘕——应该是很顽固的。瘕时间长了也能转成癥，转成实性的包块。一般慢性的炎性包块，常常是从瘕，实体的瘤之类的一般从癥。恶性的，那就典型的是癌了。像子宫肌瘤一般叫癥。卵巢囊肿一般叫瘕。盆腔炎性的包块，慢性阑尾炎的包块，这都应该算瘕。空腔的脏器，它算聚。真正的像肝积了，脾积了，像肝肿大了，肝硬化了，肝癌了，癌就是岩了，癌字在有些方言中也念岩。

4. 寒邪在阳明，可以有小便不利，典型的大便先硬后溏，对这个大便先硬后溏的解释，后来的解释叫脾虚肠热，肠热呢，前面就硬了，脾虚呢，后面就溏了。《伤寒论》明确说这是鉴别阳明中寒的典型表现。

5. 所以然者，以胃中冷，水谷不别故也——胃里是冷的，这是阳明中寒了，而前面还是阳明病大肠，是热的，所以他就大便硬了，中的寒邪，中到胃里了，水谷不别，后面就溏了。比较朴素、简单、真实的一个解释。

一九二、阳明病，初欲食，小便反不利，大便自调，其人骨节疼，翕翕如有热状，奄然发狂，濈然汗出而解者，此水不胜谷气，与汗共并，脉紧则愈。

1. 这个情况比较复杂，首先是阳明病，那应该就是大便实了。

2. 初欲食——那显然是中风的情况了，不是中寒。

3. 小便反不利，大便自调——中风应该是小便利，中寒才小便不利。欲食的，中风的，小便应该利。大便自调，还不硬。

4. 其人骨节疼，翕翕如有热状——这是在太阳病的表现。

5. 奄然发狂，濈然汗出而解者——突然烦躁的像要发狂一样，一会汗出又解了。这说明阳明病的水气，吃进饭以后，通过汗从外面解了。

6. 脉紧则愈——到了外面了，这是阳明病自己以能食随谷气和汗而解的一种情况。只要能吃饭，阳明病可以自己解。这说的阳明中风的一种情况，和中寒相比较。

一九三、阳明病，欲解时，从申至戌上。

1. 在伤寒中三阴三阳病都提到欲解时，讲太阳病的时候提到过了。太阳病欲解是在巳至未上，阳明欲解在申至戌上，少阳欲解在寅至辰上，三阴从太阴、少阴到厥阴分别以子时为中，子、丑、寅为中，前后隔一个时辰。这个论述得很多，有的论述到经上去的，有的论述到什么的，乱七八糟很多种说法。如果解释不通的话，存留这么一个事实的认知，在临床上来验证。具体的什么意义？不要单纯讨论理论的意义。在临床上能够应用的，学习着；在临床上不能验证的，存疑待考。归到机理上去，如果归得太高了，归到天上去了，掉不下来了，那很危险。没什么依靠，掉下来会摔得很惨，毫无用处，所以宁愿存疑待考，不要顺着杆爬上天。顺着这个根枝，想象，越来越高越来越高，归到不知所云上去了，这个方法要避免。

一九四、阳明病，不能食，攻其热必哕。所以然者，胃中虚冷故也。以其人本虚，攻其热必哕。

1. 阳明病，不能食，攻其热必哕——前面提到了，阳明病不能食，是中寒，有寒你去攻其热，攻热必用寒，两寒相加就哕了，呃逆了。

2. 所以然者，胃中虚冷故也。以其人本虚，攻其热必哕——胃中有虚还有冷，用攻法本来也是导致虚，攻其热时，用寒药，也是导致他冷。

3. 所以这句说的就是：哕是由胃中虚冷导致的。

4. 阳明病是指的不大便，不大便加上哕，是由胃中虚冷导致的。不能食的时候，要注意虚寒，不要随便攻热。

一九五、阳明病，脉迟，食难用饱，饱则微烦，头眩，必小便难，此欲作谷瘅。虽下之，腹满如故。所以然者，脉迟故也。

1. 这条说的是阳明的脉。阳明的脉，一般是内实的脉，这用迟来说，迟是不足的脉，相对于阳来说是阴脉，现代脉学来说：一息不足四至为迟。而在《伤寒论》中的迟脉，常常是指的虚。脉气不足，是虚。

2. 食难用饱——不像是吃不饱、吃不够、很困难地能吃饱了，不是这样的。应该是吃饱了难受。后面一句解释：饱则微烦头眩，必小便难——本来是内气的不足，饭多了以后，饱于胃，那头上气就虚了，心上气血也不足了，所以就有微烦，头眩。

3. 必小便难——水谷之气不化，不能正常流通。

4. 此欲作谷瘅——这是欲作谷瘅的一种表现。

5. 虽下之，腹满如故——这种情况还是一个虚象，你要看作实象，当作腹满来下的话，下了不管用，还是腹满。后面一句解释：所以然者，脉迟故也。脉迟就是个虚象。

一九六、阳明病，法多汗，反无汗，其身如虫行皮中状者，此以久虚故也。

1. 只要提到阳明病，就可以解释成：胃家实是也，可以理解成大便难，就行了。

2. 法多汗，反无汗——里面结住了，汗应该多，是实证。它反无汗，所以说阳明病可以多汗，也可以出现无汗症状。

3. 其身如虫行皮中状者，此以久虚故也——身上有种蚁行感，什么原因？久虚故也。因为已发汗亡津液以后，津液内枯产生的阳明病，枯的时候长了，连汗都出不来了。在皮下要拱着出，出不来，就有蚁行感了。

一九七、阳明病，反无汗，而小便利，二三日呕而咳，手足厥者，必苦头痛。若不咳不呕，手足不厥者，头不痛。

1. 如果有胃家实，而无汗，而小便反利的，说明虽然没有汗，津液还不是很枯的。

2. 二三日呕而咳，手足厥者，必苦头痛——小便利下焦就没事。呕而咳说明病在中上二焦，在肺、胃。阳明本来是在中土。而见到咳是往上走，手足应该是热，但这是“手足厥”，手足逆冷。

3. 必苦头痛——热不能从四肢散出来，从胃到了胸，出现咳了；再往上就出现头疼，阳明是经过面部，再往上攻，攻到头痛。

4. 若不咳不呕，手足不厥者，头不痛——再反过来论述一句，如果没有往上攻到胸部去，也没有往上呕的趋势。手足不厥是温的，中土散于四肢，四肢是温暖的，那么它就不会往头上走，头就不痛了。这应该看阳明病，它在里面走的方向。

一九八、阳明病，但头眩，不恶寒，故能食而咳，其人咽必痛。若不咳者，咽不痛。

1. 有胃家实的病人，头眩而不恶寒，这就不是少阳病。

2. 故能食而咳——能食是中风，是热象。

3. 其人咽必痛——阳明病有大便干燥，有头眩，没有恶寒的现象，就除外了少阳和太阳，就是阳明病。

4. 有肺的症状，咽必痛，中风能咽痛，火热现象。

5. 若不咳者，咽不痛——咽不痛，火热不往咽喉走。

6. 看看这个论述的方式，是从中风和中寒对比着讲的，都是大便干燥，有寒有火。四肢和头对比着讲的，往头上冲的不往四肢走，从四肢散开的，不往头上冲。这是讲的阳明病的多种不同表现。

7. 下面两条是看阳明发黄的。

一九九、阳明病，无汗，小便不利，心中懊侬者，身必发黄。

1. 阳明病，无汗，小便不利——典型的津液亏了。

2. 心中懊侬者，身必发黄——热没有下来，湿热瘀在中间了。津液亏干燥，但是有懊侬，懊侬就是在中间蒸，散不出来，不光是干结满疼了，是懊侬。

3. 身必发黄——阳热能泛到外面来。

二零零、阳明病，被火，额上微汗出，而小便不利者，必发黄。

1. 这也是阳明病加上火热，额上微汗出，火热往上攻冲了，而小便不利者，下面水气的不利，湿和热相裹就必发黄。这说的湿热发黄，这个小便不利是说的水，被火也好，无汗也好，被火像个实性的实热，这个无汗好像有点虚，虚可以出现懊侬，实可以见发汗。

2. 这说的是发黄，说的是湿热，都是说的小便不利，还有一个有汗和无汗，看虚和实。

二零一、阳明病，脉浮而紧者，必潮热，发作有时。但浮者，必盗汗出。

1. 阳明病，脉浮而紧者——浮而紧应该是在表的，在外的，邪气的盛，就潮热，一阵阵的发热，轰的一下上来，似潮涌，一会又下去了。

2. 但浮者，必盗汗出——但浮不紧说明邪气不盛。现在说盗汗是说阴亏盗汗。阳明病盗汗是个虚象，阳明病是内实，怎么可以见脉浮呢？浮是在外面的，表气的虚，所以汗固不住，从里面热蒸发就出来了。

3. 所以在这里，没提到阳明病如何如何，应该就知道这是指的胃家实，有大便干燥的这个情况，就是阳明病。所以从黄疸、谷疸、盗汗、潮热、咽痛、厥逆、头痛都可以是阳明的见证。

二零二、阳明病，口燥，但欲漱水，不欲咽者，此必衄。

1. 这一条在后来的中医诊断中，说为什么但欲漱水，不欲咽呢？阳明病津液枯了是口干，在这里他口干了，是想喝水呀，他不欲咽，就说上面的瘀血阻滞住了，就衄血了。这条后来作为瘀血证的鉴别的要点。在《金匮》中作为瘀血的表现。

2. 口燥但欲漱水，不欲咽者——应该是上面干，下面并不是太干。干厉害了，就出血了。口可以干厉害了出血，含一口水在嘴里鼓动一下，滋润一下上颚。上颚就是鼻腔的一个底，上面是鼻腔，下面就是上颚，含一口水在嘴里鼓动鼓动，能缓解鼻子里面干得出血。很简单的一个事实。

二零三、阳明病，本自汗出，医更重发汗，病已差，尚微烦不了了者，此必大便硬故也。以亡津液，胃中干燥，故令大便硬。当问其小便日几行，若本小便日三四行，今日再行，故知大便不久出。今为小便数少，以津液当还入胃中，故知不久必大便也。

1. 阳明病本来是可以有手足濈然汗出，是自己可以出汗的，阳明是热证，实证，是可以出汗的，假如说医生用发汗来治疗，更重发汗——发汗过度了。

2. 病已差——就是病差不多快好了，有显效的意思。

3. 尚微烦不了了者——这个了了是清楚明白的意思。多少的有点心情的烦躁，混乱不太舒服的感觉。

4. 此必大便硬故也——肯定是阳明病还没真好，看上去外证通过发汗，把热解了一些了，只要里面微烦，热还在里面结着，所以必然是还有大便硬。

5. 以亡津液，胃中干燥，故令大便硬——解释上面这个原因，本来就出汗了，你更发了汗，津液就亡失了，汗液都是从胃中吸收，敷布到全身的，外边亡了津液，所以胃中就干燥了，大便就硬了。

6. 当问其小便日几行，若本小便日三四行，今日再行，故知大便不久出——就是说如果发了汗，尚没有过度利尿，并且看到尿液要减少的话，知道水液不再从小便走，大便可能会自己缓解下来。水分还在大便里，结合上前面治下利的时候，用五苓散，那么你看变硬的时候，小便次数的减少，这说明：利小便可以实大便，大便不硬的时候，小便可以减少，前后二阴的水分是一致的。包括汗、小便、大便，这个水是此少彼多，此多彼少。

7. 今为小便数少，以津液当还入胃中，故知不久必大便也——这是对上面一句：今日再行，故知大便不久出的解释。小便少了，那水就还到胃肠里面去了。胃肠一滋润大便就能下来了。

二零四、伤寒呕多，虽有阳明证，不可攻之。

阳明病就是大便实，胃中干燥，但假如说呕多，说明这个病邪有往上走的趋势。说明病不在下面，不能用攻下的方法往下打。也可能在胃的幽门部的下面梗阻通不了，结在胃里，顺便引而越之，吐出来是方便的方法。假如说硬要攻的，上面压着往下攻，下面又不通，这是一个不正确的方法，并且有可能导致更虚，吐下不止。

二零五、阳明病，心下硬满者，不可攻之。攻之，利遂不止者死，利止者愈。

1. 前面讲太阳病经过误下以后，心下痞、满、硬的，陷胸汤证、柴胡汤证、泻心汤证等等那一系列的心下硬满是太阳病辨证。这里明确提出一个阳明病心下硬满，那就是说既可能有胃家实大便不通，又有心下硬满的，攻的时候要慎重。也可以理解为病邪在心下，不可以用攻法。

2. 攻之，利遂不止者死，利止者愈——假如说你用了攻法，误伤了正气，会导致下利，也可以理解为不当的泻下的方法，致使人的正气损伤，水液脱失，可以导致非常严重的后果，甚至死亡。即便是用了攻下法，但是尚没有完全损伤正气，虽然利了，它能够止，还是有希望的。

二零六、阳明病，面合色赤，不可攻之，必发热。色黄者，小便不利也。

1. 正面是阳明经所过，应该就是大便干燥加上脸红的，不能攻。

2. 必发热——是攻之必发热呢，还是面合色赤必发热呢？我认为应该是大便干燥或大便硬结加上发热脸红的不要急着攻下，应该是先用白虎汤清热。虽然大便不通先得攻，但是也不要一见大便不通，见阳明内结就马上攻，你还要参合周围的情况。如果是病邪在外，你把这个热给清了以后，这个津液就不外散失了，回归到胃里去，自然就通便了，从203条的看法就是这样。

3. 色黄者，小便不利也——色黄就是面色黄，前面提到湿热熏蒸面黄，出现谷疸、出现黄疸，就是因为小便不利。在《金匮》治谷疸、黄疸的时候，利小便是一个治法，包括用五苓散。

二零七、阳明病，不吐不下，心烦者，可与调胃承气汤。

调胃承气汤方

甘草二两（炙），芒硝半升，大黄四两（清酒洗）。

上三味，切，以水三升，煮二物至一升，去滓，内芒硝，更上微火一二沸，温顿服之，以调胃气。

1. 这个不吐不下是指未经过吐下的治疗呢？还是指说既不呕吐也不大便干燥。从《伤寒论》其他的条文来看，好像是未经过吐下的治疗。

2. 有内在的结热加上心烦的，用调胃承气汤治疗，栀子豉汤是心中懊侬、不寐那个情况。泻心汤治的是心下硬满的那种心烦的情况。而调胃承气是阳明病的心烦，那么这一比较的话，就知调胃承气汤是有大便实的。有胃家实，不大便的表现才用这个。前面曾经讲过这个方子。

3. 大黄四两，清酒洗——现在多一起煎了，也可用生大黄。

4. 去滓，内芒硝——芒硝是后化的。

5. 四两大黄，半升芒硝一起顿服，这个量还是比较重的，你看着心烦、明显的不大便的用。

6. 阳明病中第一个提到的方子是调胃承气汤。从阳明病一开始的179条，到提到承气汤的207条，这28条，反复论述阳明病的不同表现。在提到调胃承气汤方以前的这些没有方子的条文，既包括了阳明病的成因及各种不同表现，治疗的先后，辨证的要点，包括辨寒热，辨中风中寒，包括阳明病的黄疸，小便不利都论述到了。所以这篇没有方药的条文一定要多仔细看看，看看这个以后，你对阳明病以胃家实为提纲的其他的兼证、成因、转归就有了一个正确的认识方向。

7. 虽然《内经》中有诸病大小便不利者先利其前后，就是不管什么病出现大小便不利的，先利其大小便，那么阳明病就是大便不通，具体到阳明病的时候，结合了很多复杂症状的时候，你还要看看怎么样具体的辨证变通，不要简单以为一通了之。虽然都是大小便不通，那么有大便不通，也有小便不通，你先通哪个？这里就告诉你具体方法了，大便不通，还有外面的风寒，先治哪个？还有一个表里先后，先表后里的时候，先表还是先里？你即便大便不通，可人又特别虚怎么办？呕吐怎么办？所以说《内经》提的是原则，在伤寒里细化到具体的临床表现中，具体怎么样来区分运用，这就是辨证论治。将《内经》的法则具体到临床的辨证论治之中，这是《伤寒论》最大的成就。

二零八、阳明病，脉迟，虽汗出不恶寒者，其身必重，短气，腹满而喘，有潮热者，此外欲解，可攻里也。手足濈然汗出者，此大便已硬也，大承气汤主之。若汗多，微发热恶寒者，外未解也（一法与桂枝汤）。其热不潮，未可与承气汤；若腹大满不通者，可与小承气汤，微和胃气，勿令至大泄下。

大承气汤方

大黄四两（酒洗），厚朴半斤（炙，去皮），枳实五枚（炙），芒硝三合。

上四味，以水一斗，先煮二物，取五升，去滓，内大黄，更煮取二升，去滓，内芒硝，更上微火一两沸，分温再服，得下，余勿服。

小承气汤方

大黄四两，厚朴二两（炙，去皮），枳实三枚（大者，炙）。

上三味，以水四升，煮取一升二合，去滓，分温二服。初服汤当更衣，不尔者，尽饮之，若更衣者，勿服之。

1. 阳明病，脉迟，虽汗出不恶寒者，其身必重，短气，腹满而喘，有潮热者，此外欲解，可攻里也——这一段说的是阳明病的表里证鉴别，从脉迟来看，不应该理解为寒，如果迟数讲，现在是看寒热，迟为寒，数为热。而这里的脉迟，汗出不恶寒，是说不在表，迟常常是指的不足，不是像浮在浅表。

2. 虽然汗出不恶寒，这说明看上去像在表，但不恶寒就不是在表。

3. 其身必重，短气——身重短气是邪气在里，短气和那个迟是一个意思，是不足的现象。

4. 腹满而喘，有潮热者——典型的邪在胸腹，在内；潮热——里面是热邪。邪气深在，是实热之象。所以后面说：此外欲解，可攻里也——外证快解了，到里面去了。可以用攻下的方法了。

5. 有个火候，什么火候呢？手足濈然汗出者，此大便已硬也，大承气汤主之——看到手脚上黏黏糊糊出热汗的，这是大便硬的一种表现。结合《灵枢》内脏的病从井来治，从俞穴来治，而俞穴都是肘膝以下和后背的。所以那个身必重和手足濈然汗出是看内腑的病。

6. 有人单纯以《伤寒》《金匮》来讲，抛开了《内经》，说不是一个体系，说那是医理家的理论，这是经方家的言论。或许那个说法有一定的依据，但是你从张仲景论述方的这些方证来看，结合《内经》上对病的论述，还是相同的地方多，并且从他的序中看到，是撰用了《素问》和《九卷》的。

7. 医理家除了传给辈辈传理的以外，好多看病的也需要了解医理。从这个手足濈然汗出断到里面大便硬，用大承气汤，你可以看到这个问题。

8. 若汗多，微发热恶寒者，外未解也（一法与桂枝汤）——

有恶寒就是外未解，外未解就可以用桂枝汤来解。

9. 其热不潮，未可与承气汤——用大承气大便硬是指征，用承气汤是有潮热。潮热——轰的一阵发热，一会又退下去。

10. 若腹大满不通者，可与小承气汤，微和胃气，勿令至大泄下——仅仅是肚子胀，腹大腹满，不通而未必有大便硬，用小承气，微和胃气，勿令至大泄下。那么就是说小承气汤服了以后，不会大泻下，而大承气汤服了以后是至大泻下。

11. 满、喘、热、坚——大承气汤的；只是满而不通，小承气汤的。后来有人总结，大承气汤是：痞、满、燥、实、坚五个字。痞就是腹满腹胀，感到堵塞感了；满就是胀气的感觉；燥就是大便干燥；实指实热证；坚指坚硬。

12. 从用方上看，大承气汤方子很大，服的时候，一次服一半。可以看到急病、重病用重剂。

13. 一般说到大承气，大黄、芒硝是泻下，似乎是主要，也是先提的大黄，但它最大的量是厚朴。厚朴用半斤。所以大承气汤的腹满症状应该是很典型的。

14. 前几天那例肠梗阻的病例，同学问我为什么没用大承气或大柴胡，通过今天学习大承气，你仔细看看就知道，那根本不是大承气的适应证。第一其人形廋，是虚象，面黄，不能食，吃下去难受。那么这个就从虚从寒来治，这里明确地说：其热不潮，没有潮热的都不能用大承气。一个虚寒象，根本就没有潮热，大便虽然不通，但也不坚，没有坚的现象，也没有身重短气而喘，这和大承气完全相反的一个情况。我用的厚朴半夏甘草人参汤。这个方前面讲到过。

15. 厚朴半夏甘草人参汤的条文是：发汗后腹胀满者，汗后伤阳气，阳气虚，所以那个面黄、舌胖大、脉弱就是一个典型的虚性腹胀。这里辨虚实、阴阳、寒热，大承气汤不符，所以就用那个厚朴半夏甘草人参汤。

16. 而这两个方共同的特点就是都用了厚朴半斤，共同的证都是腹满，所以治腹满用厚朴，无论是阴阳、寒热、虚实。

17. 在《金匮》的腹满篇中，厚朴的药征就是腹满。你看厚朴的长相，它就是一个硬乎乎的绷紧的树皮，腹胀腹满的时候，腹皮就紧张，用它就来消这个痞满。

18. 小承气汤用大黄四两，没说用酒洗。厚朴二两，比半斤八两来说，仅是大承气汤的四分之一。枳实三枚是大承气汤的60%的量。

19. 有人说小承气就是大承气去了芒硝，这是不对的，一比较来看，小承气换了大黄为主要的药物了。而大承气是厚朴为主要药物。为主的药都变了。

20. 小承气用水明显也少了，只有大承气的一半不到，这个方的量加起来，就连上方的一半量都不到。也是分温二服。

21. 初服汤当更衣，不尔者，尽饮之，若更衣者，勿服之——服了以后，等一会看看，如果是不更衣（不上厕所，无便意），马上再服。小承气汤也是需要急服的，这个方子我曾经给一个搞针灸的同行谈到过，他是治外伤后遗症的脑神经损伤的。有一个病人说是神昏腹满不大便，我提示他用大承气汤，他用了后无效果，我让他把方子发过来，一看他想当然用的大承气，这是一个很严重的问题，就是不知道量。药就这些药，厚朴估计着用了15~20克，大黄很重的用了20~30克，用了以后不太见动静。神志也还是不清。一般脑外伤以后引起的发热常见，典型的潮热，面红，大便不通。后来改成这个方，我让他按1两10克用，用了80克以后，大便通了，热退了，可能那个病例损伤得比较严重，后来没有下文不知道了，但当时能把热给退下来，就是一大成果，大便通了。我曾经在刚大学毕业的时候，治过一个亲戚，蛛网膜下腔出血，五天昏睡不醒，在某院神经外科住院，我看了看病历，跟医生打了个招呼，先买了一付，当时我用的时候，也不会这么用，也没按这么大的量用，不方便，就近借了个锅，在医院里给煎了。当时起到的作用就是通了大便，量相对来说比较重一些，是估计的量，当时病人四十来岁，身体很壮实。一次服下去以后，下来的黑硬的大便，马上人就起来，眼睁开了，说话了。醒了以后起来就说话，但是语言思维还是不行，乱说，问什么不说什么，想起什么说什么。这能起来活动了，看着就好多了。后来好了以后十多年还是容易急躁、焦虑。一句话说的他不愿意听就急得咬牙切齿，脚在地下碾，精神还是受了一定影响。一直到二十年以后，现在才逐渐看不出来了。那假如说你不给他把大便通下来，肠道中的粪便长期积聚，产生氨气，大脑中毒，不利于大脑受到血肿挤压的那块的恢复。有可能一直昏迷下去，引起严重的后遗症。

22. 所以你无论是什么病，通过这两个病例你看到，包括外伤以后，大脑损伤引起来的都可以用，甚至可以用到外科去。典型的表现就是腹部有热、满、胀、坚，严重胀厉害的，用大量厚朴可能更快，所以急则用。现在分科越来越细，比如说脑外伤，你只注重神经外科方面的，你不注重内科的一些处理是不行的。应该全面观察一个病人，无论你在哪一级医院，或者个体诊所，只要你是个医生，对待病人，更应该关注全体，不要老是一个专家的态度，老只管自己这一块，除此之外我不管。作为专家来说，做个CT，给定位，开颅，钻孔给解决了，当然也是必要，可是对整体大脑的损坏，全身健康状况的调整，你应该站在更高的一个高度上，超出任何一个单独的专家专业，来把握这个健康。只要在这个层面上能把握了，局部层面上把握不好，那请专家会诊，来解决这个东西。

23. 曾经看过一个日本的研究报道，大承气为什么治脑血管的病，或者脑血管意外的病，他们做过实验，把小鼠大肠给结扎住了，大便不通，说很快能诱发脑血栓，或脑出血。

24. 用中国的八卦的方法来说，乾金之位，腹部的乾位，西北位，乾、坎、艮、震顺时针转。就是现在解剖姿势说的左下腹，正大肠那个位置，那就是乾位。乾在整体来说就是人的头脑，圆的、坚的、硬的。所以你看看这个八卦的认识方法和人体的实际，结合现在动物实验和现在临床的实际，大便不通和大脑的关系，非常明确，能够用实验来证实。而当时人的观察，这个八卦不是随意想象的，这是一个具有非常高的高度的一个哲学概念，人类思想、文明的一个伟大成就。能把握天下万物，一直到一点一滴毫末之间，万物之象都可以包容的一个东西。不要简单地把它看成一个符号，一个归纳，那么一个朴素的、唯物的辩证法。那是小看了，用其中的一部分想把握古代的全体是不行的。

25. 通过这个大承气汤，结合上临床的实际，结合上这个具体的病例，要看辨证的细节到底在什么地方。

二零九、阳明病，潮热，大便微硬者，可与大承气汤；不硬者不可与之。若不大便六七日，恐有燥屎，欲知之法，少与小承气汤，汤入腹中，转失气者，此有燥屎也，乃可攻之。若不转失气者，此但初头硬，后必溏，不可攻之，攻之必胀满不

能食也。欲饮水者，与水则哕。其后发热者，必大便复硬而少也，以小承气汤和之。不转失气者，慎不可攻也。

1. 这前面这一段说明了有潮热，大便哪怕微硬，也可以用大承气汤。虽然是大便微硬，但是潮热以后，内热比较重，也可以汗出以后，津液失，会导致更硬，可以用大承气汤，大便不硬的话，不可以与之，就是说大便硬不硬是用大承气的指标。

2. 七八天不大便了，是否有燥屎不知道，实验性治疗，用小承气汤，还要少与小承气汤，小量的小承气汤，如果喝进小承气汤转失气的，肠能正常排气，说明里面有燥屎了，就可以攻了。

3. 前面提到了阳明中寒是初头硬后必溏，所以你看到不大便六七日，吃了小承气还不转失气的，这个情况是寒，不能攻，不能用大承气攻。攻了以后会导致更加虚寒，虚，肠不动，腹胀腹满；不能食，是内有寒象。本来是寒，用小承气更寒了。说明大承气汤的攻，是攻的实热。便实和潮热是典型的表现，说明阳明中寒，也可以出现不大便，但它是初头硬后必溏，是虚为主的。有实热的，吃了小承气汤后它能往下顺，有失气，如果不是的，吃了以后，胀得更厉害，不会通。

4. 欲饮水者，与水则哕——如果有阳明的寒气在胃中，看着想喝水，但是给了水以后会哕，下不去，不通，再加上气虚，加上寒结。

5. 其后发热者，必大便复硬而少也，以小承气汤和之——假如说内有寒，再加上发热的话，大便还会硬，但是少。他不欲食，吃得少，大便就少。这个情况不应该用大承气猛攻，应该用小承气汤和之。小承气汤这个泻法不重，是用和的方法，没用芒硝，不那么苦寒。

6. 不转失气者，慎不可攻也——如果连失气都不转的话，不能用承气类的攻，像今天上午那类肠梗阻的来复诊的，他不转失气，刚刚做了灌肠的，所以不能用攻，只能用补法。这是大小承气汤的鉴别和反复说明的实热，是承气汤的方证。

二一零、夫实则谵语，虚则郑声。郑声者，重语也。直视谵语，喘满者死，下利者亦死。

1. 重语也——小声反复地说。

2. 郑声者，重语也——为什么叫郑声，是否郑国人说话就那样？是否郑国出过一个结巴，出使到别的国家去以后，成了一个典型的代表，就叫郑声了？有这个可能。或是郑人说话习惯重复？都是可能的。

3. 直视谵语，喘满者死——眼睛往上瞪着看，喘，胸闷加上满的，大热的情况，这是一个死象，不好，阳热太盛，火气往上攻。

4. 下利者亦死——如果是直视喘满，下利也是死象。

5. 上下都脱一般直视，现代医学说脑神经受到了损伤。太阳脉终，要厥的时候，眼睛往上看。所以注意察看眼神，眼睛的情况，常常反应神明的情况。神将去，眼先看出来。

二一一、发汗多，若重发汗者，亡其阳，谵语。脉短者死，脉自和者不死。

1. 发汗多，若重发汗者，亡其阳——这个在太阳病篇中反复强调，汗多亡阳。

2. 谵语，脉短者死，脉自和者不死——出现说胡话了，不自主的言语，外伤其阳，内伤其阴（脉短者死），阴阳俱虚则死，虽在表亡阳，脏气不绝，尚有生的希望（脉自和）。

二一二、伤寒若吐若下后不解，不大便五六日，上至十余日，日晡所发潮热，不恶寒，独语如见鬼状。若剧者，发则不识人，循衣摸床，惕而不安一云顺衣妄撮，怵惕不安，微喘直视，脉弦者生，涩者死。微者，但发热谵语者，大承气汤主之。若一服利，则止后服。

1. 伤寒若吐若下后不解，不大便五六日，上至十余日，日晡所发潮热，不恶寒——这一套表现是典型的阳明病的表现，可以是表现在吐下之后，没把病治好，转到阳明去了。

2. 独语如见鬼状——这就阳明的谵语。

3. 若剧者，发则不识人，循衣摸床，惕而不安，怵惕不安，微喘直视，脉弦者生，涩者死——阳明病厉害了，出现意识障碍，昏迷。就是老捋衣服边，或手在床上反复地摸。

4. 惕而不安——一会一会的惊觉。

5. 微喘直视——呼吸有点急促，眼睛瞪着，只是不看事。

6. 脉弦者生——脉上还坚强有力的，还能活。脉弦是阴气还充足。

7. 涩者死——脉涩是气血都不足了。

8. 外在的神气不足，内在的心气不足，虚脱现象，要死了。人到衰老垂危的时候，常常出现这种情况。常常是心律的不齐，心脏的搏动乏力，最后整体都会衰竭的。

9. 微者，但发热谵语者，大承气汤主之——仅仅是发热谵语者，没有出现不识人、循衣摸床、惕而不安的情况下，用大承气汤主之。

10. 若吐若下后，是指人虚弱的情况再加上几天不解大便、发热这种情况，看上去阳明热，但出现了见鬼状，循衣摸床，这常常是人垂危的时候会出现这种情况。脑血管意外，最后发高烧，能出现这种情况，大脑的损伤有这个情况。人体的自然衰老到最后，有时发癫痫持续状态，突发抽搐，眼睛真视，抽上几天就不行了；有的心脏不好，衰到一定程度以后，突然就浑身无力了；还有的人看着很安和，什么事也没有，突然什么都不吃了，精神突然好一天，出现衰老了，到最后的突然发热一天，就不行了。这就是到最后的一个阴阳俱衰的现象，阴阳俱衰的时候很难过来的，无论是找中医看也好，西医看也好，全身的一个衰竭状态，很难维持，维持不了。

11. 我曾经查过一个资料，人不能进食了，到最后的这样状态，我见过一个300例的报道，是维持6~56天。你就是靠着再好的营养液维持着，总是替代不了全营养，很难维持。仅是不能进食，全身其他功能尚可时，有的下鼻饲管，进流质的饮食还行；你通过全静脉是办不到的，全静脉和这个鼻饲管较正常的食物饮食是大不一样的。

12. 有的即便是大脑死亡了，靠心跳和呼吸还存在，鼻饲管饲喂的还活好长时间的。那种情况就突破了在自然情况下人这个情况。但假如说有发热的话，昏不识人，那就很难办了。

13. 一些邻居亲戚，以前在乡下的时候，在垂危的时候，让过去看看，常常见到这个情况，一两天就不行了。

14. 若一服利，则止后服——注意这个微者，单发热谵语者，这个微应该是若吐若下后不解这个微，若吐若下后就是指的人的虚弱状态。那我说的这个也包括老年人衰老，或脑血管意外，或心脏衰竭，或肝肾的衰竭，到最后的这个状态，也是一样，你不能强攻，不能用大承气汤攻。他只是单发热谵语者，没有循衣摸床，惕而不安，没有神经系统的严重衰竭的表现。

二一三、阳明病，其人多汗，以津液外出，胃中燥，大便必硬，硬则谵语，小承气汤主之。若一服谵语止者，更莫复服。

这说了一个多汗、胃中燥、谵语。没有提到发热和腹胀满，相对来说还是轻的。虽然有谵语，有的时候腹部满的，这个热象不是很重的，不一定用芒硝，还是应该先用小承气来治。小承气是一剂分两次服，服了一服好了，那些就不要服了，小承气是泄热的。

二一四、阳明病，谵语发潮热，脉滑而疾者，小承气汤主之。因与承气汤一升，腹中转气者，更服一升，若不转气者，勿更与之。明日又不大便，脉反微涩者，里虚也，为难治，不可更与承气汤也。

1. 阳明病，谵语发潮热，脉滑而疾者，小承气汤主之——提到：谵语、发热、脉，没有提到腹的症状。

2. 因与承气汤一升，腹中转气者，更服一升，若不转气者，勿更与之——肠梗阻不大便，服了一下，不转失气，就不要急着再服。

3. 明日又不大便，脉反微涩者，里虚也，为难治，不可更与承气汤也——再次提示，虚人服了以后，失气转不动的那种病，不能用承气汤来泻，它是辨虚实。虽然是：谵语发潮热，看似脉滑而疾。服了不行的，你要看一看，是否虚实上辨错了。

二一五、阳明病，谵语有潮热，反不能食者，胃中必有燥屎五六枚也。若能食者，但硬耳，宜大承气汤下之。

1. 胃中必有燥屎五六枚也——屎能在胃里吗？他就这么解释就是了。胃家，从胃到肠下来的，实际上燥屎不可能在胃里，除非胃结石，像硬的块，胃镜下能看到，那叫燥屎。那个不用大承气，用吴茱萸和大柴胡今年各治了一例胃结石的。

2. 在这里要知道，他不能食，是有寒在胃里，寒结堵住了。能食，大便硬可以用大承气。能食不能食，这是一个鉴别大承气、鉴别寒热的指标。从一开始说中风、中寒开始，就这么讲。

二一六、阳明病，下血谵语者，此为热入血室，但头汗出者，刺期门，随其实而泻之，濈然汗出则愈。

1. 在太阳病的辨证中提到过热入血室，刺期门。但头汗出，就是热在上面，可以通过刺期门来解。

2. 随其实而泻之——看到实证就用泻法。

3. 那么阳明病中首次提到泻法，泻期门。期门是两次提到了。

二一七、汗（一作卧）出谵语者，以有燥屎在胃中，此为风也。须下者，过经乃可下之。下之若早，语言必乱，以表虚里实故也。下之愈，宜大承气汤。

1. 汗（一作卧）出谵语者，以有燥屎在胃中，此为风也——汗出从风。

2. 须下者，过经乃可下之——这提到传经和过经，怎么叫过经？过了阳明的经。

3. 下之若早，语言必乱，以表虚里实故也——表虚有风的时候，还不要急着下，应该先解其外，下之过早是不行的，因为表解仅仅里实的，再用下。表虚里实——你把里面再泻了，那表里俱虚，那就可能言语错乱了。

4. 下之愈，宜大承气汤——这说的有谵语，假如表不虚的话，可以下之，再次提示，用大承气汤必须实证才用，哪怕有表虚，看着就里实，或者虚实夹杂，或者表里虚实不一样的时候，也要慎重。

5. 一云大柴胡汤——实际大柴胡或者大承气，应该腹满为主的可以考虑用大承气，如果胁下胀满为主的，同样可以考虑用大柴胡。

二一八、伤寒四五日，脉沉而喘满。沉为在里，而反发其汗，津液越出，大便为难，表虚里实，久则谵语。

1. 又提到了表虚里实，承接着上一条提，脉沉就是在里，没有表的证，你用发汗治疗，只能是徒伤津液，导致表虚，津液失了以后，里面更实。

2. 久则谵语——虚人加上热象，就谵语了。

3. 那么这个里实，只是相对于表虚而出现的实，应该是相对的实证。这和一开始提到的阳明病的成因，发汗亡津液、胃中干燥、胃家实，和那个相呼应，是一致的。

4. 讲到218条，就把前面承气类的方子，以及前面讲到的阳明病的成因更进一步地阐明了。反复强调就是汗液丢失，肠道就干燥；表上有风虚，不要急着泻；怀疑是有燥屎，可以先用小承气少少与之，试探性治疗。有满有喘的才可以考虑。如果是太虚的人出现循衣摸床，还要小心地试小承气汤，稍微的谵语可以用大承气汤。否则会有危险。出现循衣摸床，惕而不安的就不要试。如果是外面脱象和里面脱象都有的，那是死证。也轻易不要动，动了，一下子垮了。所以讲到这个泻法的时候，一定要慎重。如传统的对兵器的看法一样，兵为凶器，不得已而用之，但又是必备的，戡乱必用。轻动伤及国本，消耗民力，国家有动乱之忧。同样大承气也是这样，重型武器，像核武器类似的，必备的，有战略威慑作用，必要的时候，一下解决问题。慎用，国力虚弱的时候不能用，这就是大小承气，小的可以打局部战争，尽量不要打战略性战争。

二一九、三阳合病，腹满身重，难以转侧，口不仁，面垢（又作枯），谵语遗尿，发汗则谵语，下之则额上生汗，手足逆冷。若自汗出者，白虎汤主之。

1. 白虎加人参汤，在前面提到过，白虎汤在这里提出来，在太阳病的下篇中也提到白虎汤，那是：伤寒脉浮滑，此以表有热，里有寒，白虎汤主之。当然对这个“里有寒”后来解释有不同，在这再次提到白虎汤，是三阳合病，太阳、少阳、阳明都有病。

2. 腹满身重——腹满可以看作是少阳和阳明的见证，身重常常是太阳和少阳的见证。

3. 难以转侧——一般是少阳的事，两侧肌紧、痉挛、沉重，疼痛感。

4. 口不仁——口干可以是少阳病，面红是阳明病，所以这应该是少阳和阳明病。

5. 谵语遗尿——谵语是阳明病火热，遗尿像太阳病入里的一些表现。

6. 发汗则谵语——发汗导致表阳虚了，内热更重，出现谵语。

7. 下之则额上生汗——下以后，下面的气虚了，从下面泄了气，津液从上面就看出来了。为什么下去以后，就额上汗出呢？他不能鼓动全身出汗了，只是在头上阳气还足，就出汗了。

8. 手足逆冷——下了以后导致内虚，阳气不达四末，手足逆冷。

9. 若自汗出者，白虎汤主之——这个“自汗出者”，应该接着“谵语遗尿，自汗出者”。不包括“发汗则谵语，下之则额上生汗，手足逆冷”。

10. 三阳合病的时候，还是先清其热，用白虎汤治大热。这里这么多症状，只说到腹满，没说到大便硬结。白虎汤前面提到了，这里再一次提到，煎法还是一样，方子一样。

二二零、二阳并病，太阳证罢，但发潮热，手足漐漐汗出，大便难而谵语者，下之则愈，宜大承气汤。

1. 明确指明的是二阳，太阳和阳明，但是太阳证罢，仅仅是阳明证，没有表证了。所以有：手足漐漐汗出，大便难而谵语。

2. 这就是大承气汤证和白虎汤证的鉴别，有太阳和少阳，三阳合并的时候用白虎，而太阳证已经好了，仅仅是阳明证，有大便干的时候，用大承气汤。

二二一、阳明病，脉浮而紧，咽燥口苦，腹满而喘，发热汗出，不恶寒反恶热，身重。若发汗则躁，心愦愦反谵语。若加温针，必怵惕烦躁不得眠。若下之，则胃中空虚，客气动膈，心中懊憹，舌上胎者，栀子豉汤主之。

1. 脉浮而紧，咽燥口苦，腹满而喘，发热汗出，不恶寒反恶热，身重——典型的阳明病表现，尤其是特征性的不恶寒反恶热。

2. 若发汗则躁，心愦愦反谵语——本来是太阳病经过多汗误汗伤津液后才成的阳明病，如果你再发汗，就会导致邪热更盛，导致谵语了。

3. 若加温针，必怵惕烦躁不得眠——温针以后，阳热更盛，会导致怵惕烦躁。

4. 若下之，则胃中空虚，客气动膈，心中懊憹，舌上胎者，栀子豉汤主之——这里又提到栀子豉汤，胃中因为下以后，导致了虚，客气就指邪热。典型表现是：心中懊憹，舌上胎者。白苔还是黄苔？厚苔还是薄苔？你注意一般情况下舌上苔少看不太出来，见舌上有苔厚的，这是客气动到里面了，这是栀子豉汤的典型特征，应该是带着黄浮苔、黄浊苔、黄厚苔，应该是那一类的。

5. 特别提到舌上苔，作为一个辨证，现在这个舌苔、舌质当作一个通用的格式，什么病都看，都得辨，而在伤寒中提到舌苔的条文并不是很多，没提到的可以先放一边，是次要的；而提到的，虽然少，却是很有意义的，有特别意义的。

6. 这个煎法上和前面一样。得快吐者，止后服——也是服了以后，让他吐的。

二二二、若渴欲饮水，口干舌燥者，白虎加人参汤主之。

1. 白虎人参汤是渴加上燥的。应该是前面那个症，再加上口干欲饮水。有了三阳合病，或是有了阳明病再加上口干厉害的，加人参。

2. 前面提到过，伤寒中口渴厉害的是加人参。

二二三、若脉浮发热，渴欲饮水，小便不利者，猪苓汤主之。

猪苓汤方

猪苓（去皮）、茯苓、泽泻、阿胶、滑石（碎）各一两。

上五味，以水四升，先煮四味，取二升，去滓，内阿胶烊消，温服七合，日三服。

1. 脉浮发热——应该是太阳在表的病。

2. 渴欲饮水——应该是水饮在内的病。

3. 小便不利者，猪苓汤主之——水气的不利，用方猪苓汤。在这里提出猪苓汤来就是与上面“渴欲饮水，口干舌燥”相鉴别。太阳病脉浮在表的，出现渴欲饮水，小便不利的，适合用猪苓汤。而阳明病出现渴欲饮水，表现在上为主，口干舌燥的，白虎加人参汤。

4. 水气在下面不利，用：猪苓、茯苓、泽泻利水的，加上一个阿胶。在上面的就用人参、石膏、知母来清。在这里是做对举、比较、鉴别，做辨别的。那么从这里就可以看出，白虎加人参汤证的口渴和猪苓汤的口渴有什么不同。

5. 阿胶一般的都是化，怕不好化，就炒阿胶珠，一炒就好化了，发泡好化了。阿胶一般做成散都是先炒成阿胶珠，而做汤一般是后化的。

6. 猪苓汤是在阳明病里提出来的，而前面提到的脉浮发热，应该偏太阳。

二二四、阳明病，汗出多而渴者，不可与猪苓汤，以汗多

胃中燥，猪苓汤复利其小便故也。

1. 这条和223条一比，前面是脉浮太阳病，明确说了阳明病不可服，那么再和222条比，就是渴欲饮水，白虎加人参汤，在阳明的口渴。这是在太阳的口渴。

2. 所以这三条一比就很明白了，猪苓汤是利尿的。通过利小便可以治口渴，通过加人参也能治口渴，就看口渴是什么原因引起来的，一个是小便不利，水气上不来；一个是热多了，伤了津气。可以说是虚实的鉴别、上下的鉴别、太阳和阳明的鉴别。

二二五、脉浮而迟，表热里寒，下利清谷者，四逆汤主之。

1. 四逆汤在前面提到了两次，一个是在太阳病的上篇92条，“病发热头痛，脉反沉，若不差，身体疼痛，当救其里。四逆汤方。”那是说的脉沉在里的，提到四逆汤。再就太阳病的上篇提到了一次，29条“若重发汗，复加烧针者，四逆汤主之。”

2. 这里说的是脉浮而迟。脉浮，后面说是指的表热，在表上还有热。迟，是指内在的不足，加下利清谷，清和寒常常是一个意思。应该是有完谷不化或大便是清水但是有寒凉的感觉，所以“迟”是指里的虚寒。

3. 即便是有脉浮的表热，假如说有内在虚寒的，可以考虑用四逆汤主治。

4. 在阳明病篇里提到这个是什么意思？阳明病是以大便实为主为典型。除了前面的用大承气、白虎、栀子豉汤、猪苓汤治各种不同的热以外，还要知道里面有寒的时候用四逆汤。也可以说通过论述上面的热证，来对比着看看寒的怎么治。意思就在说明阳明病前面那些方子是治热的，如果有寒的就不要用了，更进一步说阳明之热实，而四逆治虚寒。同样是在胃，是在里，有热有寒，有虚有实。

二二六、若胃中虚冷，不能食者，饮水则哕。

前面提到阳明中寒，就是不能食。寒气结聚在胃了，你喝进去水以后，胃气不能降反而上逆，就出现哕，这哕就是说的呃逆，和嗳气不同。

二二七、脉浮发热，口干鼻燥，能食者则衄。

两条对比着讲，一个说寒，一个说热。脉浮是在表，加上发热，加上口干鼻燥，前面说了能食就是中风，风为阳邪，为热。因为鼻燥，风热在上可以导致衄。所以讲了寒证后，又讲了热证。讲了中寒又讲了中风的风热。227条是和226对举着讲。

二二八、阳明病，下之，其外有热，手足温，不结胸，心中懊侬，饥不能食，但头汗出者，栀子豉汤主之。

1. 栀子豉汤刚刚也讲了，在前面太阳病篇也讲了。阳明病有内实，经过下了以后，仍然有外热和手足温。提出了不结胸和心中懊侬。

2. 结胸是硬满而痛，心中懊侬呢？它比那个结胸要轻。

3. 饥不能食，但头汗出，和胃中虚寒不能食、饮水则哕相鉴别。同样是不能食，有寒饮在里面的饮水则哕；还有栀子豉汤治胃虚客热，这就是辨不能食的寒热。

二二九、阳明病，发潮热，大便溏，小便自可，胸胁满不去者，与小柴胡汤。

1. 这就是辨都是发热加上便稀，那么辨下利清谷是四逆汤的虚寒，那么这个热是发潮热，阳明病发潮热，和那个脉浮而迟表热里寒不同。大便是溏，但和下利清谷不同，都是大便的稀，下利清谷是寒得厉害；溏则小便自可，无“小便少、小便不利”而大便溏。

2. 发潮热加胸胁满不去，这是小柴胡汤证，小柴胡汤证的典型症状就是胸胁满。胸胁满加发热，即是阳明病，可以用小柴胡。说小柴胡汤是少阳病的代表方，如果说少阳病就是病在胸胁的，未尝不可，那么太阳病和阳明病，只要见到胸胁满的，也是小柴胡汤证。在这里就可以看出一个方证，就是一个方子对应一个典型的表现。

3. 辨证，辨方证，辨汤证，这就是《伤寒论》的辨证论治。桂枝证如何？麻黄汤证，青龙汤证，柴胡证，反复提到了，这就是辨的汤证，辨的方证。

二三零、阳明病，胁下硬满，不大便而呕，舌上白苔者，可与小柴胡汤。上焦得通，津液得下，胃气因和，身濈然汗出而解。

1. 阳明病应该内实，胁下硬满，特别提出来部位在胁下。

2. 不大便而呕——阳明病不大便而呕，是很典型的，但是胁下硬满，和舌上白苔，不是黄燥苔，不是内结的便秘、火热实证，特别提出一个舌上白苔。是阳明病不错，但这个比较轻浅，表现在胁下，火热尚不重，那么可与小柴胡，在这里提出来，是和前面大承气汤的不大便而呕的鉴别。

3. 上焦得通，津液得下，胃气因和，身濈然汗出则解——胸和胁是在上，把胸胁这个结聚解开以后，津液不阻在这里了，它下到胃里，那么阳明就得到和解，胃气就和了。身上的汗也通开了，里面的津液也下去了。就好了。

4. 也可以看出，有阳明病，还有少阳病的时候，还可以先解少阳，阳明自然得到解。就和有表证有里证，先解表一样，那么有半表半里的小柴胡汤证还有阳明证，先从半表半里来治，用小柴胡来解。

二三一、阳明中风，脉弦浮大而短气，腹都满，胁下及心痛，久按之气不通，鼻干不得汗，嗜卧，一身及目悉黄，小便难，有潮热，时时哕，耳前后肿，刺之小差，外不解，病过十日，脉续浮者，与小柴胡汤。

1. 首先提的是阳明中风，前面讲过阳明中风是能食的，中的是热邪，阳明之热应该包括了大便不通，但脉弦浮大而短气，说明内实不重。

2. 腹都满，胁下及心痛——整个腹都满着，胁下也痛、心也痛。

3. 久按之气不通——如果是阳明的实热，它拒按，按之则痛。这个可以久按之不痛，所以说阳明中风，风邪非常轻浅，没有形成真正的实热证。

4. 鼻干不得汗，嗜卧——热邪在上，身体有倦怠感。

5. 一身及目悉黄——水气不利，湿热蕴蒸可以黄疸嗜卧。

6. 小便难，一身及目悉黄，嗜卧——这是一套的水气不利。

7. 有潮热，时时哕——你看着有潮热，阵作发热，时时哕，哕常常是胃气的不通，有寒邪。那么有潮热加上哕，就说寒热交织都可能有。

8. 耳前后肿——是少阳的表现，如果面赤就是在阳明了，如果项背那是在太阳。所以这个从外证来看，还是少阳的热邪重。

9. 刺之小差，外不解——用针刺法以后，缓解了，暂时减轻了。外证不解，就包括发热之类都还在。

10. 病过十日，脉续浮者，与小柴胡汤——虽然病程长久，就像有些病治了好长时间了，只要有这个证，与小柴胡汤——还是用小柴胡汤来治。不论病程久暂，以实际见证为主，时间再长，内实不重，就不用承气汤。

11. 通过在阳明病篇中反复讲小柴胡汤，就鉴别出小柴胡汤和承气汤、大柴胡汤、陷胸汤、白虎汤、白虎加人参汤的区别。

二三二、脉但浮，无余证者，与麻黄汤。若不尿，腹满加哕者，不治。

1. 脉但浮，无余证者，与麻黄汤——脉但浮仅仅是表证，这个应该说单纯的表证，没有里证的，麻黄汤是首选的。

2. 若不尿——内在的水气不利。

3. 腹满加哕者，不治——腹满是阳明的结聚不通，加上哕，就是上下不通，格拒之象，内实太重的，不是好现象，不治，常常是危重现象。

4. 那就要注意大小便不通的，加上呃逆的，这种病人要小心，有时候结聚厉害了，上下通不了。

5. 所以单纯：脉但浮，无余证者，与麻黄汤——这句不好理解，你结合前面这一套来看，仅仅看到脉浮，其他的没有的，用麻黄汤发发汗，从外面利一下就可以了。

6. 我认为这个脉但浮，仅仅说的表证，表证就用麻黄汤，麻黄汤和前面桂枝汤和葛根汤的鉴别，有汗的就桂枝汤，项背强几几的就葛根汤。仅仅是脉浮在外面，又没有汗出的，它不正常汗出，一般人正常情况下也看不到汗出，所以从无汗来解。

7. 注意这个不治的现象，是前后不通，加上上焦的哕逆，应该是上中下三焦不通，水气不治，里面格拒的现象。

二三三、阳明病，自汗出，若发汗，小便自利者，此为津液内竭，虽硬不可攻之，当须自欲大便，宜蜜煎导而通之。若土瓜根及大猪胆汁，皆可为导。

蜜煎方

食蜜七合。

上一味，于铜器内，微火煎，当须凝如饴状，搅之勿令焦着，欲可丸，并手捻作挺，令头锐，大如指，长二寸许。当热时急作，冷则硬。以内谷道中，以手急抱，欲大便时乃去之。疑非仲景意，已试甚良。

又大猪胆一枚，泻汁，和少许法醋，以灌谷道内，如一食顷，当大便出宿食恶物，甚效。

1. 阳明病，胃家实，大便不通，不大便。伴随症状，自汗出——本身自汗出，或者是经过发汗以后。小便自利者——小便还正常。

2. 此为津液内竭——津液内竭，和前面提到的阳明病，若吐若下后，亡津液一样，从阳明病的形成机理上来看，都是津液内竭才有的大便干燥。但这个提出了虽硬不可攻之，应当看出这个是气阴两虚的便秘。

3. 自汗出——本身就表虚容易出汗的。

4. 津液不往胃里走，小便还自利，如果是真正的内在实热引起来的不大便，应该小便也少。治疗方法“当须自欲大便”，有便意的时候用蜜煎导下，导而通之。或者是土瓜根或者是大猪胆汁都可以用作导下药。

5. 当须凝如饴状——饴就像饴糖一样。

6. 搅之勿令焦著——把水分熬完了，熬到水分快要干的时候，还别让它糊了，粘了锅。

7. 欲可丸——看上去浓度到一定程度，快要捏成团的时候。

8. 并手捻作挺——把它捻成一个条块状的东西。

9. 令头锐——像子弹头一样，头是尖的。

10. 大如指，长二寸许——大小像指头那么大，也就一个指头那么长吧。

11. 所以这个物理性状：①如饴勿焦，可丸。②制成一定的形状，有粗细：大如指，有长度：长二寸许，并且令头锐，这个可操作性很强。

12. 当热时急作，冷则硬——并且提出温度的重要性来。

13. 所以经方从汤药的煎服法到导药，虽然言词非常简，但是到关键的地方描述得非常详细，都有可操作性。而一些不可操作的病理，药理，常常是一提算完，重视的是临床的实际操作。对医理方面简单论述。因为这是一个为临床医生写的一个操作手册。放在手边翻着可以治病的，所以重视的是具体技术。

14. 以内谷道中，以手急抱，欲大便时乃去之——从肛门塞进去，用手把肛门捏住，别让它出来。否则它滑，会出来。

到快要大便了，你松开手，它就排出来了。

15. 又大猪胆一枚，泻汁，和少许法醋，以灌谷道内，如一食顷，当大便出宿食恶物，甚效——这个灌法上，就显得粗略一些了，过去有个方法：把猪胆汁倒出来，和醋和好了，再倒进猪胆里去，把竹管捆在头上，插进去，一按，能塞进去。

16. 土瓜根——直接用根削一削，形状差不多，直接塞进去，就可以了。

17. 现在有灌肥皂水的，有捏肥皂头，塞进去，它就下来，润的作用。常用的是开塞露，塞进去捏上就行。开塞露剪的时候，要注意，防止前面剪得太锐，弄破肛门。所以要仔细。一点小事都要仔细。

18. 土瓜根——有些美容的好像还用这个东西，现代临床不太用的一个药，一直没用过。在本地有个方，用那个疙瘩头咸菜削成一个条以后，塞进去，能导出来。我听一个病人说过，给一个小孩用过，新生儿，生下来十来天，去某个医院检查，不知道怎么搞的，医生告诉说缺钙，吃龙牡壮骨冲剂。小孩子刚吃奶的吃什么药呀，吃了后二十多天不解大便。那家人也比较拙，二十天不解大便，也不管。后来一看这孩子肚子胀硬，脸色发黑发红，别的药不敢用，正好我听说了这个方，让他试试，削了块，像筷子头，塞了进去，导下来就好了。

19. 这个情况虽然不是阳明病的自汗出，若发汗，但小孩娇弱也是个虚象，用了就好了，这个原理就是：这个东西本身盐分很大，和芒硝的渗透导泻一样，用这个咸菜的道理，也是用这个盐的浓度，它产生了渗透压，把肠道里的水吸到肠道里去，产生导泻作用。比较起来蜜煎的，它靠糖的浓度，要温和一些。你包括酚酞片，吃进去也是在肠道形成一种刺激。

20. 除了说到上面用芒硝泻下以外，还有温和的蜜煎，以及其他的方法。包括现在用的肥皂水、开塞露，用甘油都可以的。这对虚人、老年人，或小孩这些法都可以考虑。

二三四、阳明病，脉迟，汗出多，微恶寒者，表未解也，可发汗，宜桂枝汤。

1. 阳明病出现表未解，那应该说有阳明病，还有太阳病，那按说表里同病，应该先表后里，可是《内经》上有个原则，诸病而前后不利者，先利其前面，有大便不通的，先通大便。在这里就是提示，什么情况下应该是先表后里。

2. 脉迟——而不是实大。

3. 汗出多，微恶寒者——表证为主，虽有阳明病，先用桂枝汤解表，是否解表以后，发汗过多，会加重阳明病呢？通过桂枝汤解肌发汗，表邪祛除掉，里气一和，有可能自己就好了。

4. 什么时候先表，什么时候先里？先通大便为主，还是先解表为主？应该看哪个更急。而假如说出现腹满的话，那就应该比表证、桂枝汤证还急，那就应该先治里了。所以知道有法则还要知道有变通。看似法则相冲突，看似变通无依据，看似冲突的一些法则是针对一些不同情况的。他的依据就是实际情况中哪个更急，在变通中仍然有变通的依据。这就是学习经典的意义，让你学明白，治疗的时候先治哪个，而不至于有偏见或片面、固执的一些看法。

二三五、阳明病，脉浮，无汗而喘者，发汗则愈，宜麻

黄汤。

1. 234条提了桂枝汤，235条又提了麻黄汤，这两条对举来看，辨病都是阳明病，怎么治疗还要看脉证。虽然是阳明病，但脉是迟的，有不足，证是桂枝证，就应该用桂枝汤治。同样是阳明病，有表证，有无汗而喘，典型麻黄汤证，就用麻黄汤治。

2. 《伤寒论》的辨病、脉、证、治，这个证是最具体的临床所见，其次是脉，然后是病。病是大概要分清，治疗还要依据脉和证。你看阳明病就是病，脉浮说的脉，无汗而喘是证，发汗则愈是治，后面才是方和药，麻黄汤。

3. 简单几句，每一个都有每一个的意思，所以这一讲，这三条除了一个蜜煎导方以外，反复重申辨病脉证治，重视证的表现，病也必须得辨。

二三六、阳明病，发热汗出者，此为热越，不能发黄也。但头汗出，身无汗，剂颈而还，小便不利，渴引水浆者，此为瘀热在里，身必发黄，茵陈蒿汤主之。

茵陈蒿汤方

茵陈蒿六两，栀子十四枚（擘），大黄二两（去皮）。

上三味，以水一斗二升，先煮茵陈，减六升，内二味，煮取三升，去滓，分三服。小便当利，尿如皂荚汁状，色正赤，一宿腹减，黄从小便去也。

1. 阳明病，发热汗出者，此为热越，不能发黄也——热通过汗出越到外来了。不能发黄，这说的一个现象，通过这个现象说明了阳明发黄的机理，热不能外越就发黄，说明热在里发黄的。

2. 身上的汗出不来，仅仅头上出汗，脖子以下就没汗了，并且小便不利，渴引水浆。汗出的不畅，小便不利，加上口渴，这都是水气不利的现象。这个瘀和瘀血的瘀一样，在这里这个瘀不一定是水分，水和血都是水之类的。这个发黄应该是湿热发黄。汗出不畅，小便不利，加上口渴，就是水和热结在里面了，所以出现了湿热发黄。

3. 这个方子看上去不是很大，但用水很多。茵陈蒿六两是很大一包，是很轻的东西。皂荚就是有点发暗红色的，泡出水来像酱油那个颜色，是深红。黄疸通过尿一排，就排出去了，通过利尿去黄，去湿热的。

4. 茵陈蒿是专门治黄疸用的，这是一个多年生的草本植物。三月茵陈，四月蒿，五月六月当柴烧。对急性黄疸性肝炎，伴随着发烧的，典型的像阳明病发黄的，单纯的用大量的茵陈煮着吃，煮着喝水就能好，可以吃可以喝的。对黄疸性肝炎有一专门的方：茵陈大枣糖浆，就是茵陈熬出水来和大枣的泥和在一起，本身有糖分保证肝的代谢，加上茵陈消了黄，用勺子弄了冲水喝。很好吃，退黄也很好。

5. 学临床，一开始就直接从《伤寒论》下手，药理甚至都没怎么讲，为什么？你先把它作为完整的一个方子直接切入到临床中去，能治病。同样，作为一个西医来说，他们对中医的了解也是处在这个层面上，他们首先关注的是疗效，以疗效为中心，以临床实际为中心，你再扩展，你再深究，假如说你不搞单味药的提纯，你追究个别药，那就没意义了，你不搞人工的合成，你去看单体的化学成分，那就没意义了。作为临床医生是看病治病的，那么从方入手，是最方便的路子，否则你学了一大套理论分析，到最后自己觉得一肚子学问，临床病人不认可，那说明你自己把自己给哄了，不真。

6. 栀子吃了以后，能小便发黄一些，大黄吃了以后，小便也能发黄一些。茵陈蒿单纯喝，是不能利尿退黄的，当饭吃的时候，什么东西也没有，煮了汤以后，尚无单用的经验。

7. 像这个瘀热汗不出，这样发黄的，你看大黄和栀子都是从里清的。栀子是泻三焦火，大黄是泻便的，茵陈是春天往外发的，和柴胡一个季节的，是得少阳之气生发的，可以作为一个利黄的专药。所以除了知道方证以外，还要知道药证，见黄疸用茵陈基本上是不会错的。

二三七、阳明证，其人喜忘者，必有蓄血。所以然者，本有久瘀血，故令喜忘。屎虽硬，大便反易，其色必黑者，宜抵当汤下之。

1. 阳明证，其人喜忘者，必有蓄血——典型表现喜忘，烧糊涂了，容易忘事。

2. 所以然者，本有久瘀血，故令喜忘——本来血栓形成了，脑梗死了，当然他没说脑梗死，但我以前讲阳明时，讲到大便里的瘀积有时和大脑是一个样的。有时皮肤上拔罐时那个罐印是黑色的，也叫瘀，瘀滞不通那个瘀血，并不一定像大脑梗死那样。皮肤浅表上是这样，那大脑皮层上是否也有这样的瘀血？理论上说应该是一致的。那么这就是喜忘。

3. 屎虽硬，大便反易，其色必黑者，宜抵当汤下之——硬但是好往外解，大便黑就叫瘀血，实际上胃肠里面的出血，表现出来的就是大便黑。柏油样便，是胃出血的典型症状之一。大便硬了，它容易往外解了，有可能就是出血导致润了。

4. 所以前面讲抵当汤的时候，我提到，虽然膀胱蓄血时用，但常用的是妇科。子宫在膀胱的后面，子宫再往后是直肠。阳明证，大便黑的能用，提到了膀胱蓄血能用，子宫在中间，照常能用。所以这个方子是妇科常用的方。可以说小腹这一块的瘀血都可以用抵当汤。

5. 不下更服——服了以后是让病人泻下的，泻下了，就不要再服了。

6. 虻虫不好保存容易生虫，价格很高，我用得少。没用虻虫用土元也能有效。不用这个，用大黄、桃仁，和水蛭的时候，也能有效。有时加上芒硝泻得更快一些。当然如果你用虻虫也许效果更好。牛虻刺了人以后，它那个吐沫有抗凝血作用，它往外吸得就痛快了。蚊子咬人后，为什么起个疙瘩？就是因为它吐那个酸性东西透明质酸酶，刺激着人体的反应，导致血管的紧张收缩，一种过敏反应。

二三八、阳明病，下之，心中懊侬而烦，胃中有燥屎者，可攻。腹微满，初头硬，后必溏，不可攻之。若有燥屎者，宜大承气汤。

1. 这还是论述的大承气汤，实际上你看看他这个是分两句来讲。

2. 下之，心中懊侬而烦——是指的热象，如果是虚热动膈，下了以后，体虚了，热气也进去，动膈了。扰乱胸膈了，出现懊侬而烦。

3. 胃中有燥屎者——这是一个实的现象，不是单纯的虚烦了，虽然是经过了下，但是仍然有实热的，是可以攻的，这就是辨可攻不可攻，辨虚实，辨寒热。

4. 腹微满——就是腹满得不厉害，那相比前面胃中有燥屎，就有可能是腹满甚。

5. 初头硬，后必溏——前面说了，这是中寒，有寒的腹满不会很严重，有热的腹满会很严重。寒可以腹微满，热可以腹满甚。有虚有寒，下了以后，再加上有寒邪，不可攻，就是辨虚实和寒热，来看大承气汤的可不可用。燥屎是个典型症状。

二三九、病人不大便五六日，绕脐痛，烦躁，发作有时者，此有燥屎，故使不大便也。

上面说了有燥屎可攻，那么如何知道是否有燥屎呢？它又排不出来，排出来的话，能看见的，那也许就不用攻了。所以这条提出来，辨别有燥屎的方法。部位是绕脐，在脐周，并且再加上有烦躁，病人心烦意躁，一阵阵地发作。实际上这种情况触诊的时候脐周发硬，有时候能摸出肠型来，一块块疙瘩。他这里没提，只提绕脐痛和烦躁。这个不大便是因为燥屎引起来的，所以说"有燥屎故使不大便也"。

二四零、病人烦热，汗出则解，又如疟状，日晡所发热者，属阳明也。脉实者，宜下之；脉浮虚者，宜发汗。下之与大承气汤，发汗宜桂枝汤。

1. 烦热汗出而解，那这就应该是热退了，它又如疟状，疟状是什么？寒热往来，一阵阵的发作，典型的表现就是：日晡所发热，日晡所发热就是傍晚、太阳快落山的时候发热的，属阳明也。

2. 太阳、少阳、阳明都可以发热，以前提到过：太阳发热恶寒，少阳往来寒热，阳明是但热不寒，有的时候是恶热不恶寒。在这里一个典型的表现是在时间上：日晡所发热，就叫阳明。

3. 即便是阳明的发热，还要看在里，还是在表，虚还是实，反复说明阳明大承气汤证是一个实热证，用下法，大承气汤。

4. 这个烦热，日晡所发热，虽然是阳明，假如脉浮而虚无力的话，照常用桂枝汤证。用桂枝汤来治，和太阳病一个治法。所以这就非常有意思了，是阳明病，也是阳明的证，他为什么用桂枝汤来治？没有阳明的脉。前面提到过病、脉、证、治，这个病、脉都是，只要证不是，也不能够治。那么这个病证都属阳明，脉不是，就不照阳明治。这就是辨病、脉、证、治必辨的地方。这一条的意义就在于提到脉。

二四一、大下后，六七日不大便，烦不解，腹满痛者，此有燥屎也。所以然者，本有宿食故也，宜大承气汤。

1. 大下伤津液，六七日不大便，有烦、有腹满、有痛，这就是有燥屎。

2. 大下了之后，怎么还有宿食呢？六七日不大便，下了以后，正气虚了，吃进去食物以后，消化不了，结在一起，就出现腹满，腹痛，烦不解，这种情况应该是大承气汤。这没提到脉，只提到了证，内证为主。而不像240条的汗出烦热为主。汗出烦热的还要辨是表是里，是虚是实。单纯的烦不解，腹满痛的，六七日不大便的，脉都不需要看，直接下之。

3. 和240条对比来看，有外证的辨与桂枝汤的区别，而单纯里证急的，直接用大承气汤，脉有时候是必辨的，有时候，都不用看。

二四二、病人小便不利，大便乍难乍易，时有微热，喘冒

（一作怫郁）不能卧者，有燥屎也，宜大承气汤。

1. 这个小便不利是什么情况？一个可能是不小便，一个可能是尿涩痛，一个可能是尿太多，尿太多了，大便也会硬。

2. 大便乍难乍易——水分代谢的不正常。

3. 时有微热——发热虽然不严重，

4. 喘冒不能卧者——腹部的实热积聚，顶着上面肺气不能宣发，热气上熏，人就有作冒的感觉，眩晕的感觉。有燥屎，宜大承气汤，这说的还是有实热在里的现象。

5. 如果肚子硬的，上面憋得慌，头昏脑胀的，不能卧的，虽然热得不很厉害，只要大小便不通，就用大承气汤。

二四三、食谷欲呕，属阳明也，吴茱萸汤主之。得汤反剧者，属上焦也。

吴茱萸汤方

吴茱萸一升（洗），人参三两，生姜六两（切），大枣十二枚（擘）。

上四味，以水七升，煮取二升，去滓，温服七合，日三服。

1. 这个吴茱萸汤在少阴和厥阴中提到，阳明病中也提到，是用得比较多的一个方子。

2. 食谷欲呕——吃进去，不一定呕吐出来，但有欲呕的感觉。可以说是一种饭后的恶心感觉，这叫阳明的寒象。阳明中寒可以不欲食，非要吃进去的话，他还是要吐出来。典型寒象，所以用吴茱萸汤来治。吴茱萸汤在厥阴病中提到：是干呕，吐涎沫，头痛者。所以也是有吐、往上反的情况，而在少阴病中提到：吐利，手足逆冷，烦躁欲死者。所以吴茱萸汤就治冷、治吐。

3. 吴茱萸本身是个辛温的药，很苦，发辣，和花椒是类似的味道，都是芸香科的。所以吴茱萸用的时候，陈的好，六陈之一。有的略微炒一炒，挥发一下味道也好。

4. 生姜用到6两，散寒止呕都可以的，人参大枣是温补的，吴茱萸是典型的往上走窜的药，用多了以后，皮肤发热，燥热的感觉，一升的量，称量可能就30~50克，现在说这个药用大了以后，有肾毒性。一般药房里让你单签字，不给你配。实际上这个药，不常用的，用一付、两付的，我最大用到45克。一般情况就用到10克、15克还是可以的。你看温经汤里用18克也很好，15克也有效，用10克也有效。

5. 我用到45克的那例不是食谷欲呕了，是吐涎沫，吐水了。是一个老太太，糜烂性胃炎并多发性胃憩室，胃糜烂后，黏膜松弛，松弛后像一个布袋，多发的憩室。一喝水就吐，糜烂，充血，渗血，什么都不能喝，药也不能吃，水也不能吃，只能输液维持。不敢出院，输了好几天了，一天不如一天，还是出院来了。我给开了1付，用了45克吴茱萸，那是我会用经方以后开的，人参也没用多，生姜和大枣是照着那个大量用的，她老怕喝不下去，喝了会吐，我让她熬出一碗来用勺子小量地喝，一喝以后，热乎乎的很舒服，不吐，再喝不吐，大口喝，喝了一付，嘴里不那么干了。那是糜烂性胃炎，充血，假如说辨胃镜像，绝对是火热现象。所以说从这一例，从经方的辨证，通过这一例就知道，按照胃镜下那个辨法，不可靠，太不可靠了。按这个辨了以后，用了她好了。只用了1付。好了以后，没敢让她吃饭，先喝稀粥，逐渐地能吃面条，逐渐地能吃饭，逐渐地好。好了以后，十多年，再也没犯过，后来她们家人都到我这看病。这就是经方辨证的一个典型的病例。

6. 我现在用这个方治一些动脉硬化、脑供血不足的头痛，神经性头痛，癫痫的头痛。治过服抗抑郁药以后的头痛，精神性药物依赖的头痛，甚至连这个舌头的红和白都不辨。舌红的黄苔，有的吃了能退下去。白苔的吃了也能退下去。那是辨的少阴和厥阴，也包括阳明胃的痛，都可以用。是屡用屡效的一个好方子，但那个姜加3片、5片是不行的，一定是生姜为主的一个方。

7. 得汤反剧者，属上焦也——如果不是在胃里的不行，所以那种头痛，常常伴随着恶心吐的。

二四四、太阳病，寸缓、关浮、尺弱，其人发热汗出，复恶寒，不呕，但心下痞者，此以医下之也。如其不下者，病人不恶寒而渴者，此转属阳明也。小便数者，大便必硬，不更衣十日，无所苦也。渴欲饮水，少少与之，但以法救之。渴者，宜五苓散。

1. 太阳病，寸缓、关浮、尺弱，其人发热汗出，复恶寒，不呕，但心下痞者，此以医下之也。如其不下者，病人不恶寒而渴者，此转属阳明也——这条在阳明病篇中首先提出太阳病转成阳明。这就是说太阳病如何转成阳明，如何是太阳病的变证成了心下痞证。

2. 寸缓、关浮、尺弱——缓、浮、弱都是虚象。相对来说阳明病应该是实象。

3. 其人发热汗出，复恶寒——本身是太阳表证。这个恶寒也可能是内在的阳虚的证。

4. 不呕，但心下痞者——呕可以是少阳证，寒热交争，可以是阳明中寒证，往上呕吐，格拒。对比243条，食谷欲呕属阳明，那不呕，但心下痞就不属阳明，心下痞证是什么？像前面讲的泻心汤证。三泻心汤证里面都有人参、甘草、大枣、生姜，是温补的，当然有黄芩、黄连、半夏、干姜，辛开苦降，加上甘补。

5. 他在这里提到的虚、寒、心下痞，不是阳明。

6. 如其不下者——没有经过下法导致内虚，用这个不下，说没有造成虚的原因。

7. 病人不恶寒而渴者，此转属阳明也——没有阳虚现象，渴是典型内热现象。不下是实，不恶寒而渴是热。这两句是说，虚寒的痞，和实热的阳明证要相鉴别。要点就在有无恶寒。脉之实弱，提到了阳明病的寸、关、尺——缓、浮、弱。后面一句阳明病没提脉，那么相对来说，你就应该知道，这是不同于太阳病的缓、浮、弱的。这种行文是详于前而略于后的方法。

8. 小便数者，大便必硬，不更衣十日，无所苦也——水从小便走了，引起大便干燥来。十天不大便，还没有痛苦。

9. 渴欲饮水，少少与之，但以法救之。渴者，宜五苓散——什么叫“以法救之”？后面举例：渴者，五苓散。由于小便多而引起的大便干燥，用五苓散来利其小便。利小便，它怎么会解了渴呢？小便频数本身也是不利的一种，通利了以后，会正常的，该有的时候有，不该有的时候，它就没有。不至于过多的脱水，不至于水分只走下不走上，只走前阴而不走后阴，水气通利了，大便自然就不硬了。五苓散在72条和73条都提到，发汗已，脉浮数而烦渴者，还有伤寒汗出而渴者，五苓散常常是渴与不渴的一个分界点。尤其73条提到渴者就是五苓散，不渴就是茯苓甘草汤（苓桂姜甘汤）。所以通过辨是否渴，来看水气的利与不利，包括治消渴用的肾气丸，也是调水气的，其中就包括渴，渴以后，你用了桂枝、茯苓、泽泻之类，既是利水的也是温阳的，他渴反而能缓解了。当然肾气丸还有生地的成分。五苓散来说呢，是桂枝加上利尿的一些药，同样能解决这个渴，解了渴以后，水气正常了，自然大便就没问题了。

10. 白饮和服方寸匕，日三服——白饮就是米汤。一般植物类的药，1方寸匕据考证也就是1克左右。金属矿物类1方寸匕有3克左右。大概像大指甲盖那么大一块。

11. 这个利小便，实大便，治泻的时候可以用，那么治大便干燥的时候也可以用，一个提到小便数，再一个提到小便不利。所以你看看这个五苓散调水气的，大便干燥和大便泻都可以用，现代研究说叫双向调节作用，比如说像人参、黄芪高血压能够用，低血压也能够用，用了以后，高的能降，低的能升，所以这个方法叫双向调节作用。五苓散也有所谓的双向调节作用。你还要看到它的所谓双向调节共同点在哪里，共同点都在一个小便不利上，调到小便正常了，他大便自然就正常了。同样人参、黄芪对血压的双向调节，也有共同点，都有气虚的表现，面白、头晕、舌胖大那一类的。

12. 在这里提到了阳明病和太阳病对虚证的痞的鉴别。都是不大便，可能有痞，只有实热的才适合用大承气，水气不利的还能用五苓散。

二四五、脉阳微而汗出少者，为自和（一作如）也，汗出

多者，为太过。阳脉实，因发其汗，出多者，亦为太过。太过者，为阳绝于里，亡津液，大便因硬也。

1. 这条和一开始提到的阳明病的成因，是相呼应的。就是因为发汗过多、亡津液才导致的大便硬，才形成阳明病。

2. 脉阳微而汗出少者，为自和也，汗出多者，为太过——这里阳是指寸脉。伤寒里说的阳都是指寸脉，本来寸脉是微的，表气是虚的，汗出也不多，还是一个比较正常的现象，为自和。如果表气本来就虚，汗出更多，就为太过，虚者更虚为太过。假如说阳脉实，表邪盛，因发其汗，这个治疗是正确的，因为他有脉的实，所以发汗。

3. 发汗有个标准，应该是：微微有汗，汗出絷絷，微似有汗者是正好，你出得多了，也为太过。就是说不当发汗的，你给他发汗了，是错误的治疗，叫过，应该发汗的，你发的过分了，同样是太过。太过的结果就是阳绝于里，前面讲桂枝甘草汤、桂甘龙牡汤都提到，多汗可以亡阳，汗为心液，阳气随着汗脱，所以说太过者，阳绝于里，导致人身上怕冷，阳气脱了，同时也亡了津液。

4. 大便因硬也——亡了津液，导致大便硬。

5. 245条和244条对比，一个说的是小便过多，大便硬，用五苓散；而这个是发汗过多，导致大便硬。

二四六、脉浮而芤，浮为阳，芤为阴，浮芤相搏，胃气生热，其阳则绝。

1. 这条是讲脉的。

2. 这个芤脉一般是指表面上紧，内在空，如按葱管是为芤脉，这是一个失血的典型脉象，就好比是一个水管子里面空了，表皮上还紧着。

3. 浮为阳，芤为阴，轻轻地取，表面上还是浮脉，还是紧的脉，使劲一按，里面空着，像葱叶子那个感觉。

4. 芤脉是阳气欲绝。

5. 胃气生热——为什么叫胃气生热呢？浮着的像胃一样，胃中间是空着的，我认为这一句是比象胃中生热的现象。胃中虚，空的，所以见芤脉，里面是空的。胃中热，表面是浮的。

6. 表面浮大，沉取无力，如按葱管，在这说的是胃阳绝的现象。单纯从脉上来说，这条有意义，而临床之中，你不能实践这种情况，很难单独看出脉象来。那么同样说假如其人阳气绝的话，面色当然也不会是和色。这更明显能看出来。所以《内经》中反复强调是色脉合参，必视色脉，察其色，按其脉。否则那就是瞎摸脉，知一叫工，知二知三才能神且明。

二四七、趺阳脉浮而涩，浮则胃气强，涩则小便数，浮涩相搏，大便则硬，其脾为约，麻子仁丸主之。

麻子仁丸方

麻子仁二升，芍药半斤，枳实半斤（炙），大黄一斤（去皮），厚朴一尺（炙，去皮），杏仁一升（去皮尖，熬，别作脂）。

上六味，蜜和丸如梧桐子大，饮服十丸，日三服，渐加，以知为度。

1. 上面一条提到脉，没有说是哪的脉，是否单指寸口脉，还是人迎，趺阳都在内的？这条明确提出来：是趺阳脉。

2. 那么对举着247条趺阳脉来看，246条是否指的趺阳脉，我认为很有可能，上面提的是胃气生热，这里提的是胃气强，那么既然下面趺阳脉是看胃气，上面看胃气就有可能是指趺阳脉。趺阳脉是哪里？就是足背动脉，在足背的正中间，出手能够摸得到。

3. 趺阳脉浮而涩——浮是在表，涩是不通。涩和滑相对，滑是如盘滚珠，非常流利，涩是如轻刀刮竹，很快的刀子在竹子上横着一个个节上过，不那么流利。

4. 趺阳脉浮的话，是胃气强，一般是能食。涩是什么？是吃得很多，但里面的水不够了，结涩不通了，通过小便利出去了。吃得多，小便又多，导致的结果就是大便硬了，水分又不走大便了。

5. 其脾为约——里面水分不够了，脾就给束起来了，用麻子仁丸来治疗。这个为什么不用五苓散来治疗呢？对比一下看，这个和五苓散治的那个小便数、大便硬是不一样的。244条提到的五苓散主治的这个大便硬是不恶寒而渴欲饮水，而这一条的表现呢，则是病人能吃，吃得多，拉得少，这是麻子仁丸的主症。

6. 在阳明病开始的时候，提到有正阳阳明、少阳阳明、太阳阳明。提到少阳阳明者，发汗利小便已，胃中燥烦，大便难，而太阳阳明者是脾约。那么脾约的机理就是在这里，看趺阳脉是胃强。后来说是胃强脾弱。照经方的说法就是胃强脾约。

7. 麻子仁二升，芍药半斤，枳实半斤（炙），大黄一斤（去皮），厚朴一尺（炙，去皮），杏仁一升（去皮尖，熬，别作脂）——这个方是以大黄为主的，用的量很大。

8. 上六味，蜜和丸如梧桐子大，饮服十丸，日三服——现在的水蜜丸基本就这么大，比绿豆大一点，比黄豆小一点。一般以0.2克为标准，10丸就是2克，作为蜜和丸来说，除去1克的蜜，就只有1克的量，一天才3克的量，那你说经方的量大，对大便干燥，硬，仅用一克的量，它量大吗？不大，还小，非常小。

9. 渐加，以知为度——如果不行，你可以再加，加到二三十丸，加三十丸量都不大。以大便不硬了就行了。所以说有效的方，该大则大，该小则小。按照规矩应该用最小的有效量。你再小不能小到无效。你可以用大量，但大也有规矩，不能超出规矩。大以不伤人为度。那么大到什么程度呢？经方给出的这个量，按照历史的考证这就是一个标尺。尽量不要超出这个量，假如说这个量不行，你可以在这个基础上谨慎地加量。一个起点，小有一个起点，大也有一个起点。这个空间就有数了。

10. 有位同学在这学习的时候，回去给他父亲治糖尿病，用了这方。据说效果还不错。那这个麻子仁丸能治糖尿病吗？你只要看到有大便硬的，有这种情况的，你照常可以用。怎么就不能治呢？你把眼睛盯在一两个物理和化学检验指标上来治疗，不如放在病人感觉痛苦的一两个主症上来治疗。临床医生要解决的是病人的实际问题。那么这两个主症是怎么好的呢？在传统有效的方剂基础上，你治好了这个主症，那么中间相应的靠物理和化学指标检验出来的其他的生理指标，它仅仅是反应病情的一个方面。不要以为那就是个病，高血压、高血糖、高血脂是个病，那只是病的表现，造成病人痛苦的是病人感觉痛苦的症状，而这个症状就是疾病的表现。你治好了病人感觉痛苦的症状，相对应的化验指标，从其他方面来检查的，在一个健康的状态下，理论上说都是趋于正常的。实际上看到的也是这个结果。最终目的是改变病人的生存状态，这就是医学的目的。

二四八、太阳病三日，发汗不解，蒸蒸发热者，属胃也，调胃承气汤主之。

1. 调胃承气、小承气、大承气这三个承气汤，有轻重的不同，主症的不同，在248条后的几条就是对这三个方子的比较的论述。

2. 太阳病三日，发汗不解——太阳病三日按说应该传到了少阳或者要阳转阴了，但是汗出不解，汗出以后，热不退。

3. 蒸蒸发热者——热得比较重的。这个情况是有胃热，热邪入里了，用调胃承气汤。调胃承气汤在太阳病篇中讲过，伤寒吐后腹胀满者，予调胃承气汤。

二四九、伤寒吐后，腹胀满者，与调胃承气汤。

这条说的是吐后腹胀满，吐一般是邪在上。吐后，上气虚，腹胀满，虚了以后，邪气因入。248条和249条一个是蒸蒸发热，一个是腹胀满，都没有提到大便实，所以调胃承气汤是除热和胀满的。

二五零、太阳病，若吐、若下、若发汗后，微烦，小便数，大便因硬者，与小承气汤和之愈。

太阳病，若吐、若下、若发汗后——都是导致津液亡失、人体虚的情况，虽然烦，但微烦。若吐、若下、若发汗，再加上一个小便数，津液失，津亏导致大便硬。所以虽然是太阳病初期，有大便硬的用小承气。这里提到若吐、若下、若发汗后，表示一个虚损情况。所以不是用大承气的。

二五一、得病二三日，脉弱，无太阳、柴胡证，烦躁，心下硬，至四五日，虽能食，以小承气汤，少少与，微和之，令小安，至六日，与承气汤一升。若不大便六七日，小便少者，虽不受食（一云不大便），但初头硬，后必溏，未定成硬，攻之必溏；须小便利，屎定硬，乃可攻之，宜大承气汤。

1. 得病二三日，脉弱——如果气虚血弱的，邪气因入，入到少阳，那应该是柴胡证。脉弱，邪气在表，那应该是太阳证。

2. 无太阳柴胡证——说明虽然得病二三日，脉弱，但无柴胡证和太阳证。柴胡证不仅仅是少阳证，在太阳病篇中多次提到，所以这里也可以按两个看，一个是太阳证和柴胡证，一个就是有太阳表证，里面还带着柴胡证，胸胁苦满的就是柴胡证。

3. 烦躁，心下硬，至四五日，虽能食——能食就不是柴胡证的默默不欲饮食。

4. 以小承气汤，少少与，微和之，令小安——心下硬了，出现烦躁了，就该用小承气来给他泄泄热。上面微烦硬的是用小承气。这里说了烦躁心下硬，又没到大便去，没到小腹去，就用小承气。

5. 至六日，与承气汤一升。若不大便六七日，小便少者，虽不受食（一云不大便），但初头硬，后必溏，未定成硬，攻之必溏——就是说病程哪怕是很长了，只要是初头硬，后必溏。这个不受食就指的有寒气，有寒就不想吃。这个本来就是寒，要是用攻，那就更寒了，就成了溏了。

6. 须小便利，屎定硬，乃可攻之，宜大承气汤——肯定是大便硬了，才可以攻，时间久了，热结厉害了，就用大承气汤。

7. 通过这四条来看，一个病情轻浅，时日尚短，仅仅是发热腹胀满，用调胃承气汤，即便是有烦躁，微烦，大便硬，病程尚短，或者是身体虚弱的用小承气汤，病程日久肯定是里面干燥，大便硬的，用大承气汤。轻浅不同，虚实不同，在这里做了三个的比较。

二五二、伤寒六七日，目中不了了，睛不和，无表里证，大便难，身微热者，此为实也。急下之，宜大承气汤。

1. 目中不了了，睛不和——视物不太分明，目光游移不定，眼睛又不清楚，有眵、赤、红胀，内热比较重的。

2. 无表里证——没有发热恶寒的现象。

3. 大便难，身微热者，此为实也。急下之，宜大承气汤——大便困难，即便是微热，只要看到出现眼睛的变化了，视物模糊了，此为实也。实证，危重的证，首先就用大承气。实际上这一段就是讲一个实热的程度，对比上面轻的，比起微烦来说，这个目中不了了，睛不和，就已经很严重了。

二五三、阳明病，发热汗多者，急下之，宜大承气汤。

阳明病，包括大便实，发热，加上大汗出，用大承气汤。再次说明大承气汤是急下，是攻，251条是乃可攻之，这两条都是急下了。

二五四、发汗不解，腹满痛者，急下之，宜大承气汤。

发了汗以后，病情不解或热不解，腹满还带着痛，这个腹满痛，应该是指的满腹的痛，如果是在心下的，应该是心下满痛或心下硬满痛，或胸下硬满痛或心下有两胁的满痛，这说的腹应该是大腹或满腹。

二五五、腹满不减，减不足言，当下之，宜大承气汤。

就是说用了调胃承气或小承气以后，腹胀根本就没减轻或略减轻一点，这说明病重，你判断轻了，用了不行，要用急下法，大承气汤。

二五六、阳明少阳合病，必下利。其脉不负者，为顺也。负者，失也，互相克贼，名为负也。脉滑而数者，有宿食也，当下之，宜大承气汤。

1. 阳明少阳合病，必下利。其脉不负者，为顺也——这里阳明少阳合病，或者有发热，或者有往来寒热，或者有胸胁满，然后加上出现下利的情况。

2. 负者，失也，互相克贼，名为负也——什么叫互相克贼？阳明假如说是胃病的话，应该见胃脉，胃脉怕什么来克的？病来克脉的没关系，脉来克病的，比如说阳明中土见到弦脉，春木之脉，这叫互相克贼的脉，不好，是死象。或是两胁肝胆部位属木相，但见到毛脉，秋金之脉，金克木，也是死象。

3. 你可以想象一个病人，肚子胀得厉害，脉特别大，这是热太盛。两胁满得厉害，应该是撑在外面，脉还摸见了毛，里面要衰，这克贼之象，就是一个逆象，不吉之象。病情危重之象。

4. 脉滑而数者，有宿食也，当下之，宜大承气汤——脉滑而数正常，肚子胀满脉也大，里面停的东西多了，这是顺证，当下之，宜大承气汤。虽然一肚子的粪便，火热很盛，它是实热，脉实证实，你可以用下。下之用大承气汤，就可以了。

5. 假如宿食见脉细的话，那是心脏衰竭了。

6. 通过这三个承气汤的比较，各有各的适应证。调味承气在于用二两的甘草，芒硝用得多，用了半升，大黄是四两；小承气汤大黄也是用了三两，枳实四枚，小在厚朴的量，是二两。大承气汤是大黄、芒硝、枳实、厚朴全用了，枳实用五枚，厚朴用八两，大黄用四两。小承气汤的大黄没用酒洗，也没用芒硝。

7. 结合前面，你看看这三个承气汤的区别。小承气汤是泻的药，初服当更衣，而这个调味承气汤在第一次提到的时候，在服法上是令胃气和，少少与服之，而在第二次提到的时候，是顿服法。所以你看看这个方，在不同情况下，有不同的服法。在提到阳明病、不吐不下、心烦的时候是顿服，温顿服之，以调胃气；而这个大承气汤的服法：分温再服，急病有顿挫感的，重量用。

8. 对不同的病证，用不同的煎服法，虽然是一个方子，可以用不同的方法来变化，还有的用这个轻的不行，你可以改成用重的，既要仔细谨慎还要大胆果断。对危重症的时候，一定要分明白，所以会用这三个方子，一般对急腹症，腹部的胀满疼痛、不通的病，应该有办法。

二五七、病人无表里证，发热七八日，虽脉浮数者，可下之。假令已下，脉数不解，合热则消谷喜饥，至六七日不大便者，有瘀血，宜抵当汤。

1. 病人无表里证——那就是没有发热恶寒。无里证应该是没有腹满，但是有连续多天的发热。

2. 虽脉浮数者，可下之——虽然看上去脉浮，但数，可以用下法，就是说脉虽浮，有表脉、没有表证的情况下，持续的发热加上脉数，是一个实热。实热证可以用下法。

3. 假令已下，脉数不解——就是用了泻下的方法泄热了，可是脉数不解，表示热还是没有减轻。

4. 合热则消谷喜饥——热入于胃就消谷喜饥。

5. 至六七日不大便者，有瘀血，宜抵当汤——再加上六七日不大便这个情况，不但是阳明腑实的结热了，有瘀血，可以用抵当汤治疗。那么假如说是阳明腑实的证，下之则解，而瘀血情况下，下后热不解，用抵当汤。抵当汤在前面提到过两次，首先是在太阳病的下篇中提到辨证的时候，第124条治太阳随经，瘀热在里。还有125条：太阳病，身黄，脉沉结，少腹硬，小便不利者，为无血也。小便自利，其人如狂者，血证谛也，抵当汤主之。太阳病小便自利，其人如狂的，都是治疗血证来提到的抵当汤。再有就是在阳明病篇中237条：其人喜忘者，必有蓄血。所以然者，本有久瘀血，故令喜忘。屎虽硬，大便反易，其色必黑者，宜抵当汤下之。其人喜忘，大便色黑都是指有瘀血的。在现代临床的妇科中，月经不调，有瘀血不下的，常用这个抵当汤，所以抵当汤既能治膀胱的蓄血，又能治阳明证这个大便黑，大便硬，包括其人喜忘的这个蓄血。那么子宫在膀胱和直肠之间，有蓄血的，表现为小腹硬的，同样可以用抵当汤来治疗。

6. 在这里提到的是无表里证，脉数的，也是抵当汤的适应证。

二五八、若脉数不解，而下不止，必协热便脓血也。

协热便脓血很像厥阴病中的白头翁汤证的便脓血，脉数不解表示有热，而下不止，那就是协热下利，热伤了血络就出现脓血了，这条是有证无方，可以参考后面的方。

二五九、伤寒，发汗已，身目为黄，所以然者，以寒湿（一作温）在里不解故也，以为不可下也，于寒湿中求之。

1. 这里提到寒湿发黄。

2. 身目为黄——全身及目为黄，这是黄疸。黄疸前面提到过瘀热发黄，这里提出了寒湿发黄来，一阴一阳。

二六零、伤寒七八日，身黄如橘子色，小便不利，腹微满者，茵陈蒿汤主之。

1. 这方前面讲过，236条：阳明病，发热汗出者，此为热越，不能发黄也。但头汗出，身无汗，剂颈而还，小便不利，渴引水浆者，此为瘀热在里，身必发黄，茵陈蒿汤主之。是提到瘀热在里的，是茵陈蒿汤证。

2. 这里提到身黄如橘子色，那么就是一个非常明亮的颜色，为阳黄，那上面一条没提，相对的身目发黄，应该就是色黄而不明亮，灰滞的颜色，这是辨阳黄和阴黄的区别。一般急性的黄疸性肝炎，或者急性的胆系的疾病，伴随着发热的，常常是阳黄，适合茵陈蒿汤证。而慢性的肝炎，包括恶性的肿瘤压迫到胆管，或者一些溶血性的黄疸，常常见到这个黄是阴黄。在《金匮》专门的黄疸篇中，有那酒疸、女劳疸、黑疸，像硝石矾石 散之类的治的那个黄，常常是阴黄。阴黄就可以于寒湿中求之。在这里这两条是对比着讲黄疸的寒和热。

二六一、伤寒，身黄发热，栀子檗皮汤主之。

栀子檗皮汤方

肥栀子十五个（擘），甘草一两（炙），黄檗二两。

上三味，以水四升，煮取一升半，去滓，分温再服。

檗皮也就是黄柏（读bo第四声）。这个树的皮，除了表皮以外，它那个肉质的皮部可以做染料用的，煮汤是金黄色的，治身黄发热，应该是和上条的身黄如橘子色，是阳热，只是提到身黄发热，没有提到小便不利，腹满。小便不利，腹满的还是应该首先考虑茵陈蒿汤证的，这个相对来说，似乎是略轻一些。用栀子清三焦热，黄柏清热燥湿，清下焦热。

二六二、伤寒，瘀热在里，身必黄，麻黄连轺赤小豆汤主之。

麻黄连轺赤小豆汤方

麻黄二两（去节），连轺二两（连翘根是），杏仁四十个（去皮尖），赤小豆一升，大枣十二枚（擘），生梓白皮一升（切），生姜二两（切），甘草二两（炙）。

上八味，以潦水一斗，先煮麻黄再沸，去上沫，内诸药，煮取三升，去滓，分温三服，半日服尽。

1. 这个瘀热在里，和茵陈蒿汤是一样的，只是提到了身黄，没提发热不发热，腹满与否，所以比较起来，这三个方子都是治阳热的，瘀热在里的发黄。多少有点区别呢，一个是重在发热，一个是重在小便不利，腹满，这个只提到在里。

2. 用药是：麻黄二两（去节），连轺二两（连翘根是），杏仁四十个（去皮尖），赤小豆一升，大枣十二枚（擘），生梓白皮一升（切），生姜二两（切），甘草二两（炙）。

3. 连轺二两（连翘根是）——现在中药教材上不载这个药，我也没用过，也没见老师用过。用的时候就用连翘来代替了，都是一个清热解毒的药。

4. 赤小豆利水很方便。

5. 生梓白皮——这个也是不常用的药，是一个很挺拔的乔木，叶子比较大，开花比较清淡。木材质地比较坚密轻，长得慢。梓白皮不太常有的时候，有人说用桑白皮，不过桑白皮一般情况下是清肺热的。而梓白皮是清热燥湿解毒的一种东西。

6. 潦水——雨后地上的积水，当然也是在没有污染的情况下，偏远的远离公路的地方还行。现在一般都不用了，都用自来水了。

7. 半日服尽——服得比较急，一般的重病、急病的时候用急服。

8. 阳明病的最后，从259条到262条，这四条谈的是黄疸。黄疸病在《金匮》中单独有一篇谈。在这里提供了3个方子，和4种情况，包括一个寒湿有法无方的，前面还有一条茵陈蒿汤的时候，提到了黄疸。通过阳明病篇的这些论述应该知道，有湿热黄疸、寒湿黄疸。瘀热在里发黄，他的汗、小便利否，与黄疸相关。这个发汗，利小便可以治黄疸，清热燥湿可以治黄疸。对身热的黄疸，阳黄的治法，这些篇基本上说得是比较全的。遇到时就可以参考来治疗。

辨少阳病脉证并治

方一首，并见三阳合病法。

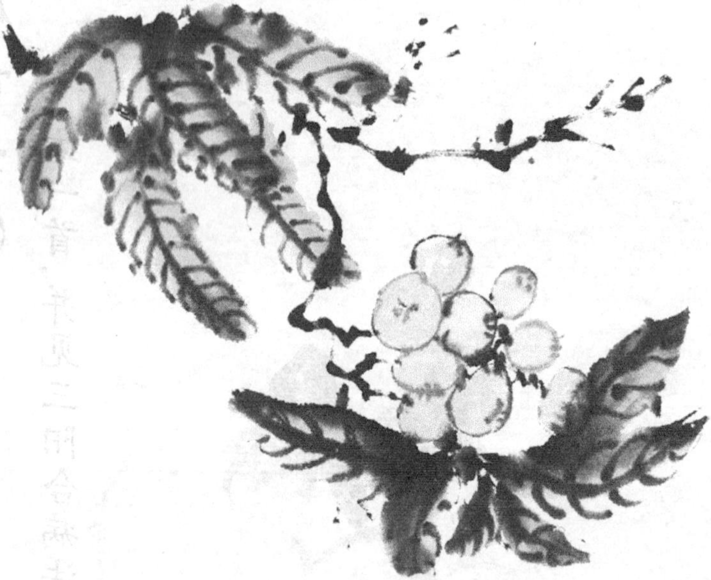

二六三、少阳之为病，口苦、咽干、目眩也。

1. 凡是提到三阴三阳之为病，说的都是六经辨证的提纲，也可以说三阴三阳之为病的提纲。

2. 这里提了三个典型的症状：口苦、咽干、目眩。

3. 在《内经》上讲到胆病的时候，口苦是个必见的症状。

4. 口苦是在里面。咽干，喉的上面是咽。从口到咽到目，这个表现是在比太阳病的头项在脸、比阳明病的胃家实在里来说，它在中间，所以少阳病应该在太阳和阳明的中间位置。

5. 你从阴阳的多少来说，太阳是阳多了，少阳是阳少了，而阳明呢，根据《灵枢》上，经脉篇对三阴三阳之为病的时候判断，阳明是比太阳更盛大的阳。

6. 你从症状来说：少阳应该比太阳看上去轻一些，比阳明更轻一些，阳明可以出现谵语，神昏。

7. 口苦、咽干、目眩——有这典型表现的要考虑是少阳病，也可以说这是少阳病的一个定义，什么是少阳病？少阳作为一个病来说，而不是作为经和脏腑，就是这典型的三个表现。

8. 和太阳篇中，提了太阳病、太阳中风、太阳伤寒一样，264条紧接着提的是少阳中风。

二六四、少阳中风，两耳无所闻，目赤，胸中满而烦者，不可吐下，吐下则悸而惊。

1. 少阳是走两侧的，所以是两耳无所闻，风为阳邪，所以目是赤的。

2. 胸中满而烦者——这个“满”通“闷”。所以这个应该是在胸胁以上、在两侧的一些表现。

3. 不可吐下——不是在胃中的上面，所以不能用吐法，也不是在肠中，或阳明到下面去以后积食，所以不能用下法。

4. 吐下则悸而惊——你吐下以后，伤了正气，邪气入里的话，火热扰到心神，可以出现悸，火热扰到肝可以出现惊。

5. 少阳中风和阳明的腑实要鉴别。阳明的扰动胸膈，可以用栀子豉汤吐，结聚在下，可以用承气类下。而这个胸中满，两耳无所谓和目赤，不适合用阳明病的治法。

二六五、伤寒，脉弦细，头痛、发热者，属少阳。少阳不可发汗，发汗则谵语，此属胃。胃和则愈，胃不和，烦而悸（一云躁）。

1. 这条说的是伤寒病在太阳、少阳、阳明的区别。

2. 太阳病脉浮，中风是脉浮缓，中寒是脉浮紧，而伤寒出现脉弦细，虽然是有太阳病的头疼而发热，但是这叫少阳，这里是辨太阳、少阳之脉的区别。

3. 脉弦是有邪实，脉细是有内在的虚，细是沉而微，所以这个就不浮而沉细。

4. 少阳不可发汗——少阳病的治法和太阳病是不同的，这里没提太阳，但是有了头痛发热，说的就是太阳。

5. 发汗则谵语，此属胃——假如说少阳病，你用发汗的方法，会丢失了津液，出现谵语，属胃，就转归阳明了。

6. 本来有内在的虚，再加上外脱津液，邪气深入到胃，出现阳明病的谵语。

7. 胃和则愈，胃不和，烦而悸（一云躁）——那么出现了谵语，属胃的时候，就用调胃承气汤或大小承气汤随证治之，来治胃，治的胃和了，病就好了，假如说胃不和，就像上面说的那样，吐下则悸而惊。这说的烦而悸，邪扰可出现烦，阴虚出现悸。

8. 这条是三阳的鉴别。

二六六、本太阳病，不解，转入少阳者，胁下硬满，干呕不能食，往来寒热，尚未吐下，脉沉紧者，与小柴胡汤。

1. 这条提到沉紧，上条提到弦细。细脉就是沉，沉才能得细脉。所以这个是在里出现沉紧的，比较太阳的在表，少阳就在里了，可以由太阳转入。典型症状，太阳是项背强，阳明是腹满，少阳是在两侧，胁下硬满，干呕不能食。

2. 干呕不能食——阳明中寒也能引起不能食。但是这个不能食是带着干呕的。

3. 往来寒热——前面太阳病学过了，太阳发热恶寒，阳明但热不寒，少阳往来寒热。

4. 尚未吐下，脉沉紧者，与小柴胡汤——没经过误治的用小柴胡，经过误治了以后，假如出现谵语，属胃了，就照胃来治。所以266条和265条比较，264条是误吐误下以后的可能见证，265条提到了误汗以后的见证和治疗，又提到出现了阳明的腑实证，治了以后胃不和的，还和264条一样，266条没经过误治的就用小柴胡汤。

5. 所以有人说小柴胡汤是少阳的代表方，后来讲小柴胡汤，也认为这是个和法，和解少阳。但是小柴胡汤在太阳病篇中首先出现的时候，它是太阳病的变证提到的，并且对小柴胡汤形成的原因也都明确地做了解释，第一开始是37条提出：胸满胁痛者，与小柴胡汤。典型的辨柴胡证。结合这一条来看，胸闷胁痛，是很必要的。在96条：伤寒五六日中风，往来寒热，胸胁苦满，嘿嘿不欲饮食，心烦喜呕，或胸中烦而不呕，或渴，或腹中痛，或胁下痞硬，或心下悸，小便不利，或不渴，身有微热，或咳者，小柴胡汤主之。144条提到的：妇人中风，七八日，续得寒热，发作有时，经水适断者，此为热入血室，其血必结，故使如疟状，发作有时，小柴胡汤主之。典型的是如疟状，寒热往来。所以虽然后来小柴胡汤列为和解少阳的代表方，可以说小柴胡汤是少阳病的典型方子，但是要知道这个方子不仅仅局限在少阳证，这是一个用处非常广泛的方子。

6. 有人说除了里证，除了表证，那都是半表半里证。表证用桂枝汤，里证用竹叶石膏汤。第一个方和最后一个方，中间一大块都是小柴胡汤的方证。这是说明小柴胡汤主证的广泛。小柴胡汤提到血虚气弱的时候，用小柴胡，这里面有人参、大枣、甘草等补的药，典型症状（包括阳明病篇中也反复提到的）：胸胁满，心、胁下硬满，往来寒热，干呕，还有少阳病的口苦咽干目眩。所以这个药，清的补的全有，有黄芩之苦，半夏、生姜之辛，有人参的补，还有柴胡的散，这个方配起来是个比较平和的方，所以它和解少阳，既能从里面补，也能从外面透，量比较大，也是去渣重煎的。

二六七、若已吐下、发汗、温针，谵语，柴胡汤证罢，此为坏病。知犯何逆，以法治之。

1. 若已吐下、发汗、温针，谵语——应该到了阳明病了。

2. 柴胡汤证罢——这提了一个柴胡汤证，上面那一套，已经过了阳明这个时期了。

3. 此为坏病——应该是病情很严重了。

4. 这一句和前面太阳病篇的时候，提到一个知犯何逆随证治之，有人说这个叫随证治之，那个叫依法治之，不一样。但是你看那个：知犯何逆，是一样的，所以这个表述不同，意思是一样的，并没什么不同。依法治之是具体落实到方证上去了，随证治之，那各个证有各个证的治法，应该是没什么区别的。

二六八、三阳合病，脉浮大，上关上，但欲眠睡，目合则汗。

1. 267条讲了此为坏病，虽然病严重了，但是还应该是该怎么治怎么治。

2. 脉浮大——应该有太阳病。

3. 上关上——脉超出本位，上关上，超出本位很大。

4. 但欲眠睡——脉大应该是不欲眠，人很亢奋，这个是但欲眠睡。

5. 目合则汗——闭上眼睛以后，还有汗出。

6. 这里说的是一个阴阳的鉴别，一般的少阴病是出现但欲眠睡，但少阴病是脉微细，而这是脉浮大，上关上，还但欲眠睡。看上去像阴，但这是阳极似阴，脉特别大。目合则汗——那少阴病应该是身上凉，四肢冰冷，它这目合还出汗，这就是阳比较盛的。三阳合病的，就有时候出现似阴的症状，但是出现了汗多、脉大，甚至发热的，这个情况知道是三阳合病。你看不出是太阳、少阳、阳明的，根据脉和证可以确定这是三阳合病。

二六九、伤寒六七日，无大热，其人躁烦者，此为阳去入

阴故也。

1. 对比着268条，阳极似阴，这条说的是阳去入阴，上面一条光说了脉浮大，没说热，那这说了无大热，那么对举来看，268条可能是有大热。268条是但欲眠睡，这条是其人躁烦，正好是一阴一阳的对举，而这是：此为阳去入阴，而上面呢，应该是阳盛则四溢。所以两条一对比，就能看出这个区别来，这是说的如何鉴别阴阳，什么时候是阳盛，什么时候是阳要去。所以说病到了少阳就有往阴转的趋势。

二七零、伤寒三日，三阳为尽，三阴当受邪。其人反能食而不呕，此为三阴不受邪也。

1. 照《素问》热病论上说的，三阴三阳的传变，和这说的：二日阳明，三日少阳一样，伤寒三日应该三阳传尽，应该传到三阴，这说的一般理论推测情况。

2. 其人反能食而不呕，此为三阴不受邪也——能食表示不是阴，包括阳明中寒都不能食，它没有阴证，不呕也没到阴证。欲呕就还是少阳，出现太阴病的话，腹满也带着呕吐。

3. 这说明理论上说应该是三阳传尽的时候，和前面提到的太阳病一样，只要是没出现三阴的症状，它就没到三阴，到三阴是不能食，呕吐。能食、不呕，它就仍然在阳，还没到阴。

二七一、伤寒三日，少阳脉小者，欲已也。

1. 伤寒三日到少阳，看到少阳的脉小，什么叫少阳的脉小？

2. 也可以说：伤寒三日，少阳脉小者欲已也。脉小应该是邪气要去了。消耗三日，正气肯定是不足了，所以这个应该是三日到了少阳，三日就指的少阳，这个脉好像不只指的少阳。

3. 在《内经》的辨脉法中，有上三部脉，上部的天脉，太阳是头角之脉，人脉；中脉是指的耳前之脉；下部的地脉，是指的颊车之脉。看上中下。中部是指的少阴脉、太阴脉，和合谷脉，下部是指的太溪脉、太冲脉和趺阳脉。在这里指的少阳脉小，好像不是指的这个意思。除了其他篇中提到趺阳脉之外，没有单独提到这个东西。所以单独一个，不能以为是三部九候辨脉法的耳前动脉的那个证据，不像。

二七二、少阳病，欲解时，从寅至辰上。

1. 就是寅卯辰三个时辰。

2. 像阳明的申酉戌，太阳的巳午未一样。三阳的欲解都是在白天，阳明是在日尽的时候，太阳是在日中的时候，少阳是在日出的时候。

3. 三阴是分别从子时以后三个时辰。

4. 这个欲解时呢，你看看实际上是否那样，通过一个不同的感冒，你要是子时得的，半夜，常常是午时解，你午时得的，常常是子时半夜解。自己感冒的时候体会体会是不是这样，一般的是这个规律。中午你感觉温度升上来了，到夜里十二点，突然出了汗，身上舒服了，就解了。这个东西一个是规律的观察，再一个是人法地，和自然的这个时辰的关系是有一定的规律。

5. 在这里就阴阳的多少来说，上升到一个理论的方法，当然实际上以见证为主，但你应该知道它有一个最佳的时候，什么时候最剧烈，什么时候它会好，并且知道这个以后，你看看，它有一个对冲的时间，这就和看风水、看命相上的那个十二地支的对冲一样，它欲解是这样的话，常常是到对冲那个时间，到了酉，（申酉戌）它是厉害。这是从阴阳的多少和十二地支来解释的一个方法。

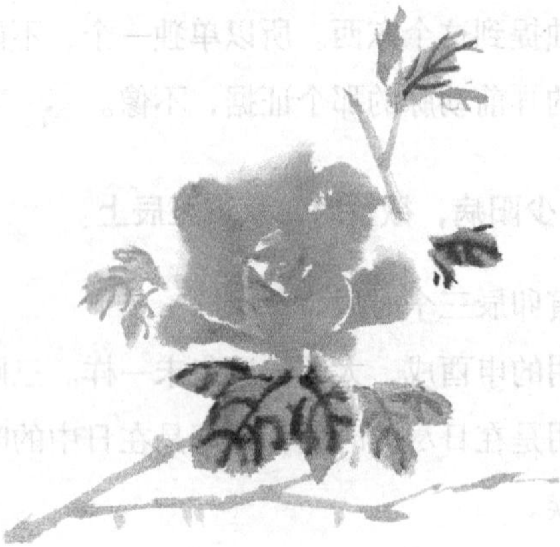

辨太阴病脉证并治

合三法，方三首。

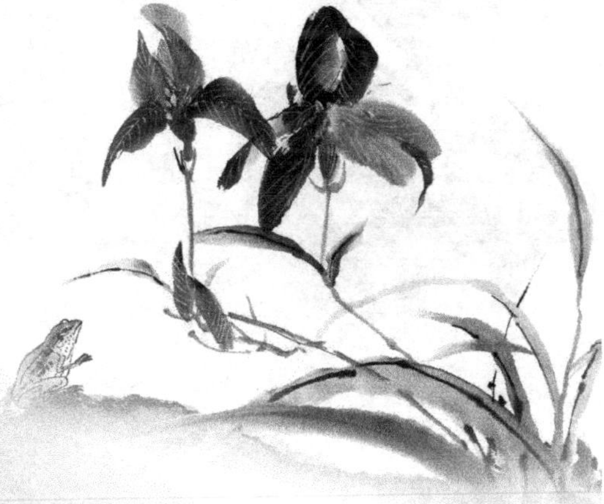

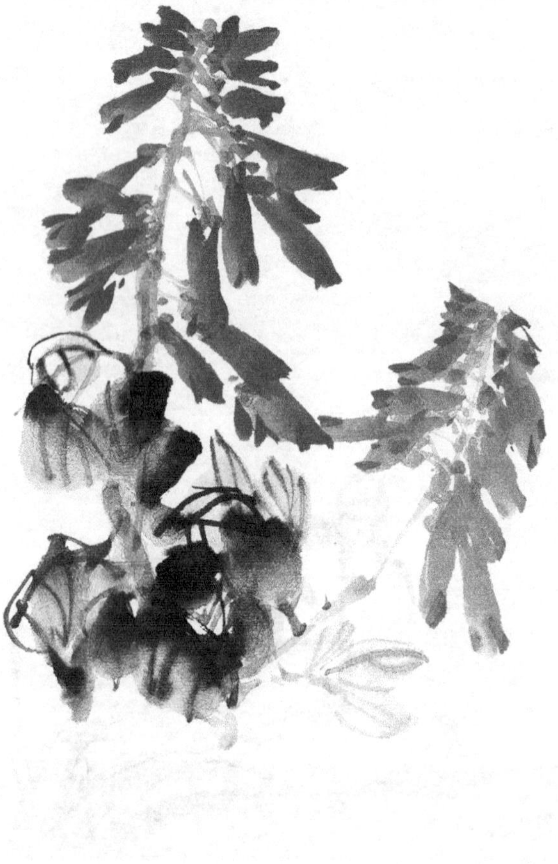

二七三、太阴之为病，腹满而吐，食不下，自利益甚，时腹自痛。若下之，必胸下结硬。

1. 太阴相对于少阴来说，那就是阴多阳少，相对于厥阴来说，厥阴就是阴尽快要及阳了。按照三阴三阳的分法，从少阳病直接转应该先转太阴，太阴还是比较单纯的阴盛为主。太阴的部位就是在腹，从主的脏来说，主要是脾，和在温病中说的太阴肺不是一个概念。不能单纯地用十二经的阴阳太少来分，分的肺脾，或者按照循行部位来分，分手足太阴，那些分法是不对的。同样的太阴在不同的分类中，有不同的所指。

2. 在《内经》中胸膈以上属阳，肺为少阴，心为太阳。胸膈以下属阴，肝为少阳，肾为太阴，脾为至阴，用的是另外一个分法。所以阴阳的相对分法，各有不同所指，在这里太阴是说的病，太阴病，按照六病的分法，三阴三阳病，所以273条首先提出太阴之为病。

3. 太阴作为一个病来讲，它的主症就是这4个：腹满而吐，食不下，自利益甚，时腹自痛。肚子胀，呕吐，饮食不能下，吃进去要吐出来，或者吃进去后，在上脘有个饱胀感，堵塞感，不是经过误治的利，它是出现下利的。上面的：腹满而吐，食不下，会更厉害。应该利了以后，腹满减，而太阴病是自利以后，这些症状更厉害，所以叫自利益甚。

4. 时腹自痛——就是时不时地腹痛，经常性地腹痛，没有明显诱发原因的阵发性腹痛叫腹自痛。所以这四个字对腹痛的节律、性质、诱因都表述出来了。当然这个痛还没有进一步表述出来，它是隐痛？绞痛？没提。但结合上前面第一个症：腹满而吐的，这个时腹自痛应该是胀痛。

5. 若下之，必胸下结硬——这是说太阴病是个虚象，不是实象，有阳明实热的下之，应该是好了，而太阴病是不能下，为什么不能下？因为是误治，下了后必加重。通过这一个假设性的错误治疗，是说明太阴的虚象。

6. 病发于阴而下之，因作痞。这是《内经》的一个说法。包括前面讲结胸证，误下，那倒不是发于阴了，太阳病误下都有心下结硬的情况。所以这个痞、硬、满，误下以后伤了正气，邪气结聚在胃脘，就胸下结硬。

二七四、太阴，中风，四肢烦疼，阳微阴涩而长者，为欲愈。

1. 太阴病首先提到的也是中风，风为百病之长，各种病都可以出现中风。也可以说有了太阴病，或者说有太阴病体质的人，感受中风的，表现首先是四肢的烦疼，而不像单纯的太阳中风：头项强痛、恶风恶寒、脉浮缓，那是太阳中风。太阴是四肢烦疼，那么在这里就可以看出太阴脾主四肢，脾是中土，主的是四肢，这就和《内经》的说法一样了。

2. 阳微是指表邪不盛，阴涩是指内在的不足，而长者说明虽然是内在的不足，但脉还是长脉，不是虚得很严重，那是快要好的现象，为欲愈。

3. 就是说太阴病如果是内在的太阴不是很严重，中的表邪，很浅，看到一些弱象的时候，是欲愈。

4. 如果是有太阴病的腹满、中风以后，脉再紧的实的，那就内虚表实，实于外而虚于内，那就可能反过来，是变重的现象了。

5. 所以通过一个简单的“欲愈”，你应该知道怎么是“欲重”，也可以说是虚人中风，仅仅在四肢，没有到躯体，并不是很严重的，往外走的，是要好的现象。这个在《金匮》上也提到，病是从躯体内向外向四肢末梢上走的，这是欲愈的现象，如果病是从四肢末梢向躯干的，这是加重的现象。

6. 所以有些解伤寒的单纯就方就证说《内经》那是医理派的，这是经方派的，理论跟它不是一套，源自《神农本草经》，理论不应该以《内经》解《伤寒》，一开始就是成无已坏了规矩，从《内经》解，后来就把《伤寒》解得不像样子了等等。这些说法它是一偏之见，偏于就方来看的。就这没有方的条文来看，《内经》和《伤寒》就医理来说是一脉相承的。并没有那么泾渭分明的这家那家的分别。医经家讲医理的时候，传给谁？还是传给看病的人，让他懂了医理好看病，你并不是光弄这一套理论，理论传理论不切实际，不是那样的。医生除了知医方以外，还要知医理，而医理单独有传授的。就像现在你在医科大学上学，有讲医理的老师，有讲临床的老师，但最终都传给一样的学生。这学生出来，可能讲医理，可能做临床，做临床的也都是学过医理的，所以张仲景这个完全不从《内经》讲是不符合事实的。你从这一条的太阴主四肢来看，是典型的《内经》一贯的理论。

二七五、太阴病，欲解时，从亥至丑上。

太阳病欲解时是从巳至未上。太阴是从亥至丑上。三阴的欲解时分别是从亥至丑，从子至寅，从寅至卯，从子中间开始，子丑寅为中心，这三个太阴、少阴、厥阴。阴病的欲解是在阳气要发生的时候。

二七六、太阴病，脉浮者，可发汗，宜桂枝汤。

1. 很简单辨病脉，没有证，说了一个桂枝汤。你要单纯从条文上来看，很难解释，一个脉浮就用桂枝汤吗？前面讲到了中风，这讲太阴病的脉浮，前面讲了一个阳微阴涩而长，这通过一个脉来说病机的，这里通过一个脉来代表是表证。太阴病如果有表证，那么太阴病是可以用发汗的方法治疗的。发汗首选还是桂枝汤。通过简单的一个脉说明一个治法，桂枝汤是太阳病的第一方，在太阴病中也是第一方，一直到清朝吴鞠通的《温病条辨》中仍然把桂枝汤作为第一方。

2. 风为百病之长。中风，一切的病常常是风起于毫末之间，逐步入里才入脏结住的，所以这个桂枝汤无论阴病、阳病，伤寒温病都是高度重视风邪为病的这个治疗方法。

3. 煎服法上和太阳中风的是一样。

4. 那就是说辨了病以后，虽然分阴阳，太阴太阳，但是你更注意辨脉证。无论是太阴病还是太阳病，只要是脉浮、汗出、恶风的，选桂枝汤依法治之。

二七七、自利不渴者，属太阴，以其脏有寒故也。当温之，宜服四逆辈。

1. 自利就是大便稀，不是经过误治和其他原因引起来的。

2. 不渴属太阴，那么自利而渴呢？那是后面讲的少阴病的时候，自利而渴，病在下焦，膀胱的气化不利，下面的虚寒，不渴属太阴，太阴在中焦。

3. 以其脏有寒，当温之，宜服四逆辈——那就是脾脏的有寒了，有寒就当温之，温之宜服四逆辈。出现这么一个提法：

四逆辈，就是四逆汤那一类的方子。那在前面讲到的有：茯苓四逆汤，后来的有理中丸、理中汤、附子理中汤，那都属于四逆辈。就是附子、干姜、甘草这一类的，温的和甘的，甘入脾，寒就用姜、附的辛温，姜本身也能入太阴脾、肺、胃，入中的，色黄，味辛，在这里没提出具体哪一个方子，照这一类的用就行了。

二七八、伤寒，脉浮而缓，手足自温者，系在太阴。太阴当发身黄，若小便自利者，不能发黄。至七八日，虽暴烦，下利，日十余行，必自止，以脾家实，腐秽去故也。

1. 伤寒，脉浮而缓，手足自温者，系在太阴——你单纯从这一句来看，不好理解。脉浮而缓——就是太阳中风，在表。手足自温——只是不寒冷，怎么就知道在太阴呢？这个自温不是指的正常的温度，也不是仅仅指的不寒凉，不厥逆，应该带着四肢末端无明显原因的自己的发热。这就考虑太阴的虚。脉浮而缓，中了风以后，不应该感到发热，他内虚以后才到了四肢来，所以要注意这个症状，有的人自己觉得手足热乎乎的，燥热的感觉。那是一个太阴病的表现，温在手足了，寒有可能在太阴、在腑。

2. 太阴当发身黄，若小便自利者，不能发黄——手足自温假如说有内在的湿热的能发黄，或者有寒湿的发黄，就是有湿气。小便自利不能发黄，水气从小便利了，就不会出现黄疸，太阴病容易出现发黄。

3. 至七八日，虽暴烦，下利，日十余行，必自止，以脾家实，腐秽去故也——太阴病到七八日出现突然的里面烦躁，突然下利比较急迫，一天十到二十次，这是要自己好了，它是脾家实，里面的正气恢复了。把这个腐秽排除掉了。

4. 所以像四逆汤这类的在《辅行诀》中，叫泻脾汤，大泻脾汤、小泻脾汤，那本来温补脾阳的，是温补的，治脾虚用的。怎么叫泻脾汤呢？《伤寒论》这里提到叫脾家实。还有补肝汤，有肝虚的这些证，后来就说：肾无实，肝无虚，当作一个通用的说法了。肾病都叫肾的虚，实际上在早期的中医文献中，虚实都是有的。就是说这个虚实的概念和后来是不一样的。从比较早的《伤寒论》的文献中，看到汉唐以前的中医，对这个虚实的看法，比现在要真切一些，简单一些，好把握一些。所以注意这提到一个脾家实。胃家实是不大便，那脾家实是暴下利，注意区别。

二七九、本太阳病，医反下之，因而腹满时痛者，属太阴也，桂枝加芍药汤主之。大实痛者，桂枝加大黄汤主之。

桂枝加芍药汤方

桂枝三两（去皮），芍药六两，甘草二两（炙），大枣十二枚（擘），生姜三两（切）。

上五味，以水七升，煮取三升，去滓，温分三服。本云桂枝汤，今加芍药。

桂枝加大黄汤方

桂枝三两（去皮），大黄二两，芍药六两，生姜三两（切），甘草二两（炙），大枣十二枚（擘）。

上六味，以水七升，煮取三升，去滓。温服一升，日三服。

1. 太阴病的起因，可以是由于误下导致的内虚，表现为：腹满时痛，太阴病表现的代表方是：桂枝加芍药汤主之。原方桂枝汤，芍药加倍，成六两。

2. 大实痛者，桂枝加大黄汤主之——从这两个方子中就可以看出，腹痛加芍药，实痛加大黄，大黄是泻实的，芍药是治痛的。桂枝加大黄汤是在桂枝加芍药汤的基础上再加了大黄二两。煎法上是同煎，没有后下。所以这个不是要求急泻，因为是误下导致的，是一个虚的象，你不能再加大黄给他泻了。但是他有大实痛，有腹满实痛，知道到了太阴了，痛得再厉害的时候，大黄一样可以用。在讲到太阴属虚寒的时候，还要知道太阴还有实证，讲到虚还要知道实。

3. 太阳病误汗、吐下，伤津液以后，可以形成阳明病的热实，也可以形成太阴病的腹满实痛，或者大实痛。

4. 服法上也不急，温服一升，日三服。

二八零、太阴为病，脉弱，其人续自便利，设当行大黄、芍药者，宜减之，以其人胃气弱，易动故也。下利者，先煎芍药三沸。

1. 脉弱，虚病，太阴的虚证是自便利的，有腹泻。

2. 设当行大黄、芍药者，宜减之——假如是有脉弱，续自便利，还有腹痛或者大实痛的，那就该行大黄、芍药了。用的时候宜减之，用的时候要斟酌一些，这个量上不要用大了。

3. 以其人胃气弱，易动故也——不光是太阴脾弱，太阴包括脾和胃，胃气弱了以后，一服用大黄、芍药，很容易导致肠蠕动增快，肠鸣，下利。

4. 后面还有一行小字：下利者，先煎芍药三沸。这个不知道是本身的注释，还是后人加上的注释。除了减量以外，久煎可以减轻它的动胃气的作用。芍药的先煎在其他的地方没有看到过。所以这个注解是否后人依个人理论的推想加上的，值得考虑，现在一般临床用减量就可以。本来该加三两，你加一两、二两就行。大黄可以不用，或者少用，用半两一两也行。但是有实痛的还得用。

5. 上次那个腹满便闭的患者，用厚朴半夏甘草人参汤。第三诊的时候加了大黄，因为人比较虚，所以小量的加大黄，加大黄以后，没再过来过，他是好了不痛了，还是没好想别的办法去了，不知道。因为他有便秘，所以就可以考虑加，一开始虽然腹满痛，但是面黄脉弱就不能加。三诊好一点了，舌头有点干，红一点了，估计里面寒象差一些了，考虑用。

6. 太阴篇方子有限，新方两个，实际上还是桂枝汤的加减，旧方一个桂枝汤；方类一个，四逆辈。那么就对表里、寒热、虚实全提到了。阴阳就不用讲了。阴是太阴。表：中风用桂枝。里：内在虚寒用四逆辈。虚：可以用四逆之类的温补。实：就得用桂枝加芍药，桂枝加大黄。那么虚中夹实呢？那么有热该泻还得泻，因为他虚，你可以减减泻的量。所以在这一篇中把表里、虚实、寒热全讲了。简单的几条，八纲全在内。

辨少阴病脉证并治

合二十三法，方一十九首。

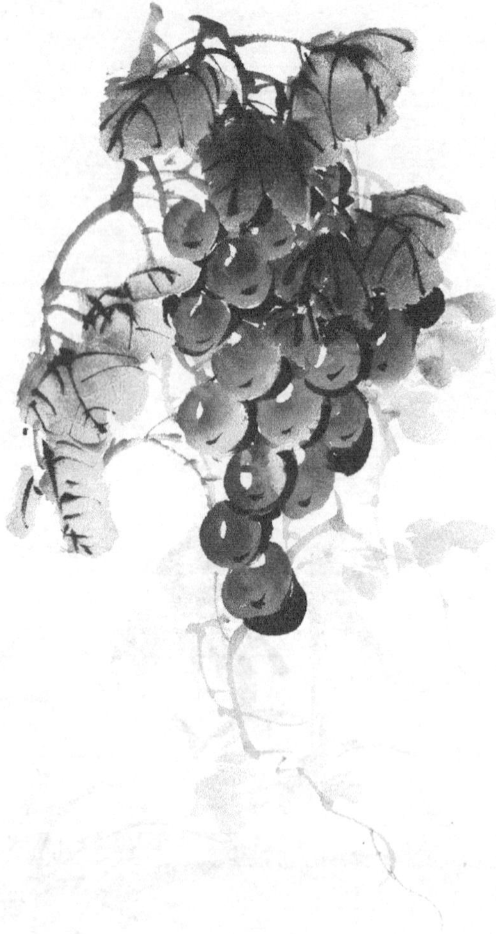

二八一、少阴之为病，脉微细，但欲寐也。

1. 从阴阳的太少来说，少阴和太阴相比，一个是阴多，一个是阴少。照《内经》上对五脏阴阳分类，胸膈以上为阳，阳中有太阳、少阴，阴中分太阴、少阳，这么分。那么就阴阳来说，太阴和少阴都属于阴，太阳和少阳都属于阳，那少阴到底算在阴位还算阳位？是阴中之阳，还是阳中之阴？很简单就想明白了。从两分法，分阴分阳，那么这个阴阳之中再分阴阳的时候，阳中的阳叫太阳，还叫阳，阳中的阴叫少阴，虽是阴，但是阳中的阴，那么阴中的阴就是太阴，更阴了；阴中的阳，虽然是在阴类分出来的，但他属于阳，叫少阳。而不是太阳少阳属阳，太阴少阴属阴。这是从阴阳太少这么分的。那么单纯的一分为二，这边属于阳类的，那边属于阴类的，那么太阴少阴归于一类，都属阴类，那太阴是阴中阴，少阴是阳中阴。注意阴阳两分和四分的区别和单纯阴阳分类这个区别。意思你要明白，少阴病是阳中的阴。

2. 在这里把少阴作为病的归类：少阴之为病，脉微细，但欲寐也——把它作为一个病来讲，脉象是微和细的，证是但欲寐，老想着睡觉，疲乏感。太是有余，少是不足，是属于阳，但是在阳中它阳气不足，不足就见微细的脉，阳气不足，阴气太重，就见但欲寐也。

3. 在十二经，太少分阴阳的时候，少阴手足是指的心和肾，在五脏之中根据血气的多少来分的。当然按五脏阴阳分，《内经》把心分为太阳。说心肾是少阴，是说的十二经脉气血的多少来分的。

4. 这条作为少阴病的提纲，典型的代表性的脉证。

二八二、少阴病，欲吐不吐，心烦，但欲寐，五六日自利而渴者，属少阴也，虚故引水自救。若小便色白者，少阴病形悉具。小便白者，以下焦虚有寒，不能制水，故令色白也。

1. 少阴病，欲吐不吐，心烦，但欲寐，五六日自利而渴者，属少阴也——这一句和前面太阴病的下利，自利不渴，这是一个鉴别性的表现，同样是下利，兼渴的属少阴，它毕竟是阳中之阴，不渴的是太阴，它是阴中之阴。

2. 欲吐不吐，心烦——都是表现为不足的现象，不像是实证，应是虚证，所以后面有一句，虚故引水自救。虚、不足就想着喝水了。

3. 若小便色白者，少阴病形悉具——如果渴欲饮水，加上但欲寐，再加上小便色白，没有火热现象，寒象了，少阴病的情况就全具备了。

4. 小便白者，以下焦虚有寒，不能制水，故令色白也——上面见渴，下面见寒，既有不足，又有寒象，少阴病是以虚寒为代表的，所以提到少阴病形悉具，下焦虚寒。

二八三、病人脉阴阳俱紧，反汗出者，亡阳也，此属少阴，法当咽痛，而复吐利。

1. 脉阴阳俱紧——指的是寸和尺俱紧，那么看上去像是麻黄汤证的表实证，但是反汗出，汗出应该像桂枝汤证，应该脉缓。这是一个亡阳，因虚而见到的脉气。此属少阴，少阴的虚象，见到的脉紧。

2. 法当咽痛而复吐利——那么这个咽痛属于虚热还是虚寒，在这里叫少阴咽痛就行了。少阴阳虚出现咽痛和吐利，阳虚应该是脉微细的，但是这里可以出现脉紧，内虚以后，看上去像表实。

二八四、少阴病，咳而下利，谵语者，被火气劫故也，小便必难，以强责少阴汗也。

1. 少阴病可以见到渴、下利、谵语，那么在这里，少阴病可以理解为一个虚寒的病人见到咳嗽、下利，还见到谵语，这怎么个情况？被火气劫故也。小便必难，以强责少阴汗也。误用了火热的药，伤及了水分，小便也难了。本来是虚寒现象，更加上阴液的不足，原因就是：强责少阴汗也。虚寒的病人过度发汗以后，导致这种情况。那么也可以说叫阴阳俱虚。那么这个阴虚指的是水液，阳虚指的是有寒气，有特指的时候，可以说是阴阳俱虚，否则说阴阳俱虚，一个虚字就代表了。

2. 想想一些所谓的“火神派”，虚寒的时候过度的大量用附子，导致出汗的，什么情况？就是这个情况，导致病加重了。我见过一个病例，她说年轻的时候因为关节痛，说是风湿，被某地的一个老中医，用了药，什么药？她也不知道，吃完以后，浑身燥热，盖上被子，像蒸一样，出大汗。出现一个脱发，浑身怕风，到我这看的时候，已经20多年了。我给她吃了一次药，没再过来，我估计效果不会很好，那只能是慢慢地调补，20年的病，月经也一直不正常，一直也没有孩子。这有可能是因为开始是少阴病，过用了出汗的药，伤及了根本。为什么我猜想是用附子类的呢？就在她说的去看病的那个地方，有一个25岁的青年，关节痛，来我这看病的时候，说有一个老头给他用了120克附子，吃了以后，也是那感觉，但他病没好，就没再去看。我这细看以后，是一个搞装修的，老是蹲着，膝关节内侧副韧带损伤。就一个点，局部的外伤，很简单，用了一针穴位注射，轻微地拨一下就好了。所以看病忌讳拘执于某一派想当然，见少阴寒，就用什么附子派、干姜派，那是不合适的，一定要注意。治虚寒的时候，不要伤及阳分。过汗能亡阳。

3. 这一条对于某些偏执于温补派、火神派、桂附派的，就是一个明显的警示。一定注意不要偏。

二八五、少阴病，脉细沉数，病为在里，不可发汗。

1. 这条是对284条病理的解释，少阴病，脉细沉数，病为在里，少阴病即便是见到脉微细但欲寐，甚至有虚寒了，小便白了，但是脉是沉的，很细，是在里的病，里面本来虚，不可发汗，发汗是治表。病在里你不能发汗，里面虚了，外面再虚，内外俱虚，也可以叫阴阳俱虚。也叫阳气和水液俱虚。

2. 所以这条一句话，表里要分清。少阴在寒，不能用发汗来治，那现在临床上分为畏寒和恶寒，畏寒就是怕冷，得衣被能减，说这是在里的，少阴病是这个畏寒。恶寒是在表的，浑身怕冷，甚至寒战，得衣被不减。感冒这个怕冷，盖上衣被也不管用。

二八六、少阴病，脉微，不可发汗，亡阳故也。阳已虚，尺脉弱涩者，复不可下之。

1. 少阴病，脉微，不可发汗，亡阳故也——少阴病本来就是阳虚亡阳的，病是在里的事，你再给他发汗，会导致更加亡阳，里阳一虚，你再给他发汗，表阳更虚。里外来说是阴阳俱虚，从阳来说，就是整个的表里俱虚了。

2. 阳已虚，尺脉弱涩者，复不可下之——尺脉弱是指的荣气不足，太阳病篇提到过，涩也是血少的表现，你用下的，会导致阴液更虚。会导致里更虚。

二八七、少阴病，脉紧，至七八日，自下利，脉暴微，手足反温，脉紧反去者，为欲解也，虽烦下利，必自愈。

1. 这说的少阴欲解，这个特征就是：手足反温，脉紧反去。手足温应该是阳气要恢复，脉紧应该是表面的邪气缓解了。里面虚以后，外面就实了，里面不虚了，外面这个实就反去了。

2. 从前面提到阴阳俱紧看出来，紧的应该是寒气比较盛，或者邪在表面上的。

3. 手足反温和这个紧反去都应该是寒气要去的现象。

4. 虽烦下利，必自愈——虽然还有心烦下利，但这就快好了。

二八八、少阴病，下利，若利自止，恶寒而蜷卧，手足温者，可治。

287条和288条一样，提的都是手足温。手足温应该看到中阳或里阳还有，还不是很虚，没出现四逆，是可以治的——虽然是恶寒倦卧，但手足温，中阳是足的。

二八九、少阴病，恶寒而蜷，时自烦，欲去衣被者，可治。

1. 虽然有恶寒，但他欲去衣被，阳气要恢复，可治。

2. 注意这是“恶寒而蜷”，这个恶寒和畏寒是不分的。少阴病的恶寒，应该不是说的伤寒那个发热恶寒的恶寒。这个恶寒就相当于后来表述的畏寒。

二九零、少阴中风，脉阳微阴浮者，为欲愈。

1. 阳微——阳脉微，上面微，表气微，邪不盛。

2. 阴浮——阴不是沉弱在里的，阴气尚不太虚，少阴虚得不是很厉害，所以还能浮到外面来抵抗风邪。这是好治的一个现象，邪气不盛，正气不甚虚。

二九一、少阴病，欲解时，从子至寅上。

三阴的欲解都是从下半夜开始的，太阴是指从亥至丑，少阴是从子至寅，逐渐地往后延一个时辰，少阴相对来说阳气比太阴要多一些。所以就往阳上走了一点。到厥阴的话，阴气更少，阳气更要多，快要阴尽复阳了，所以又往前进，从这个时辰上可以看出这一个情况来。

二九二、少阴病，吐利，手足不逆冷，反发热者，不死。脉不至者（一作足），灸少阴七壮。

1. 少阴病，是虚寒病，吐利——上面有呕吐，下面有下利，常常见的是手足逆冷，这个手足不逆冷，反发热。手足濈然汗出那是阳明病。脾土主四肢，脾胃之阳还不虚，手足就不冷。

2. 反发热者，不死——虽然有虚寒在内，外面还有热，说明阳不是太虚，这种情况不死。不是很严重的病，不至于出现危重的死证。

3. 脉不至者（一作足），灸少阴七壮——少阴一般是指的少阴脉，少阴脉看哪里？少阴之俞。有的说内踝上二寸，实际内踝内侧，摸着的胫后动脉搏动的地方。

4. 灸少阴就是温肾阳。《灵枢》上说，五脏有疾，取之十二原。太溪就是足少阴之原穴。

二九三、少阴病，八九日，一身手足尽热者，以热在膀胱，必便血也。

1. 少阴病，八九日——病程长了。

2. 一身手足尽热者——全身发热。这个情况是热在膀胱，膀胱主一身之表，虽然有内在少阴之虚寒，但外在膀胱太阳还是热的，少阴和太阳是相表里的。

3. 这是解释“热在膀胱，必便血也”。这个便血，有的说是大便下脓血，热在膀胱，大肠也在下，有可能便脓血。有的说这是说热在膀胱便血，就是指的小便便血。那到底是大便是小便？一般的《伤寒论》说便是指大便。说尿血的就是说尿血或小便带血，在这里可以两解，都可以作为参考。

4. 一般便血的叫大肠有热，尿血的叫小肠或膀胱有热。

二九四、少阴病，但厥，无汗，而强发之，必动其血，未知从何道出，或从口鼻，或从目出者，是名下厥上竭，为难治。

1. 厥——四肢逆冷，又没有汗。

2. 而强发之，必动其血——本身是不足的病，阴液也没有，连汗都没有，强发之，血汗同源，必动其血。

3. 未知从何道出，或从口鼻，或从目出者，是名下厥上竭，为难治——血动的途径不一定：可以从口吐血了，可以鼻衄，可以目衄，这个就是下厥上竭。在下的阳气水分不足，厥逆。上面竭，阴液也不足，汗就出不来了。这就是难治的情况。所以看到手足冷而无汗的，不可强发汗，这提示这么一个情况。这个情况治的话应该是当归四逆之类的，治手足逆冷的，治厥的。

二九五、少阴病，恶寒，身蜷而利，手足逆冷者，不治。

1. 上一条提到难治，这一条提到不治。再往下连续提到5条死证，太阴病越来越严重的几条情况。

2. 恶寒，身蜷而利，手足逆冷者，不治——这个蜷就是蜷曲的意思。应该是表里俱虚，手足逆冷，脾阳也衰败了。阳虚严重了，阳气不足的病，不好治。脏气内竭，脾脏的阳气虚绝以后，才下利不止的。这说的不治就是说很严重，并不是不治。你像四逆汤之类的，还是可以考虑用的。但要知道它的困难所在。

二九六、少阴病，吐，利，躁烦，四逆者，死。

上面是讲到恶寒身蜷，这个是吐、利，躁烦，再加上四逆的，吐利烦躁应该是胃阳衰败的现象，上吐下利，脾胃之阳都衰了，加上四逆，这就是脏气衰败的现象。说的是不好治，严重的就导致死证。吴茱萸汤可以治吐逆头痛的再加四逆的可以用。下面一条就是类似吴茱萸汤的情况了。

二九七、少阴病，下利止而头眩，时时自冒者，死。

1. 时时自冒，头上的昏冒，眩晕感，下利止了，应该是下面水分没有了，泻尽了不泻了也可能。

2. 气竭于下，上面有虚阳外脱往上冲，这也是一个死证。

也可能像现在脱水以后导致的休克情况，下面利的没水利了，实了，带着精神情况不太好，有点眩晕了，有时有点晕迷了。这就不好治，阴病出现冒，虚阳要脱的现象，下面的阴不能制阳了。

二九八、少阴病，四逆，恶寒而身蜷，脉不至，不烦而躁者，死（一作吐利而躁逆者，死）。

1. 这都是一个阴盛阳衰，脏气欲脱的现象，脉不至，内脏的阳气虚了。

2. 四逆，恶寒而身蜷——都是寒盛。阴盛阳绝。

二九九、少阴病，六七日，息高者，死。

1. 六七日说明时间长了。

2. 息高——喘息急促或者是困难，或者是很长的喘息，胸脯抬起来，那叫息高。

3. 少阴的下焦虚寒，虚甚了，气都逆于上，都逆到胸中去了，也属于欲脱的现象。那现在说呢，像是呼吸要衰竭的前兆，突然喘息急促，下面寒得不行，也是一种死证。

4. 在少阴病这一篇中谈到的死证最多，反复地谈。这说明阴寒盛，而阳气少的时候，阳尽人就亡了。

三零零、少阴病，脉微细沉，但欲卧，汗出不烦，自欲吐，至五六日，自利，复烦躁，不得卧寐者，死。

1. 脉微细沉，但欲卧——都是阳气不足现象。

2. 自欲吐——是胃中有寒现象。

3. 汗出不烦——表气也不固，表里俱虚。

4. 至五六日自利——自利就更虚于下。

5. 复烦躁——虚阳往上干扰。

6. 不得卧寐者，死——阴不制阳，阳很微，阴寒盛，睡眠状态的改变也是一种死相。

7. 所以这个虚寒的病可以变化出很多，阳气不能恢复的时候，心神外脱，常常会威胁到生命。阴阳俱亡，出汗也亡阳。吐利烦躁那一点残阳，最终都不能卧寐，阴不敛阳，阴阳俱虚，阴阳分离，都是死相。

8. 少阴病中反复讲到死证，说明少阴病的凶险。说明阴寒之邪逐步入里，正气越来越弱，导致表里俱虚，或者阴阳俱虚，或者阴阳分离，或者虚阳亢奋。这都是一些死证。不足就是死，所谓死证，是为凶险。治疗：该怎么治，怎么治。知道要治，还要知道不好治，及时下病危通知。

三零一、少阴病，始得之，反发热，脉沉者，麻黄细辛附子汤主之。

麻黄细辛附子汤方

麻黄二两（去节），细辛二两，附子一枚（炮，去皮，破八片）。

上三味，以水一斗，先煮麻黄，减二升，去上沫，内诸药，煮取三升，去滓，温服一升，日三服。

1. 这个条文很简单，病：少阴病，病程：始得之，时间不长，反发热——那就是不当发热。这个反是从道理上说的不该发热。发热是具体的见证。

2. 脉只点出了一个沉来，而少阴病的提纲中是：脉微细，但欲寐。那么这个沉脉之中应该是沉而微细。微和细是指的形状和力度。沉和浮指的深度和浅度，就表里来说的。那么这个方子到底是治什么用的？历代注家好多说法，有的说太阳和少阴两感的，有的说叫少阴表证的，有的说叫太阳病证，但是少阴是内在肾的虚寒的。这些说法我看着很乱，越看越不明白。就是因为这一切叫法不是在一个标准上说的。你说太阳、少阴那是从表里来说的，你说少阴之表，那就等于说阴阳的太少、表里混在一起说了，谈到肾和膀胱那是辨脏辨腑。而这里只是用六病来分类法，三阴三阳分类法。就是少阴病，你不要去追究少阴属于经，属于脏，属于腑还是哪个部位上，那些辨别用处不是很大。你要辨别那些的话，在一个体系之内是可以的，不是不能辨别。但你掺在一起就成了一锅粥了。就成了一些矛盾、争论，成了一些不同的观点。事实就是这么简单，少阴病应该就是这个精神状态不是很好，但欲寐，脉还比较弱一些。你看着沉，但是这种情况应该一派虚寒呀，但他发热，发热是否有外感，可能有，也可能不是外感，但一个少阴病就说明了，他本身的体质虚寒，不应该发热的。这种人见到发热，脉沉的时候。虽然发热脉还沉，这说明他不同于单纯的太阳发热那个情况，那么这个就可以考虑麻黄细辛附子汤。

3. 附子一枚，炮，去皮，破八片——能破八片的附子，是大个了，按现在的切片厚度，一枚一般只能破四片。

4. 这方用麻黄和细辛，需要久煎。

5. 这是一个常用的方，这个小方能治很严重的病。

6. 在这个条文中提到的是发热脉沉，而在实际临床中，见到少阴表现，虚、寒，带着浑身疼痛，后背痛，脖子痛，腰痛都可以用，甚至有些消化不好的也能用。你看《金匮》本身有个桂枝和麻黄细辛汤，两个方合在一起，应该是表里都能治。

所以这个方作为少阴病的第一个方，提出了发热脉沉，结合上麻黄细辛，一般的当为表药，当为少阴和太阳相表里的话，现在这个辛温解表药应该就是对少阴病的表证和里证都可以治。提到脉沉，一个是少阴和属里，一个就是他的不足的现象。对于一些老年人，术后体虚的病人，素体虚弱的病人，有感冒或者没有感冒，是感染性发热，外感发热，还是长期的低热，只要是少阴病这一类的，有发热，都可以用。

三零二、少阴病，得之二三日，麻黄附子甘草汤，微发汗。以二三日无证，故微发汗也。

麻黄附子甘草汤方

麻黄二两（去节），甘草二两（炙），附子一枚（炮，去皮，破八片）。

上三味，以水七升，先煮麻黄一两沸，去上沫，内诸药，煮取三升，去滓，温服一升，日三服。

1. 以二三日无证——有的版本上是无里证。说无里证更能通一些，得之二三日应该是在三阳的，但是呢少阴病本身的这个体质是弱的，或者这个病态二三日就到了少阴了。用这个汤的目的是微发汗，轻微发汗，虚人不能过多发汗。虚人要发汗的时候，微发汗。

2. 后面是解释：以二三日无里证，还在表，故微发汗也。这就比较通了。在表应该发汗，但少阴病又不宜发汗，所以就微发汗。微发汗，只用了麻黄汤中的麻黄、甘草，没有像太阳伤寒以后用桂枝、杏仁。桂枝、杏仁是治喘的。他这个少阴病是在下，阴寒，下焦的虚寒不足的，上面可能没有这些症状，所以就没用桂枝、杏仁。而用的是附子，附子是温肾阳的，温里的一个药。

3. 这个方子和麻黄细辛甘草汤的区别，就是甘草二两和细辛二两的区别。有二两细辛的时候，他用的火候比二两甘草的火候还大。那么就药材的质地来说，甘草是一种灌木的根，坚硬一些。而细辛是一种草本的根，又非常细小，久煎以后，它味道会散出去，辛辣味能散，假如说仅仅是按照质地的软硬或粗细考虑煎出浓度的话，不应该是这样，应该是麻黄甘草附子汤火候大，而上法用的小呀，而在这里正好是反过来，麻黄细辛附子汤用的火候长。那么从这里能看出上面那个需要火候长，一个是因为麻黄附子需要火候长以外，有细辛也得用大火候。现代临床上细辛不过钱，过3克要你签字，而这里细辛2两，3两的用，你照1两10克、13克、15克用，那都严重的超过了细辛不过钱的那个规定。实际在临床上做汤药的时候，细辛不过钱是没道理的，而这个说法最早的出处，是说的一个散剂，为散不过钱，多了令人窒闷。后来就以讹传讹，弄成汤药不过钱，小心又小心。这里用这么大的细辛量，又久煎的话，按说细辛的有些成分就挥发了。不会有太大的副作用。有人报道用超大剂量的细辛治疗类风湿性关节炎，有用到90克，说是只有到这个量，才管用，细辛我最大20克、30克用过，一般6克、10克、12克就能起效了。不需要特别的久煎。假如说你用的过于大量，过久煎的话，就像附子那个煎法一样，是一种形式，造成药效也没了，毒性也没了，只剩下浪费药材了。所以在这里附子没有先煎的，反而是麻黄先煎的。附子用的量也不是很大，那同样比较这个说法，细辛是否也可以考虑用6克、12克、1两左右用来同煎，而不久煎呢？这就是从经方中，你看到的用药的一些技巧。同时还有一个问题，就是细辛可以大量用，大量用的时候，不需要比这附子更大的火候，不需要很大的火。

4. 细辛我自己用过45克，有感觉了，麻嘴，麻脸，像面罩那样胸闷的感觉。但是过去以后，马上就痛快了。当然分3次服，1次15克，不多，你服了一次好了以后，第二天可以不服了，1天15克的话，那相当于1次5克，汤剂煎也是很安全的。为了安全呢，从安全量开始，如果效不好，往上加的时候，有个规矩，从这个量开始，可以加到2两、3两，不要超过了。再加的时候要谨慎、久煎。

5. 少阴病首先提到这两个方子，类似表证，这是少阴病的代表性的方子，就像一说少阳病，想到小柴胡一样。

三零三、少阴病，得之二三日以上，心中烦，不得卧，黄连阿胶汤主之。

黄连阿胶汤方

黄连四两，黄芩二两，芍药二两，鸡子黄二枚，阿胶三两(一云三挺)。

上五味，以水六升，先煮三物，取二升，去滓，内胶烊尽，小冷，内鸡子黄，搅令相得，温服七合，日三服。

1. 首先少阴病，病是明确的，那么就应该有脉微细、但欲寐的表现。首先你要知道是个虚损不足的病，得之二三日以上，不是少阴病初得之。你看301条是始得之，302条是得之二三日，到303条就是得之二三日以上。这三条比较一条比一条时间长。这说明什么？刚得的时候，你用细辛从外面发散风寒是可以的，散少阴之寒就可以了。时间久一些了，就用甘草补，来和中，可以散寒。再久了，出现心中烦，不得卧，典型的两个症，烦躁得睡不着觉，心情激动能夜不能寐，有病也能夜不能寐。

2. 那么这个治疗起来就和上两个方有不同的方法了，上两个方用三味药，用辛散的加上甘补的，那这个就是用苦的和甘的。

3. 阿胶三两，一云三挺——现在一挺，一般30克左右。那量还要大一些。

4. 这个方有的叫：朱鸟汤、黄连阿胶鸡子黄汤。

5. 这个方子两味苦药：黄连、黄芩；两味动物药，血肉有情之品。苦的入心肾，苦能清心火，而这黏腻的应该入肾水，滋阴降火的。芍药酸的，能够酸敛，《本草经》中说散血中之滞。这个方子从现代药性的观点来看，也是一个非常好的配伍。在陈修圆的《方歌括》中是用一芩二芍的，这是二两。实际中我习惯是按照一的比例来用的，效果可以。

6. 小冷，内鸡子黄，温服七合，日三服——也不需要太冷了，本身它有阿胶，黏黏糊糊，有的时候你温得稍大一些，也没关系，它和阿胶搅在一起了。一般别超过鸡蛋凝结的温度。温了，不凉了，就行了。

7. 这个方子用好了以后，常常有奇效。我用了基本上是治心烦不眠的，老年的焦虑症，抑郁症，还有一些长时间服用镇静类药，像阿普唑仑、艾司唑仑，有的服用抗抑郁的，像罗拉，长久服以后，产生一种睡眠恐惧症。一到了晚上，还没等睡觉就害怕了，困难的日子又来到了，我睡不着怎么办，烦躁起来了，然后就赶快吃上抗抑郁的药，本身这个药物能导致睡眠恐惧症，它和单纯的像阿普唑仑之类的药物依赖还不完全一样，他药物依赖以后，一不吃，就没精神，吃完以后能睡着觉，但是周身有酸沉感、沉重感、疲倦感、乏力感。白天都需要吃，虽然晚上睡着了，但是白天像醒不过来一样，周身沉重，没有精神，还是烦躁。这个你不能告诉病人，可有时候你不告诉他，他还是知道了，发现这个秘密之后，那可找到好办法了，早上也吃，一般的人以为这个药是镇静的药，治失眠的，早晨不能吃，吃了白天睡不醒了，他早晨不会吃，成瘾性差一些。有些病人难受得厉害，浑身抖，干什么事情都定不下神来，一吃上，安定了，就行了。我曾经听一个专门研究这个药物依赖的人讲课，他说曾经有一个医院的内科主任，每天早晨查房之前先去办公室去吃4片安定，要不他这个白天起来就哈欠连天，抖，定不住神，查不了房，自己是一个西医的内科医生，自己却控制不了这个。镇静类药，抗抑郁类药能成瘾，普通的中枢兴奋剂，像现在开运动会时，运动员禁用的一些药品，包括最普通的，像感冒胶囊，像去痛片，像复方阿司匹林，有咖啡因成分，都有药物依赖性成瘾，不吃以后，他就出现少阴证：但欲寐、精神不足、周身疲倦。典型的少阴病，吃了以后马上就精神了，常吃以后，你像水杨酸类的复方中药，阿司匹林，能够导致胃黏膜的损坏，他这个复方阿司匹林里面，含有咖啡因。有的吃脑清片，也是含着咖啡因，里面是氨基比林，有的吃安乃近，能够止痛，凡这一类的止痛药，中枢兴奋性的药都能导致严重的依赖，精神的不足。当然除了暂时的兴奋，然后完了就出现精神不足以外，另外还有，你像安乃近对骨髓的抑制，对皮肤的反应，都是很严重的事情。包括这个烟、酒、茶都有依赖。常喝茶导致胃里吸收不行，茶叶里的鞣酸铁把铁吸收了，导致人缺铁性贫血。

8. 那么对这些长期依赖药物导致不寐的，用这个黄连阿胶汤我治过不少，曾经有一个20年长期不寐的，用了8剂，很好。在这个小区里有个工人两年基本不睡觉，起因就是在工厂干活的时候感到受了委屈，心里装不下这口气，成了失眠，说话有点颠倒，精神有点不大好，导致上不了班，在家待了两年，有点焦虑性的轻微的精神病。说吃中药吃不了，没吃过，一想就很难吃。先吃一剂试试，吃了一付当晚睡眠质量就好了，就是这个黄连阿胶汤。第二天买菜从门前走，又拿一付，第三天过来告诉我，不但吃了不管用，还把胃吃坏了，堵得慌，不想吃饭了。我详细问问，怎么做的？他脑袋糊涂，让他只用鸡子黄，他弄错了，把鸡子黄丢了，取的鸡蛋清，这是一个意外，通过这个意外，知道一个事，生鸡蛋清在胃里堵得慌，饱胀感，不好消化，像停食一样。问他还吃不吃，他就犹豫不决了，老怕吃了坏。我说你熬错了，用反了一味药，又拿了一付，第三付反复叮嘱，让他用鸡蛋黄，第三付行，好像后来又拿了二三付，就好了。睡觉好了以后，脸色就好看了。不会那么乌青色，皱着眉头，眼睁不开，一脸的倦容。

9. 还有一些老年人，经过手术以后，本身虚损，精神紧张，导致失眠。这个也常用，本身就虚，一查，冠心病了，给安个支架呀！心里安个东西，没做之前先剧烈恐惧。老年人一走道，骨折了，骨骼比较脆弱，骨折没什么事，也许几天就恢复了，也许打个钢板给固定了，从那以后，痛苦呀，惊吓导致睡不着。总之是个虚损的病。这里没有提舌象和脉象，常见的是舌鲜红，瘦小，都有，至少不会白、胖大那种情况。没有提到舌脉，那少阴的脉是肯定的。典型两个症状辨证，这个方子就可以非常肯定地来用了。用了这个方子以后，包括多塞平、罗拉之类的抗抑郁药、抗焦虑药，在我这里从药架子上就撤架了，没有了，完全可以不用。没用会这个方子以前，用夜交藤了、龙骨牡蛎了、朱砂安神了等，还不能完全代替西药。

三零四、少阴病，得之一二日，口中和，其背恶寒者，当灸之，附子汤主之。

附子汤方

附子二枚（炮，去皮，破八片），茯苓三两，人参二两，白术四两，芍药三两。

上五味，以水八升，煮取三升，去滓，温服一升，日三服。

1. 少阴病，得之一二日，口中和，其背恶寒者，当灸之，——这又回到一二日，时间比较短，比较轻浅的。

2. 口中和——口中不干，不渴，不苦，没有内在的火热证。如果是到了阳明，常常见口渴，到了少阳见口苦，得之一二日是阴病，那肯定不是阳病。

3. 其背恶寒者——背恶寒是否是太阳病？这先说的少阴病的话，那就应该少阴的脉证都有，脉沉细的，脉微细的。现在说的恶寒和畏寒是有区别，说恶寒是外感，畏寒是阳虚，这是人为的一个分法，在《伤寒论》中，这个畏寒、恶寒、畏恶风寒，区别并不大，他是指的一个意思。这个背恶寒并不一定是得衣被不减那个，他恶寒常常热敷也舒服，和现在教材上人为分的那个畏寒、恶寒不一样。

4. 当灸之，附子汤主之——这里首先提到灸法，当灸之，刺法前面提到过。按照《内经》的说法，陷下者灸之，陷下是不足，是虚的，灸之。那么少阴的背恶寒，不是太阳的风寒在表，宜发散的。而是一种虚的恶寒，典型的阳虚恶寒，所以这用灸法。因为《伤寒论》这本书谈的是汤药为主，所以先提的当灸之，后面提一句，附子汤主之。用汤的就用附子汤。

5. 附子二枚，炮，去皮，破八片——在陈修园的《长沙方歌括》中是附子二枚生用。生附二枚附子汤。一般的生附子，我不太用，我用的都是炮附子，炮附子用了，对这些病都有效。有的同行提到附子质量不行，胆矾太多，所以得多用，久煎，有毒，头一煎不能用等，各种各样的说法，好多提倡温阳派的那么说，实际上还是在方的配伍，附子的差别并不大，一般的质量过关的，差不了那么多。任何一个品种里都有次品，但大部分还是合格的。

6. 这个方重用的是白术，白术用到四两。

7. 上五味，以水八升，煮取三升，去滓，温服一升，日三服——你看附子炮了以后，没有先煎，是同煎的。火候也不是特别长，比桂枝汤稍长一点。

8. 这个方和前面学过的真武汤特别像，和真武汤的差别是在哪里？真武汤没用人参，用的是生姜，用了三两，白术用了二两，附子用了一枚，所以这个方子中应该看到他病的程度、虚的程度或寒的程度都比真武汤重，一般真武汤偏于水重的，所以相对来说，他芍药、茯苓用的量大，芍药能通血痹，和血脉。

三零五、少阴病，身体痛，手足寒，骨节痛，脉沉者，附子汤主之。

1. 连续两条用一个方子，这一条也是典型的《伤寒论》的方子，病（少阴病）、脉（沉脉，说明在里的）、证（身体痛，手足寒，骨节痛）、治（附子汤）。而真武汤的脉证是太阳病汗出以后的，他说的是太阳病发汗，汗出不解，其人仍发热。我前面提到过所谓的太阳病发汗，汗出不解，不一定非得是你误治以后的，而是通过这个事件来说明这个病的具体情况。是表面的阳气虚了，里面并不是很重，心下悸，头眩，身瞤动，振振欲擗地，有点动摇，晃当，头晕，这个还是偏浅一些的。那么相比较起来，这个附子汤的症状是：身体痛——周身都疼痛了；特别提出：手足寒——应该里阳虚或中阳虚，而真武汤没提这个；骨节痛——肾主骨，所以骨痹之类的，典型的是肾阳虚；脉沉者——是里证。那么比起真武汤的太阳病发汗以后，就是相对的表里的区别，因为在里，所以重用了白术、附子和人参。而真武汤因为有仍发热，表的多，用了三两生姜，散水气，散表气，温表阳。

2. 这样一比较，看上去类似的药物，仅仅是有一味的差别和量的不同，而所治的部位大不一样，脉、证都不一样，这样你就可以辨证，辨是附子汤证，还是真武汤证。而假如说你只辨一个肾阳虚，一个证型的辨证的话，这两个是类似的，甚至都一样，那么具体临床上应用，命中率会大打折扣，不够肯定了。所以说辨方证，不是简单地拿了条文去套方子，而是你要看透它的本质是什么？差别在哪里？就像有的人大青龙汤用15克麻黄，石膏用20克，那不叫大青龙汤，那只能叫用麻黄就算了，麻黄配石膏叫大青龙，那麻杏石甘也是，那不能那么算，甚至有的人说续命汤都是大青龙汤的变方，那这就是完全想当然的，按照一个病机和药性，用现代的说法来解释。一个是中风病，一个是水饮证，治溢饮。差别太大了，从量上来说，差别更大，一个用六两麻黄，一个用二两，不是一般的差别。所以学经方，是作为一个整体的方子，看它的结构，看它的剂量，看它的具体的对证治疗，才能学到经方。

三零六、少阴病，下利，便脓血者，桃花汤主之。

桃花汤方

赤石脂一斤（一半全用，一半筛末），干姜一两，粳米一升。

上三味，以水七升，煮米令熟，去滓，温服七合，内赤石脂末方寸匕，日三服。若一服愈，余勿服。

1. 这一条病证很简单，说得非常明确，没有提脉，那就是不超出少阴病的一般脉象来，脉微细。

2. 下利——大便稀薄。

3. 便脓血——大便里面有脓还有血。

4. 前面没有方子的条文提到过：少阴就是下焦的虚寒。

5. 看看桃花汤的用药，这方基本上就是做粥喝的一个方，姜类似一个调料，赤石脂是个矿物，但质量很轻，1方寸匕3克左右。

6. 少阴病你看着下利便脓血，常常治起来，1付药不用喝完他就好了，量得大，赤石脂用到1斤，按照现在换算大约半斤，250克。煮汤是用120多克，赤石脂是个非常黏腻的东西，它的化学成分就是硅酸铝，也叫高岭土，也叫赤土。还有白的、黄的、黑的，还有的叫五色石脂。其实用起来，这几种颜色都一样，都是收敛固涩作用。这个药吸水性特别强，研成细末，一喝，肠黏膜上能保护起来。现在的西药，有个叫思密达，就是碳脱石散，和这个道理是一样的，对一般的湿热的下利，拉肚子，用的那个六一散，滑石甘草，也是用矿物的黏附吸附作用，本身除了吸附水分以外，它这个特别细腻的东西，颗粒特别小，相对来说，表面积就比较大，它巨大的表面积在肠道里一走的时候，这个病毒、病菌、湿气都被吸附，那这个可以治下利。原因是寒，所以用干姜就能温。这个粳米做出的米汤就黏黏糊糊，能够延缓在胃肠里的滞留时间。这个方配起来很好用的。

7. 一般的下利便脓血的时候，你配合上其他的，像四逆汤之类用的时候，加赤石脂不用这么大的量，也能有效。研成末冲，可能会更好。对于一些慢性的、长期的溃疡性结肠炎、克隆性结肠炎、直肠炎，带着腹寒便血的，都可以用。你掌握一个少阴病的下利便脓血就很简单了。至于现代医学怎么诊断，那是非常次要的问题，不用管他。无论他诊断是什么，你一定要辨是否少阴病，而不是辨是哪个炎症。那么是直肠癌，恶性肿瘤，能不能用？只要有少阴病，用这个，能解除当时的问题，是可以的，那对痔疮呢？他只要是带着下利便脓血的，他有少阴证，是少阴病，你不要管他具体局部的病，是整体的少阴病，辨病辨证用这个方子。

三零七、少阴病，二三日至四五日，腹痛，小便不利，下利不止，便脓血者，桃花汤主之。

1. 这个多加了几个症，小便不利，下利不止，还带着腹痛便脓血，太阳病出现带着小便不利带下利的，一般是用五苓散先利小便，而这个有便脓血，加上少阴病，伴有腹痛的，首选的是桃花汤，注意这个和五苓散说的下利不一个治法。那么和太阳、阳明合病也不一个治法。所以这里是辨病。后面那个是辨不同的证。

2. 这个方赤石脂用的量大，叫桃花汤，赤石脂弄出来粉红色的，像桃花的颜色。

三零八、少阴病，下利便脓血者，可刺。

1. 这一条病证和306条完全相同，治法上提出了另一种来，可刺。

2. 你注意这个用词上，308条是可刺，304条是当灸之，附子汤主之。灸在前，应该灸法可以作为首选，而这个308条是在桃花汤主之的两条以后，再重复了一个可刺，那么这个刺法就是作为治疗可以选择的方法之一，未必是首选。所以用词的不同，表示可选择的可能性上，有效的把握上，或者哪个效果更好上的不同。刺是可选择的方法之一，但未必有桃花汤的1斤赤石脂效果更好。并提到了1付愈，余勿服。这1付药，不用完，就可能好了。那这个看来应该是很快的。后来有人说中医这么说是一个夸大的、文学的、神乎其神的说法，那都是一些想当然的议论。首先你没有严格地按经方这么用的时候，你做这个评论是不恰当的。你用了以后就知道，也许比想象的要简单，像这些病，现代病学的治疗，常常采取灌肠的方法，一般的都用激素。加上云南白药，加上麻药普鲁卡因、地塞米松，加收敛止血药，这些方法你大概了解一下，看的时候知道就行。学中医，你学好怎么刺，什么汤就行了。

3. 当然假如说一个少阴便脓血，你用了后，反复不好，看着消瘦了，你要考虑是否有积证了，是否有直肠癌、结肠癌了。做个结肠镜检还是可以的。借助现代的手段深入地检查，完全有必要，看清楚了，那样对病人也有个交代，好知道这个病可能要凶险一些，可能要时间长一些。如果是早期发现，多种选择，包括手术都是可行的方法之一，以免贻误病情。但假如说你就是发现这个情况了，有效治疗以后好了，没有症状的，也可以带病延年，不去动它。仔细检查，仔细观察，可以用中药这样治着，那这也是一个很好办法。

4. 见过两例，简单的结肠息肉做了手术后肠粘连、肠梗阻的，那还不如不做，在经过了三次手术反复倒腾，越倒腾越麻烦。那反过来说，你用结肠镜从里面用射频的方法给它电灼一下好了的话，那比做大手术要简单多了。所以在治疗上要考虑最小的损坏，取得最大的治疗效果。

三零九、少阴病，吐利，手足逆冷，烦躁欲死者，吴茱萸汤主之。

吴茱萸汤方

吴茱萸一升，人参二两，生姜六两（切），大枣十二枚（擘）。

上四味，以水七升，煮取二升，去滓，温服七合，日三服。

1. 在太阳病、厥阴病、少阴病中都提到了用吴茱萸汤，吴茱萸汤是一个应用相当广泛的方子，它的治证也相当得明显。

2. 在第243条阳明病篇中是：食谷欲呕，属阳明也，吴茱萸汤主之——它是治疗阳明病欲呕的一个方子，在这个少阴病篇中再次提到，是：吐利、手足逆冷、烦躁欲死者，吴茱萸汤主之。

3. 食谷欲呕——阳明病中是胃中的寒气，少阴本身是说的下焦的虚寒，再加上吐利，共同的症都是有吐。和308条的下利便脓血来比，这里吐利，手足逆冷，没有说便脓血。加了一个烦躁欲死。在以后的厥阴病中还有：干呕、吐涎沫、头痛者，吴茱萸汤主之。

4. 所以茱萸汤这个呕、欲呕，常常是一个多见的症状。再一个寒，从阳明的食欲呕，到这的手足逆冷，也很明确是主寒证。

5. 所以这个：吐、利、烦躁、呕，是主症。

6. 这个方需要大火煎。这个方的主药是生姜，用到6两。吴茱萸1升可能50克左右。我最多用到45克，一般用20克、30克、15克、12克、18克都能起作用，根据病的轻重程度，一般从12克、15克用就能起作用。那么1两按10克算，虚得不严重的人适当减减量也可以。小量，开两付三付都可以。严重的，大量一付，小量喝也是一个道理。这个方子前面讲到时我也提到过，治过一个糜烂性胃炎。我还治过一例，那个没见到病人，顺便提了一例，一个网友，他的一个亲戚，甲状旁腺切除了以后导致的反复呕吐，好几年了，屡治无效，他说了一个症状，说舌头一边有一个青紫的瘀点，那么这是一个虚的寒的现象，加上吐利，跟他说了这个方，开了一个量，他用了一付，就不吐了，用了三付，就没再犯了。手术以后说甲状旁腺切除功能的障碍，及神经挤压等乱七八糟一大套，你不管他怎么办，症状典型用了这个方就好了。这个小方是个非常好用的方子。

7. 在这里提到的少阴病，就是虚寒不足的病，结合少阴病的提纲，能知道这个状态。

8. 下面连续的5个方子，是讲的少阴咽痛的方子。都是小方，很简单。

三一零、少阴病，下利，咽痛，胸满，心烦，猪肤汤主之。

猪肤汤方

猪肤一斤。

上一味，以水一斗，煮取五升，去滓，加白蜜一升，白粉五合，熬香，和令相得，温分六服。

1. 这个还是少阴病，还是下利，上一个是：下利、手足逆冷；这一个是：下利、咽痛、胸满、心烦；再上一条是：下利，便脓血。这三条对应的是少阴下利的辨证。

2. 少阴的病可以出现咽喉痛，少阴是阳中之阴，你从经脉来说，少阴经是过咽喉的。有的这么叫：少阴热化证，少阴寒化证。在这里你按照少阴经来解释，未必是恰当的，不是少阴病的本意。应该就是从辨病证的角度来看，一个就是说少阴病有虚寒不足的现象，下面见着下利，上面见着咽痛、胸闷、心烦。见是证用是方。

3. 温分六服——是一天服还是两天服，这个表述就不是很明确了，没说一日一付。可以喝两天，可以喝三天，多喝，一次喝一勺，喝点就行了。

4. 白粉是什么？有人说是宫粉，是铅粉，这个说法大概是不恰当的；有的说是米粉，米粉做成食物叫白粉，是可以的；有人说是面粉，面粉炒糊了，炒香了，可能用得比较少。一般的是参照用米粉来用的，这个方在临床用得很少，我也没用过，那么猪肤是什么药？有人说就是猪皮，猪皮冻，未必。皮是皮，肤是肤，皮下是肤，先说皮，后说肤，好像说表皮是皮，皮下那个脂肪层叫肤。相当于现在说的猪的肥油。猪的肥油熬成油以后加上蜜再加上米粉，应该是个很好吃的东西，又香又甜又滑溜。治这个咽痛是很好的。

5. 我听一个老师说过这个猪肤熬了以后，很滑溜很好。在本地有一个方子很好，就是反复的慢性气管炎，感冒以后燥咳长期不好了，就是喝猪油，猪油熬出后，白白的加点白糖化了喝下去，能好，非常利索。还有一个方，就是打鸡蛋茶，生鸡蛋，蛋清加蛋黄一起，用开水冲了喝下去，我自己用过，非常管用，治咳嗽，咽喉不利的，养阴的很好的一个方子。

三一一、少阴病，二三日，咽痛者，可与甘草汤，不差，与桔梗汤。

甘草汤方

甘草二两。

上一味，以水三升，煮取一升半，去滓，温服七合，日二服。

桔梗汤方

桔梗一两，甘草二两。

上二味，以水三升，煮取一升，去滓，温分再服。

1. 上三条说的是下利的鉴别，接着311条说的是咽痛，不是下利伴咽痛，只是咽痛。

2. 不差——意思就是不减轻。

3. 二三日——时间不长。

4. 咽痛者——单纯说咽痛，没有说有：心烦、胸闷、下利之类的。可以说是虚人咽痛这类的。你不用管他是外感，是内伤，是大声吵架吆喝的，还是教师的职业病，还是吃东西辣着了，还是外感风热，见少阴的病，咽痛，就可以与甘草汤，非常简单，用了甘草汤不行的，再加一味药，用桔梗汤。

5. 甘草用到20克、30克都可以，我前不久给一个同行医生的媳妇用过，他媳妇感冒了，他说脉在第五层了，第四层了，在脾胃了，在什么了，一摸手足凉，平时体质又比较弱的寒的，一开始用麻黄汤不行，又开始出现咽喉痛，一摸脉到了几层了，考虑这个在脾胃层次。想当然理解的按层次、按深浅断脏腑的方法，以为这个应该是四逆汤，用四逆汤以后，更烦躁，更痛了，打电话问我为啥这个脉证用了不管用。我没说别的，就说你用30克生甘草熬汤喝，喝了一次不痛了，喝了两次好了。后来他在QQ上聊天问我为什么，我说那是因为你看脉看的不对，她就是一个咽痛，平时虚寒，是少阴病，少阴咽痛用甘草汤就好了。现在的解释有少阴热化证、少阴寒化证、少阴虚寒证，这些道理上搞不太明白，说起来很有道理，用起来不切实际，是走到另外一个方向去了。假如说用这个不行的，再加上一个桔梗，桔梗现在说是化痰的药，也叫上行的药，不论什么道理，你可以一起用也行，单用一味甘草也行。

三一二、少阴病，咽中伤，生疮，不能语言，声不出者，苦酒汤主之。

半夏十四枚（洗，破如枣核），鸡子一枚（去黄，内上苦酒，着鸡子壳中）。

上二味，内半夏，着苦酒中，以鸡子壳置刀环中，安火上，令三沸，去滓，少少含咽之，不差，更作三剂。

1. 少阴病，咽中伤，生疮，不能语言——常常是喉中伤的时候才不能语言，再往下半部分到喉的时候能引起不能语言，或到声带坏的时候。笼统的咽的时候，应该在上面，咽下为喉，喉就是平喉头那一块，舌软骨到下面发音这一块叫喉。笼统的叫咽中。这种情况初夏的时候常常见。病人说我这很痛，好像东西伤着了，怎么呢？好像有东西卡住了，看有没有鱼刺，我吃鱼了。我这常有用新癀片给治好的，或者针刺或用牛黄等清热解毒的给治好了。苦酒汤以前用过，很麻烦些，同样可以治好这个火热的情况。声不出比较严重一些。

2. 半夏洗，破如枣核十四枚——量也不是很大，10~20克左右。

3. 鸡子一枚，去黄——没说去清，应该带着清。

4. 内上苦酒——后来考证就是醋。

5. 着鸡子壳中——把醋倒入鸡蛋壳中，鸡蛋壳起码要打去一半吧。

6. 以鸡子壳置刀环中——汉朝的那个刀，是一个刀把，刀把上面一个环，那环是干什么用的？上面系着一个飘带，还有挂到墙上的时候，好放置用的。留那个环一个是起到一个平衡作用，刀一挥，不至于闪了手。还有一个，在砍的时候，绸子先在你眼前晃一下，红红的一片，你再看，嗤喇·一冒血，也不是太害怕。就像那个枪，前面加个红樱，喊一声看枪，再刺，仁义。告诉你了，你不躲，那刺死你了，就不是我的事了，心里一个安定作用。先礼而后兵，先把红的一闪，再砍过去。刀环有很多作用，即便是杀人的武器也是很讲究的，不得已而杀之。

7. 刀环看起来并不是很大，并不会比鸡蛋大，所以把鸡蛋坐在上面烧。

8. 安火上，令三沸，去滓，少少含咽之，不差，更作三剂———服不好，再做，可以做三剂。

9. 他为什么用这个刀环来用，没讲道理，现在刀也稀罕了，是个文物。这里面可能就是传承了这么一个有效的方法。道理可以不讲，但是你看看那个刀环像什么？刀把上缠着一圈一圈的很像下面的气管，上面头上的环就像喉部，取象的方法。

10. 喉咙不好了，一个鸡蛋给他黏糊黏糊就好了。这个方法很多，包括《理瀹骈文》灸日影的方法，你腰痛的，用一根竹竿量一量，在自己腰等高的地方，然后在太阳下灸那个竹竿，这个方法不能告诉别人，只能自己知道。完了以后，那个腰痛就好了。还有小儿疝气，不好了怎么办？说是正午的时候，你抱着小男孩，把他的阴囊往水里一浸，马上抱出来，再往那门槛上一放，然后抱开他，用艾火把他那个湿影给灸干了，他回去就好了。是否真实，不做评论，自己没有用过的经验，但是就这类方子的用法来看，带着类似的痕迹。在本地这还有一个方法治妇女乳癖(就是乳房小叶增生的)。用布袋在上面比量一下，像是给她包起来了，然后放在石头上，用一个木槌子砸那个空袋，砸完了，据说就好了。我听说过，没用过，道听途说。照现代的医学来说，这方法不用了。从这例方子，刀环、鸡蛋壳的用法中看到一脉相承的另一种治病的方法。那么我们现在用砂锅、醋把半夏给煮了，快行的时候搅上一个鸡蛋清，有效。除去形式，他内容还是有效的。

三一三、少阴病，咽中痛，半夏散及汤主之。

半夏散及汤方

半夏（洗），桂枝（去皮），甘草（炙）。

上三味，等分，各别捣筛已，合治之，白饮和服方寸匕，日三服。若不能散服者，以水一升，煎七沸，内散两方寸匕，更煮三沸，下火，令小冷，少少咽之。半夏有毒，不当散服。

1. 这个说的是咽中痛，上面说的是咽中伤，伤和痛相比，那个伤和生疮，不能语言，声不出者，可能更严重一些。提到伤，所以用刀的环来用，像刀砍的一样。

2. 我常常在治咽喉痛用甘草汤时配上这个用，也管用，有时我甚至加上干姜，你别看红得充血，少阴的不足的，虚寒的，用了桂枝、甘草，加上干姜，反而不那么干燥了，少阴的虚寒不足，看着痛，你不要以为就是热象。

3. 上三味，等分，各别捣筛已，合治之，白饮和服方寸匕，日三服——一味一味地分开捣。为散白饮和服一方寸匕。要做成汤的话，用两方寸匕煮一煮。

4. 半夏有毒，不当散服——这句像是一个注解，后来的注释误入进去了。水洗的半夏毒性就差了。如果和桂枝甘草合时是一方寸匕，那半夏就0.3克左右，应该是没大问题的。这个散我没用过，做汤我用过。对一些顽固的慢性咽炎反复不好痛的，这个方还是很好用的。

5. 所以这里提了少阴咽痛的5个方子，形成对比：半夏散及汤算一个，苦酒汤、桔梗汤、甘草汤、猪肤汤，分别有不同的治证。要鉴别，是咽痛，是少阴病，然后再辨方证，到底是哪个汤证合适一些。学了这个以后，你对慢性咽炎、各种咽喉炎、慢性长期虚损的病治起来的时候，就有一个思考的路子、思考的方向了。

三一四、少阴病，下利，白通汤主之。

白通汤方

葱白四茎，干姜一两，附子一枚（生，去皮，破八片）。

上三味，以水三升，煮取一升，去滓，分温再服。

1. 这条和上面的那些少阴病、咽中痛一样，非常简单，少阴病的一个症，单纯就是下利，少阴病的下利有什么特点？没提脉，就应该照少阴病的脉来治，脉微细，但欲寐，加上下利的，也可以说是下焦虚寒的下利。

2. 附子一枚，生，去皮，破八片——这是用的生附子，用炮附子的一般比较温和些，用生附子比较剧烈些。

3. 方小用的水也少，不需要久煎先煎，3升煎1升，你如果用文火煎的，可能也需要30~40分钟吧。生附子需要多煎些时候。葱白你如果是这个煎法的话，辣味肯定一点都没有了，所以在这葱白并不是取辣的。姜无论怎么煎都是辣的。葱白这个药，现在临床上很少有用的，在这里白通汤这个白应该就是指的葱白。它和那个理中汤的区别就是甘草和炮附子，它这是用了一个葱白，甘草是甘的取中，这个葱白是一个药，它是用来治下的。

三一五、少阴病，下利，脉微者，与白通汤。利不止，厥逆无脉，干呕，烦者，白通加猪胆汁汤主之。服汤，脉暴出者，死，微续者，生。

白通加猪胆汁汤方

葱白四茎，干姜一两，附子一枚（生，去皮，破八片），人尿五合，猪胆汁一合。

上五味，以水三升，煮取一升，去滓，内胆汁、人尿，和令相得，分温再服。若无胆，亦可用。

1. 这条和上条一样，加了一个脉微，脉微是少阴病的典型特征。

2. 利不止，厥逆无脉，干呕烦者，白通加猪胆汁汤主之——利不止说明这个下利比较严重，服了白通汤以后不见效果，厥逆无脉——四肢逆冷，手脚冰凉，末梢循环很差。寸口脉也摸不到，这个还都像少阴病的表现。干呕烦者——一般的呕是胃中寒。烦常常是上面的热烦，寒于下，热于上。

3. 加了一味药：猪胆汁，应该是寒凉治烦的。

4. 服汤，脉暴出者，死，微续者，生——服了这个汤以后，突然的脉出，为什么暴出就是一个死相呢？里面本来是虚的，突然暴出，就是四肢上失了，里面更虚，有可能是要耗竭的现象，所谓的阴寒盛于内，格阳于外，你服的那个汤，它没有温到里面去，把这个热性的药都格拒到外面来了。所以脉暴出者，死。微续者，生——从无脉逐渐的有脉了，这说明里面温暖了，逐渐的里外都温暖了，这个情况有可能是好现象，病人可以有生机。

5. 人尿五合，猪胆汁一合——人尿现在用得少了，我没见老师用过，我自己也没用过。没脉的时候补阴的，心烦的时候阴阳双补的。白通汤是单纯的温阳的，后面两个咸寒的，苦寒的。由于少阴虚以后，上面是虚热，下面是虚寒，所以以人尿猪胆汁养阴清热。附子、干姜、葱白补下焦的阳。这样对这个阳亢于上、阴虚于下、阴阳离绝、火水不济的情况，起到一个改善作用。

6. 少阴——阳中之阴，下面阳，上面阴，正好。少阴病倒过来，上面是阳，下面是阴，从水火既济，到火水不济，也可以说是从天地泰相到天地痞相，这就是少阴病的一个典型表现。所以少阴的一切病都不离这现象，从上面的5方，少阴咽痛来说，也是上面的热象，所以有人说少阴虚热，少阴虚寒，少阴经循行，少阴肾，都可以，怎么叫都行，但是你归到阴阳太少，上下的长相和病相上来解释，更明白一些，更简单些，叫水火也好，叫阴阳也好，一个意思。《内经》上说：阴阳者，水火之征兆也。阴阳的症状，就是以水火为典型的表现。

7. 人尿好找，自己没有，借别人的，但这个猪胆不好找。所以若无胆，亦可用。

8. 不要小看这个人尿，曾经日本有本书叫《喝尿治百病》，据说能美容。尿放久了有胺味，尿素在空气中分解了才有那个味。鲜尿没有这个味，掐头去尾喝中间的，早晨第一泡尿叫回龙酒。

9. 假如在没有输液的情况下，微循环障碍的时候，单纯喝水能水中毒，血液稀释能导致人暴亡。水分突然太多，到细胞里，电解质不够，你到血管去了，浓度低，能导致里面的组织脱水，更快死亡。你喝点盐水他能瘥，他能够等渗。尿这个电解质程度接近人的血液，在循环障碍的时候，赶快地喝上尿，比自己不会配的营养液强，是没有现代生化检测条件下的一种最可靠方法。当然说在特别情况下，比如说野外生存情况下，战争情况下，喝尿是自救的最简单方法，把水分尽量地回笼回去。人尿的沉淀物，中医叫秋石，是咸寒的一种东西，能够去火的，在现代用的秋石，一般情况是用食盐提炼成的。以前盛尿用的陶罐，里面的沉淀物，弄出来晒干，研末，吹上治口疮、毒疮、毒疖子，都可治。现代医学中也用，尿中的一种提取物。尿液中含有一种酶——尿激酶，有溶血作用。尿激酶、链激酶抗血栓的。急性脑血栓发作的时候，静脉点滴尿激酶，破坏这个纤维蛋白原的溶解度。

10. 女人的尿有特别的作用。一种叫绒毛膜促性腺激素的药，用于流产的诊断和治疗的，是从孕妇尿中提取出来的。

11. 激素本身可以是一种气味，空气中弥漫的一种化学物质，激素只要一点点东西，就能把你的整个生理系统给你改变，本身没有什么生理活性，但能调动你自身的化学反应，所以叫激素。

12. 所以孕妇尿提取这个东西，还有成人尿提取尿激酶，都是提取尿中的精微物质。当然是现代化学发展以后能认识这个问题，在以前没发展的时候，他能够用到人尿，这也是人类一种很高明的智慧，生存智慧，所以不要以为它是一个废物而弃之不用。现在发展了，有别的方法替代了，人也不要轻易地舍弃这些东西，以为就是污秽之物，你得文明，得消毒。怕这个菌，怕那个菌，不一定真实。

三一六、少阴病，二三日不已，至四五日，腹痛，小便不利，四肢沉重疼痛，自下利者，此为有水气，其人或咳，或小便利，或下利，或呕者，真武汤主之。

真武汤方

茯苓三两，芍药三两，白术二两，生姜三两（切），附子一枚（炮，去皮，破八片）。

上五味，以水八升，煮取三升，去滓，温服七合，日三服。若咳者，加五味子半升，细辛一两，干姜一两；若小便利者，去茯苓；若下利者，去芍药，加干姜二两；若呕者，去附子，加生姜，足前为半斤。

1. 这个方在太阳病汗后的时候提到过，太阳病发汗后那个表现是指的：太阳病发汗，汗出不解，其人仍发热，心下悸、头眩、身瞤动、振振欲擗地者，表现是外面发汗以后，阳虚了，病还不解，外面的阳虚以后，里面的水寒相对盛的表现。而在这里提到真武汤，是少阴病中的真武汤。前面讲了是虚寒，这个更直接一些，二三日不已，至四五日，病程或长或短的少阴病，出现腹痛、小便不利、四肢沉重疼痛，这些都是水湿内盛的表现，自下利更是水气内重了，所以诊断上叫：此为有水气。

2. 那么四肢疼痛有可能出现水肿，这沉重、疼痛，是寒湿重。可能在肺的咳嗽，可能在膀胱。可能上面有咳嗽，小便还正常。小便这个水分，可以正常，可以不正常。也可以下利，也可以呕。内虚以后水寒之气弥漫上下，上面咳或呕，下面大小便多或者不利，这都是真武汤的表现，在中间出现腹痛，在四肢出现疼痛。

3. 按照五行或六兽来分：青龙、白虎、朱雀、玄武、勾陈、腾蛇。有人说这个勾陈、腾蛇入土的就是指的蚯蚓。看到有个方叫蚯蚓汤。也有一定的道理，那个东西能入黄泉，很深，在土里能钻的。现代人航天技术很好，钻地技术还成问题，不能自由地钻地，蚯蚓这个东西还是很高明，通过肉体能穿洞。那么这说的真武就是北方，主水的，一派寒象。

4. 方子你看：茯苓、白术是去水的，生姜、附子是温阳的，照后来的药理说法：茯苓能渗湿，白术能燥湿，生姜散表阳，附子温里阳。表里同治的（外面渗的，里面燥的）。加一味芍药，有人说在一堆的温热药中，两个热的，两个甘淡渗利的，加一个收敛的芍药，芍药在《本草经》上说是能除血痹的，能够活血除痹的。在《伤寒论》的经方中常常是用来治腹痛的。所以腹疼下利的时候，用附子、生姜时可以加芍药。不要局限于后来的寒热说法。

5. 以水八升，煮取三升——比桂枝汤火候稍大一些。

6. 这个真武汤后面的加减：若咳者，加五味子半升，细辛一两，干姜一两——你看这里干姜和生姜同用。干姜、细辛、五味子配伍常常在《伤寒论》中治咳嗽，若小便利者，去茯苓——茯苓用来利水是肯定的。若下利者，去芍药，加干姜二两——干姜能治下利，像四逆汤，而下利不适合用芍药，在太阴篇中也提到，桂枝加芍药汤的时候，如果这个人有久寒下利的，行大黄芍药的当减之，那么芍药的寒凉是肯定的。若呕者，去附子，加生姜，足前为半斤——呕吐的加生姜，附子不合适。更应该看出生姜是治上的，治表的，附子是治里的。

7. 所以从这四个加减证中，后来说的药证，你叫药证，就是对症下药嘛，对症下药是个基本的事实，后来弄成了一个值得讨论的问题，有什么值得讨论的呢？难道不对症下药才对吗？所以这里这个加减可以明确看出对症下药的直接性，这些经验后来很多，原始的、典型的、来自典籍记载的东西，是过去的人抱着一种非常崇敬的心情记载下来的，写一个字不容易，保存下来更不容易，那么在文字以前，靠口头传承的，更不会说像现在打字这么方便，随便给发个言的。随便说没人听，交通不方便，传播不方便，口传心授，非常正宗。选择身体健康的传下去，能够传的传下去，否则选择一个残疾人，不长命死了，坏了；还有人，他能够用，不能够往下传，也坏了。所以非其人勿传，传的都是一些能够继承的人。好好选择接班人，非常郑重的，一直到文字存下来，这么远的，这都是比较真实的东西。那后来为了职称、为了出学术专著、为了名声，强拼凑起来的想当然，那只能说是各人的一些想象、思想，一时之言。和经典之言不同，所以说典型的药证，就是对症用药，药物的主治，相对于今天更加可靠。

三一七、少阴病，下利清谷，里寒外热，手足厥逆，脉微欲绝，身反不恶寒，其人面色赤，或腹痛，或干呕，或咽痛，

或利止脉不出者，通脉四逆汤主之。

通脉四逆汤方

甘草二两（炙），附子大者一枚（生用，去皮，破八片），干姜三两（强人可四两）。

上三味，以水三升，煮取一升二合，去滓，分温再服，其脉即出者愈。面色赤者，加葱九茎；腹中痛者，去葱，加芍药二两；呕者，加生姜二两；咽痛者，去芍药，加桔梗一两；利止脉不出者，去桔梗，加人参二两。病皆与方相应者，乃服之。

1. 少阴病，虚寒不足之病，下利清谷，少阴常见的症。

2. 里寒外热——这个特点就是在外热上。

3. 手足厥逆，脉微欲绝，身反不恶寒，其人面色赤——这也是少阴病里寒的表现。应该身恶寒，这却是身反不恶寒，这就是那个外热。表现为：其人面色赤，没什么道理可讲，如实的表述这个临床现象。

4. 外热就是：身反不恶寒，其人面色赤。里寒就是：手足厥逆、脉微欲绝。可以见到或腹痛或干呕，这还是里寒，或咽痛，这就类似于外热，或利止脉不出者，这还是内在的虚寒。用方是通脉四逆汤。

5. 干姜三两，强人可四两——你看这个变化，明确说出来，三两，强人可四两，这个剂量的规定是很严格的。这个和四逆汤是一样的药味，不同在干姜的量，干姜加倍，甚至可以再多一点，这就叫通脉四逆汤。这个情况和四逆汤的主症有什么不同？就是多了一个热。热的时候为什么加干姜？应该是内寒更重，所谓的虚阳外越，你看到的他出现外热。寒气把仅有的一点残阳逼到外面了。只有让里面热了，外面的热才能退回去，引到里面去。

6. 但是你要注意到，看着脸色发红，像热，虚阳越到上面去了，但他手足是凉的、厥逆的。这个情况才可以用大量的干姜、附子来治疗。

7. 在群聊中有个网友，不是医生乱开方子，治一个牛皮癣，大量地用了干姜、大枣。那个人吃了以后，说是胳膊上好点了，腿上出现了大面积的红斑、裂纹、渗血、水肿。像这样乱用药的，不属于真正里寒外热。想当然的治病非常危险。

8. 上三味，以水三升，煮取一升二合，去滓，分温再服，其脉即出者愈——这个煮的时间很短。服得非常急，量又很大。

9. 面色赤者，加葱九茎——假如说这个外热明显的，像前面白通汤一样：加葱九茎，这就也有甘草，也有葱了，白通汤是用葱四茎。所以葱在少阴病中是可以用的。

10. 腹中痛者，去葱，加芍药二两——芍药治腹中痛，葱则不宜，要把葱去掉。

11. 呕者，加生姜二两——和上面一样。

12. 咽痛者，去芍药，加桔梗一两——芍药不能治咽痛，可以治腹痛。而甘草汤和桔梗汤中是有桔梗和甘草的。

13. 利止脉不出者，去桔梗，加人参二两——人参能复脉，"生脉饮"、"复脉汤"、"炙甘草汤"都是用人参。

14. 病皆与方相应者，乃服之——原病就用原方，从这里除了看到变化以外，还要看到相应，方病相应，方证相应，药证相应，药病相应。这里反复嘱咐了：观其脉证，知犯何逆，随证治之。又提到：病皆与方相应者，乃服之。提到有哪个证，加哪个，去哪个。这就是所谓的经典。

15. 典是可以作为标准的书籍。《伤寒杂病论》是否能作为典呢？在四部经典中，历来是尊其为典的。所谓典的东西，就像一个字不认识，查查字典，它说了这就对的。一味药用多少，不知道，用3两，2两，或5两？一味干姜用5两行吗?不行，可以用3两。壮实的可以用到4两，5两似乎太过。这就是典的标准。

16. 那么我们反过来评论一下现代的《中药大词典》，新用量，一味药，它规定的那个量，和历代的经典是有出入的，至少在用量上，现代《中药大词典》也好，《中华本草》也好，还是有值得商量的地方、值得修改的地方、值得进一步讨论的地方。既然称为典，就应该经得住历史的考验，经得住临床的验证，临床能不出这个范围，可以作为一个国家标准。而现在你看看一味甘草，一味黄芪，都和临床实际不符，如果是照药典那个量来用，中医临床就走向了现在的状态，什么状态？就不用说了，明摆着。看看有的中医院里的口号："西医争一流，中医争特色"，不敢说中医争一流了。只是那么一个点缀而已。这就是在这个药典指导下的中医现状。

17. 所以现在学习中医，这个量是个关键东西。经方的用量是个关键的东西。如果临床的时候，不大敢用，可以在这个范围内适当的变化，但心里有数。治疗有效，效不快不够好，可以加到这个量，用足量以后有所不适，在这个量上减少服量，这个在经典中也是明示的，从第一方的桂枝汤开始。这就是张仲景著书，就是作为典范来著的，都是立标准来著的。就像现代西医的药物手册一样。这才能够通行天下。

18. 还可以看到一味药的变化，导致方名不一样，主症不一样，这就是标准的严格性。有的药有规定量，有的药，列个区间，3两至4两，根据人变化。这是标准的一个度的问题，在那个区间之内。所以这些方法上、出入上、修改上，完全符合现代的、科技的作为一个标准的要素。

三一八、少阴病，四逆，其人或咳，或悸，或小便不利，或腹中痛，或泄利下重者，四逆散主之。

四逆散方

甘草（炙）、枳实（破，水渍，炙干）、柴胡、芍药。

上四味，各十分，捣筛，白饮和服方寸匕，日三服。咳者，加五味子、干姜各五分，并主下利；悸者，加桂枝五分；小便不利者，加茯苓五分；腹中痛者，加附子一枚，炮令坼；泄利下重者，先以水五升，煮薤白三升。煮取三升，去滓，以散三方寸匕，内汤中，煮取一升半，分温再服。

1. 这个病的表现，他首先提的是四逆，但是你看症状：或咳或悸，或小便不利，或腹中痛，或泄利下重，和通脉四逆汤的那些症状，好多是相同的，那么317条，首先说的是：下利清谷，里寒外热，然后手足厥逆，手足厥逆只是在全身内脏表现之后，比如下利清谷，是内脏的，里寒外热，是全身的，手足厥逆——是在内脏和全身最后列出来的一个表现，而这个首先说的是四逆。只说了一个四逆，后面的症状，是或然的，就是可以有，可以没有，这个四逆就是主诉，或者叫主症，或者说四逆散就是治四逆证，四逆证 ——手足逆冷。以这个为主要表现，或者病人就是因为这个痛苦来看病的。其他的可能伴随着有的时候加减，也可能全身没什么大的感觉，基本上像是平和状态，就是手脚怕凉，这个情况很多见。

2. 上四味，各十分，捣筛，白饮和服方寸匕，日三服。——每一样都等分就行了，你反正是打成散以后一次是服方寸匕，所以这个剂量上来说就是等量。

3. 咳者，加五味子、干姜各五分，并主下利——一个辛散，散寒气，一个收敛。下利的时候也可以这么加。加的量是上面每味药的半量。

4. 腹中痛者，加附子一枚，炮令坼——腹痛，寒痛的时候是加附子。如果是热痛的应该加芍药，这样经方的加减就很明确了。把它炮得有点开裂，现在一般都用制附子，也可以直接用。

5. 泄利下重者，先以水五升煮薤白三升。煮取三升，去滓，以散三方寸匕内汤中，煮取一升半，分温再服——这里有个特别的用法：薤白除了在《金匮要略》的瓜蒌薤白汤用来治胸痹以外，在这里是用来治泄利下重，服法是：先煮出汤来，再服散。在黄土汤也是先煮黄土，煮那个伏龙肝。后来用药，量大的，比如像利胆排石的时候用金钱草，100~200克的，煮不开，一般也是先煎汤代水。大量的药常常是先煎汤代水，后煮其他的药，这个是煮了汤来服散。从方法上来看，和后来的煎汤代水是类似的。所以一个方法看它的出处，它是有历史渊源的，并不是谁随便独创的。像现在的做菜，可以先做高汤，鸡鸭鱼肉先做汤，牛肉先煮汤，然后把萝卜切成丁，开水单独煮，出了臭气，再放在里面一起炖，据说很好吃，和这个差不多，和中国菜一个做法。

6. 这个薤白就是这叫的小野蒜。但是本草上叫的小野蒜是指的藜芦，是催吐的一个东西。像葱像蒜，介于葱蒜之间，都像，它那个叶是细的一条的，看上去像韭菜，但是它中间是空的，很细的，像葱，底下长的瓣，像蒜瓣，很小，剥了可以直接吃，味道就介于葱蒜之间。

7. 这个方子有人说不是仲景的方，风格上和别的方不一样。证据不足，还就这么用着吧。单纯这么用，没用过。桂林本上这个方是做汤药用的。量比较大，煮着用的，单纯四逆的话，你看这方很平和，和现在说的温阳之类的没什么相关，所以后来有人说是什么气郁四逆的，那些解释就不要过度地根据药物去想象推测，他这说的很明确，就是少阴病的四逆加上虚寒不足的现象。

8. 加减也和《伤寒论》前面讲过的方子一致。治咳嗽的小青龙类的：五味子，干姜；治悸的你看炙甘草汤用桂枝呀，或者桂枝甘草汤，桂甘龙牡汤，都是用桂，治脐下悸，少腹悸，桂是治悸用的。小便不利加茯苓，那真武汤，或者苓桂剂有水气的，那都是用茯苓来利水的。腹痛，像四逆汤之类的，腹痛用附子，还有桂枝加附子汤，那是治寒的，那这个腹中痛，说明是从寒来治的。就这个薤白治下利是特别的，在这提出来的。

9. 所以所谓的方证也好，药证也好，对证用方，对证用药。我在治一些有这个四逆证的妇科病长期的虚寒体质，有的乳腺小叶增生，我常常喜欢用散剂，因为这个东西它按照一个周期，时有时无，你单纯的大量汤药，它也不会一下子散开。治结块的时候，用小量的药，反复地用，多吃几天，这个四逆散的方常套着用。后来治肝气郁结的一个方子，叫柴胡疏肝散，就是这个方子加了川芎、香附、陈皮。你看还有后来的逍遥散，也和这个类似，加了白术和茯苓、当归之类的药，照现在的说法就是治气和治血的药都有，加上一个甘补的，后来说的叫：疏肝健脾，像柴胡疏肝，芍药柔肝，枳实顺气，甘草健脾，这是后来一些说法。而学经方不去分析这些道理，就是见这个证，把这个方子应用上就行了，具体哪个药治什么，它各个加减中是很明确的，一一对应的。

三一九、少阴病，下利六七日，咳而呕渴，心烦不得眠者，猪苓汤主之。

猪苓汤方

猪苓（去皮）、茯苓、阿胶、泽泻、滑石各一两。

上五味，以水四升，先煮四物，取二升，去滓，内阿胶烊尽，温服七合，日三服。

1. 319条以后这几条方子，都是以前提到过的，阳明和太阳病的变证中都提到过。

2. 少阴病下利六七日，病程久了，反复下利，除了本身的虚寒以外，阴液肯定也亏。肺里的咳，胃里的呕，还有口的干渴，还有心的烦，不得眠。

3. 前面在阳明病篇提到猪苓汤的时候，它的主治都是有渴，渴是猪苓汤必有的症状。渴欲饮水的，223条：若脉浮发热，渴欲饮水，小便不利者，猪苓汤主之，和五苓散常常是类似的，五苓散是渴欲饮水。五苓散和猪苓汤对举着讲的时候，能看出这个猪苓汤加了一个阿胶，而五苓散用的是桂枝。表里相对来说，还是有区别的。而在少阴病篇这里提到的猪苓汤：下利日久，下利到六七日，出现心烦不得眠，黄连阿胶汤治少阴病的虚烦不得眠的时候，用阿胶。所以这个情况，带着口渴、干呕，一般是阴阳俱虚的情况。即便是口渴，你用大寒的药也不合适，少阴病就是下面虚了。

4. 所以这个方子：猪苓、茯苓、泽泻、滑石都是淡渗的。淡渗能够利水气，加上阿胶。

5. 火候上用的不是太大。

6. 这个情况现在见的也不是太多，真正的下利引起口渴的，现在一般情况下，在一个卫生室里，在基层的社区卫生院都能办到，输液就行了。输液以后，至少水分有了，固住一定的血容量，口渴就能够改善。现在常见一些慢性的、虚损性的病，或者是长期服药的病人，有些糖尿病过度地用药以后，有这个情况的，还有些代谢性的其他的病，各种药用上了，但是长期的，你也不能像临时的这感冒发烧后，输输液就好了，这种情况让中医看得比较多一些。还有像老年性的动脉硬化，代谢不好的一些病。

7. 你像去年看了一年多城南社区的胡老太太，来的时候说不出话来了，嘴干干的，一点舌苔没有，烦躁失眠，很简单的用散剂清清火，后来用点清热解毒的药，简单弄弄就好了。可是现在简单的病，找中医来看得少一些，多误会中医就是服汤，怕麻烦，让中医这个汤剂的形式吓着了。

8. 所以这个阳明病可以用，少阴病也可以用。就是实热证和虚寒证中都提到了猪苓汤。不论寒热虚实，只要见到渴而呕，心烦，或者渴饮水，或者发热，口渴严重的，就用它就行了。这里看出辨证的重要性来。辨证论治，而辨病可以放在一边，那么照现在说的辨证型的，是阳明火热，还是少阴虚寒，这个就放一边了。辨证，就是辨的这个渴证，有这个渴证就用猪苓汤。在这列举的是两种情况，一种是阳明的，一种是少阴的。

三二零、少阴病，得之二三日，口燥咽干者，急下之，宜大承气汤。

1. 少阴病，得之二三日——时间不长。

2. 口燥咽干者，急下之，宜大承气汤——上面说的仅仅是咳而呕渴，而这说的是燥和干。应该比口渴更严重一些，舌头上没有津液甚至有毛刺。或者少津，甚至说不出话来。但是少阴病咽干，咽喉的干燥，咽中的干燥，是个什么样的干？应该是人精神不足。下焦可能有虚寒，但欲寐，这没提到脉，有可能出现脉微细，但是他有口燥咽干，急下之。还得用急下的方法，是否有大便干燥？不光是大肠的下面干燥用大承气汤，上面的干燥或热严重的一样用大承气汤。不光是阳明实热证用，少阴虚寒证，假如说上面热得厉害的，同样可用。

3. 那么这319条和320条都是在阳明病中用的方子，在这里用了，这说明辨证的重要性，局部一点严重的时候，攻其一点，可以不计其余，但是要急，快攻一下，攻好了，就不用了。要是照顾到全面，那你就不作为了，倒是平和了，什么也办不了了。

三二一、少阴病，自利清水，色纯青，心下必痛，口干燥者，可下之，宜大承气汤。

1. 这个情况就是后来说的热结旁流。说里面的热太重了，结在里面了，结成硬球了，水和粪不相裹结了，就下来了。或至阴中含着至热，这些说法，这都不好解释，你知道有这个情况，少阴是下利，下利的是清水，还像下面的寒象，甚至色纯青。

2. 心下必痛，口干燥者——下面寒得太重了，那上半部是很大的热象。心下痛是邪热结住了，所以口干燥，这样得把热下去，得用大承气汤把热往下下。我曾治一例80岁的老太太，半月不解大便。给她用了大承气汤以后，出现这种情况，下来清水和硬块，嘎巴响，像羊粪蛋一样。当时以为不行了，半月不解大便，基本不吃饭了，去看后，满屋恶臭味，但是老太太眼睛还睁着，说话很明白，没有死相，说肚子里像有个热棍撑着一样，那个典型的大承气汤证，不像这个少阴病的情况。给她开了两付，吃了药以后，下来的就是硬块和清水。刚吃了，来不及去厕所，在院里上厕所的路上就拉了一裤子，半月没大便了，很干。吃了一付，另一付就没再吃，后来老太太又活了很多年。急救的时候就用大黄、芒硝。

三二二、少阴病，六七日，腹胀，不大便者，急下之，宜大承气汤。

腹胀不大便，和阳明病没什么区别，区别就在前三个字：少阴病。那么通过这三条的少阴急下证，大承气汤，重视的就是一个辨证，有大承气汤的证，即便整体是少阴病，老年人也好，包括那例80多的，身体素虚弱的人，壮年人也好，小孩也好，只要出现上面的口干燥厉害的，腹胀不大便的，该下就得下，所以少阴病在快讲完的时候，出了这么三个少阴急下证来。辨了半天阴阳，还要落在辨证上，能看出这个思想来。

三二三、少阴病，脉沉者，急温之，宜四逆汤。

1. 讲了三个大寒的药方，突然又出了一个大热的方，脉沉者，急温之。这不光看出一个条文、一个方证、一个情况来，他这就是论述的一种格式，无论寒热虚实、无论寒病热病、阴病阳病，有承气汤的方证，就用承气汤，有猪苓汤的方证，就用猪苓汤，有四逆汤的脉象的，就用四逆汤。该寒则寒，该温则温。一切以脉证为准，少阴病是什么？同样是以脉证为准，脉微细，但欲寐，说的一个脉，一个证。前面提的是证，这一条提的是脉。

2. 四逆汤前面讲过，并提到强人可大附子一枚，干姜三两。这个量可以变化，变化的范围是三两，而在通脉四逆中提到，可以用到四两，那么就可以看出这个干姜，可以比甘草少三分之二，也可以大到一倍。

三二四、少阴病，饮食入口则吐，心中温温欲吐，复不能吐。始得之，手足寒，脉弦迟者，此胸中实，不可下也，当吐之。若膈上有寒饮，干呕者，不可吐也，当温之，宜四逆汤。

1. 少阴病，饮食入口则吐——这个很像是阳明中寒那个表现，胃中有寒才吐，那么这个少阴病的寒呢，不光是小腹、少腹、下焦虚寒了，一直到胃里寒了。所以才饮食入口则吐。

2. 始得之，手足寒——始得之，是在外，手足寒，进里那就到中土寒了，胃寒欲吐了。

3. 脉弦迟者，此胸中实，不可下也，当吐之——迟为不足，弦为寒象，阳气不足，阴寒集聚在胸中。胸中寒实当吐的，前面提到过。

4. 若膈上有寒饮，干呕者，不可吐也，当温之，宜四逆汤——不是有寒结，有水饮吐不出来，膈上、肺里有的，温之，宜四逆汤。那么四逆汤能够温里，也可以温上，这个温里就包括胸腹之寒，都可以用四逆汤。

5. 手足寒，先得的，以后到了腹中去，有寒饮可以用四逆汤，这两条都提的一个温法。

三二五、少阴病，下利，脉微涩，呕而汗出，必数更衣，反少者，当温其上，灸之。

1. 少阴病，下利，脉微涩——少阴下利，脉微脉涩，不足之象。

2. 呕而汗出——表阳也虚了。

3. 必数更衣——就是反复的下利。

4. 反少者，当温其上，灸之——虚很严重了，可以用灸法。那么这个温其上，是灸哪里呢？在《灵枢》中可以刺太溪，虚的可以用灸法。如果是相对于少阴肾经的原穴太溪来说的话，上，指的躯体的部位，灸小肚子、气海、关元之类，他这说的下利，提到呕，下利和呕比较出来，“必数更衣，反少者”，那就是说下利不是很严重了。

5. 呕而汗出是在胃里的寒气。那么温其上应该指的胃脘部，上脘、中脘、下脘。或者是背部的胃的俞穴，就是灸其上。或者是温心胃的阳气。如果是胸腹难受的话，就胸腹温就行了。我理解应该是这个意思。这是上，当然是相对于下来说。

6. 在太阳篇，首先提到的是刺，针刺法，在少阴篇最后提到的是灸法。那么从这太阳和少阴表里来说，讲到这里，能看出一个什么情况来？病最早的、初期的、最快的办法是用针，病深的、入到里的、后期的、虚损得厉害的时候，可以用灸。汤药可以是调。照《内经》的说法是：虚则补之，实则泻之，都可以用针，不实不虚，以经调之，也可以用针。陷下者则灸之，这说针和灸。其中提到，阴阳俱虚者，调以甘药。那么不好针的，就用药来调。而《伤寒论》作为方书，从方的角度来说，是轻浅的用针，后期重的，虚得厉害的用灸。其他的虚则补之，实则泻之，乱七八糟则用汤药调之。就是说你立足汤药来说的话，大部分用汤药，汤药所不及的用针灸。那么作为针灸来说呢，大部分针灸能治的就用针灸，个别的不好使针的就可以用汤药。这是立足于不同观点来说。一个病，你熟悉用针治好的，那你就用针治，你熟悉用方治好的，那你就用方药。大部分的病，你适合、你习惯用什么，而度量是用针就好，还是用药就好。在讲经方中，是时时讲到用针灸的。那么在单纯讲针灸的《针经》中，它也常常提到方药，提到调法。专业有不同，掌握哪个算哪个。

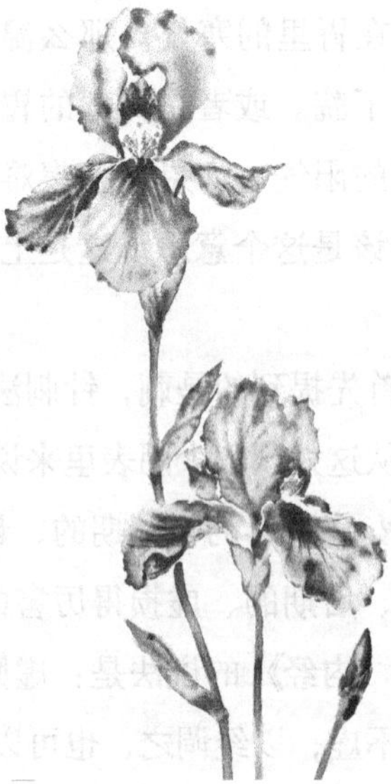

辨厥阴病脉证并治

厥利呕哕附，合一十九法，方一十六首。

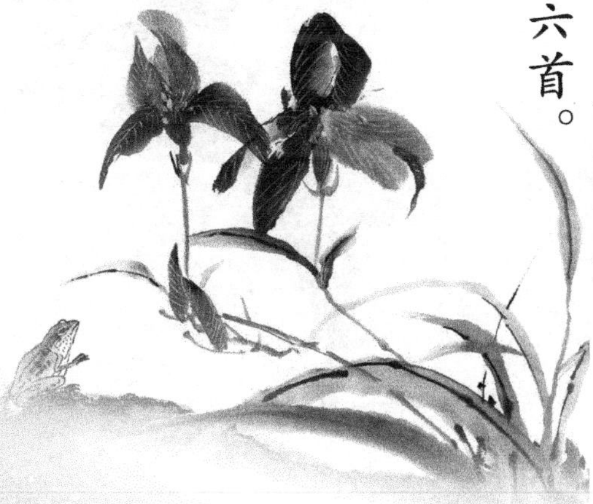

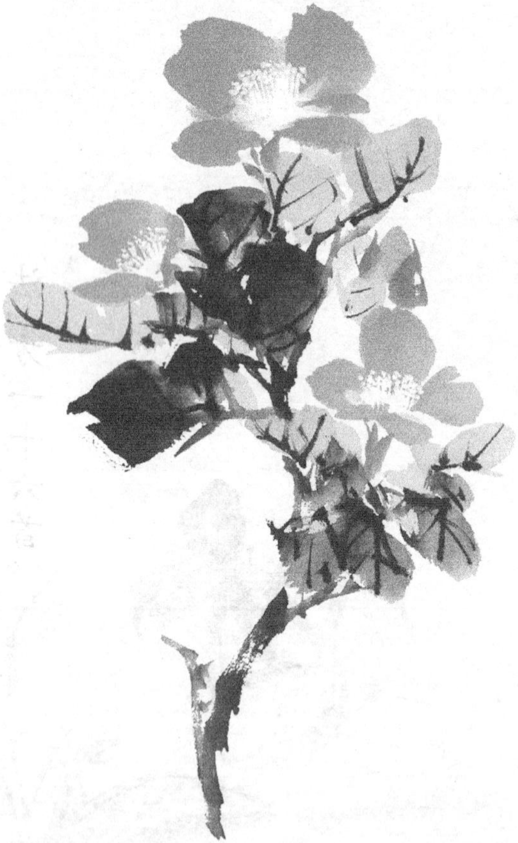

三二六、厥阴之为病，消渴，气上撞心，心中疼热，饥而不欲食，食则吐蛔。下之利不止。

1. 厥阴在这个三阴病中是最后一篇，太阴是阴多，少阴是阴少，厥阴应该比少阴阴更少，厥是缺的意思，基本是阴尽，阴尽以后，一个是走向死亡，一个是阴尽阳复。在《内经》中用三阴三阳来归属手足十二经的时候，厥阴是和少阳相表里的，就阴阳的太少来说，就太阴、少阴就行了，这个是说明一个更极端的状态，接近要转化的状态。除了相对的多少以外，这个三分法列了一个极端状态，就像有太阳、少阳，还有一个阳明，热极阳，那么厥阴就是阴极。在《金匮》中还有厥阳说法。

2. 这个厥阴是指的什么？有的人说就是指的肝和心包，是厥阴经络，这些只是参考。它可以用来归属脏腑，也可以用来归属经络，不要以为就是什么。在《伤寒》中的三阴三阳中的厥阴，这明确说了，就是指的病，病的阴阳多少的一种类属。所以326条开始就是：厥阴之为病。用厥阴来归属病的话，很明确：消渴，渴还带着消瘦，多饮而消瘦，气上撞心——自己感觉胸中有种往上撞的感觉，这是自己常常感觉到腹部的动脉跳动，或者自己感觉到心悸、怔忡的感觉，叫气上撞心。这个病人有时候会说，感觉气往上顶一下子。还有就是像病人说的，阵发性心动过速，往上顶的感觉，有心律失常的早搏，跳着跳着，突然的，咚，跳一下大的。那心电图上看到一个异常的大的波形。然后中间间歇了一下子，叫气上撞心。

3. 心中疼热——这个心中疼热，常常不是指的胸中疼热，心中是指胸下、胃脘的位置疼热，这个心中疼热的感觉，常常见于现代医学说的：胃酸分泌过多、急性胃炎、浅表性胃炎、糜烂性胃炎。或者是带着胸口后的疼热，那是反流性食管炎。

4. 饥而不欲食——这个饥，胃酸分泌过多，浅表性胃炎的时候，有种饥饿感，好像是胃热，这是阴极以后似热，但是不欲食，不欲食是个寒象，到底是热还是寒？饥而欲食，胃火亢盛，那是个热象。饥而不欲食，内在的积寒以后，反而一个热象。所以通过这四个典型的症状：消渴、气上撞心、心中疼热、饥而不欲食，对厥阴的典型表现描述全面了。都是一些阴极似热的现象。阴分太重，反而热气上冲，口里面渴，发疼发热，最后一个不欲食。

5. 后面两个是食则吐蛔，假如说吃了的话，他会吐出蛔虫来，这个情况当然不是必然有的，假如说没有蛔虫的话，不可能说吃了吐蛔。这说明这个疼热、饥不欲食这种情况，就是寄生虫的病。我小的时候还能见到胆道蛔虫病，作为一个常见的基层医院的急症，疼得能休克过去，那就算是疼热了。急救的办法很简单，喝一口醋就止住了。那个蛔虫从肠道往上走，钻到胆道里去，胆道一蠕动的时候，把胆道堵塞了，胆汁分泌不出来，带着胆道痉挛，就是喝一口醋，当时就能解决了。

6. 下之利不止——你看着饥不欲食，有热的感觉，你用下药的话，会利不止。利不止很严重，导致死人。少阴病不能下，下了会导致利不止。厥阴病应该比少阴更严重，禁用下法。少阴是因为下焦的虚寒，厥阴寒得更厉害，更不能用下法。

三二七、厥阴中风，脉微浮为欲愈，不浮为未愈。

1. 在《伤寒》中常常见到这么一些论述病的格式和条文，

先讲了厥阴病，然后提到厥阴中风，假如你就固定地认为三阳是表、三阴是里的话，那厥阴它怎么会中风呢？

2. 这里说厥阴中风，应该是有了厥阴病，假如说外面受风，举这么一个例子说明厥阴病的在里。假如说：脉微浮，那么外表还不虚，有内虚，但外还不虚，脉还能浮上来。正气还能在外抗邪，见好的现象。

3. 不浮为未愈——外面受风以后，能直入到里，根本浮不上来了，不在表。这应该是说表里俱虚的时候，病情严重。

4. 即便是内有厥阴病，外面不是很虚，那么外感风寒，中风的话，还是能够治愈的。

三二八、厥阴病，欲解时，从丑至卯上。

三阴的欲解分别是亥至丑，然后子至寅，然后丑至卯，都是在子丑寅前后的三个时辰。

三二九、厥阴病，渴欲饮水者，少少与之愈。

说明这个渴不是内有水饮的渴，厥阴病的虚象，上面出现虚热，渴是可以喝水的。水饮病的渴，是渴饮水即吐，渴而不欲饮水。第一个表现就是消渴，这说的是渴欲饮水。

三三零、诸四逆厥者，不可下之，虚家亦然。

1. 厥：四肢逆冷。当然《内经》中还有厥热的说法，一般的这个厥是指四肢逆冷。脾主四肢，出现四肢逆冷的人，你看着四肢冷，其实他内在也是寒。这个不能用下法，是个虚象，明确提出：虚家亦然。四肢的冷，和素体的虚，是一个道理的。所以《灵枢》中有阴刺，刺少阴。刺少阴的内踝后，治这个四逆的。

三三一、伤寒，先厥，后发热而利者，必自止，见厥复利。

1. 伤寒病或者发热的病，先出现四肢逆冷，然后出现发热和下利的，这病是可以好的，外感的现象。当然后来有些解释说：阳气的郁闭呀，阻闭经络，这个东西可以不管它，不看它，就实际见证，从经文的原文，直接到临床，就是这样。外感的高烧之前，先出现四肢冰冷，然后出现发烧了，然后出现拉肚子了，这个可以好。那么高热呢可以好，外感的现象。

2. 见厥复利——假如说泻完以后，再出现四肢发冷的，这是变虚了。那就会出现下利，内在的阳气虚了。

3. 这条要看明白，是一个临床的正常现象。它的机理，多种解释皆可参考，也皆可不管，要认识到实际情况就是这样，就是伤寒的一开始常有寒战高热，高热以后，出了汗就解了。出了汗或者腹泻以后，他又开始冷，那这个就内外俱寒了。

4. 现在常见到的，一开始先冷，然后发高烧，发高烧以后，有些人迎合病人快速退烧的心里，上来就用地塞米松，用完以后消化不好了，再加上抗生素，腹泻了，腹泻以后，长期的四肢冰冷，消化不好。见过一个小孩，连续用了两天，一次用了10毫克的地塞米松退烧，后来小孩精神不好，不愿睁眼，不愿说话，脸黄黄的，像一张纸。消化不良，看着像贫血，查查不贫血。说话声音也小，老想躺着。典型的肾上腺素受到抑制的症状。当然现在是人为造成的，假如没这个情况，像《伤寒论》说的长期的下利导致虚的，也可能有这种情况，见厥复利。

5. 这5条说的是厥阴病的大概情况，厥阴病的渴和下利、发热、中风。对照着少阴病来看看。有所不同，也提到了虚象。

三三二、伤寒，始发热六日，厥反九日而利。凡厥利者，当不能食，今反能食者，恐为除中（一云消中）。食以索饼，不发热者，知胃气尚在，必愈，恐暴热来出而复去也。后日脉之，其热续在者，期之旦日夜半愈。所以然者，本发热六日，厥反九日，复发热三日，并前六日，亦为九日，与厥相应，故期之旦日夜半愈。后三日脉之而脉数，其热不罢者，此为热气有余，必发痈脓也。

1. 伤寒始发热六日，厥反九日而利——他这句是说，从伤寒开始，前六日都是发热的。好像往后到第九日上他有厥和下利，应该是这个意思。一般的三阳发热，到三阴就不发热了，六天的话，到第七天上就应该恢复了。而这里这六天一直发着热，到了九天上了还有厥和利。

2. 凡厥利者，当不能食，今反能食者，恐为除中（一云消中）——如果有厥和下利，寒凉的现象，应该是不能食，厥是四肢冷，四肢凉，中阳也是凉，加上下利，很典型的内在寒凉现象。有寒是不能食的，而这个是：今反能食。出现异常的能食的现象，这个病叫除中。除中是什么意思？后来有很多的解释，好多人说就是中气要败的现象，中气将要败的时候，出现相反的情况，出现暴食的现象。有人说临死以前，突然能食，这就要暴亡的现象，胃阳暴尽以前突然一点残阳外越，好像回光返照这样能食，这是从字面上，还有历代注家这么解释。我在临床上实际见过，突然能食的情况。以前我在乡镇医院的时候，晚上突然一个牛车拉来了患者，患脑血管病，昏迷，意识谵妄。昏迷不醒，赶快给她输液，针刺治疗，第二天早晨，突然醒了以后，瞪着大眼要吃，一个小老太太吃了四个大包子，还要吃，家人要给她买，我说别吃了，她已经不知道了，糊涂了，这是个能食。应该是病了不能食，这个情况虽然不是厥利，但是反能食是很明显的。好多病人在脑子不好的时候出现反能食。那么联想到这个地方出现厥利，是否指的病人神志出现不正常，除中，中气败坏以后出现的神志不正常？完全是可能的。

3. 食以索饼，不发热者，知胃气尚在，必愈，恐暴热来出而复去也——这个饼一般是指面食的总称。索饼——就是像条索状的饼，就是现在说的面条，所以他要食的时候，给他吃点半流食，面汤面条类的。吃了以后，不发热的，知道胃气还在，那么这就反过来证明，前面那条除中，就是胃气败坏。胃气不败那就必愈了。如果吃了以后，发烧更厉害了，然后热度一没有，人就完了。好多垂危的病人到最后，好几天不能吃饭了，突然能吃下饭去了，你不用说吃很多，吃一点，突然的高烧了，一般不过一天，那就是最后的垂危的现象。这个和临床是非常一致的。久卧不能食的病人，突然出现能食暴热的，就是死亡的先兆。

4. 后日脉之，其热续在者，期之旦日夜半愈——如果说待了一天，给他看脉，脉还有，热还在，没有突然的暴出暴去，那么到第二天的夜半就愈，夜半一般的就像上面说的，厥阴病欲解时，从丑至卯上。发热午时盛，至夜半就当愈。这暴热常常不长，长期还在的，说明胃气还有，并不是说残阳，脱出来算完了。

5. 所以然者，本发热六日，厥反九日，复发热三日，并前六日，亦为九日，与厥相应，故期之旦日夜半愈——本来有六天的发热，四肢的冷是九天了，这说明原先有九天的厥了。他再想好的时候，他发热也得够九天，后面解释的热深、厥深，就是这意思。这一句看上去，表述得并不是太明白，意思就是这样：本来发了六天热，后来加上复发热了三日，六天加三天不就九天嘛，加上厥反九日，和这个厥就相应了，热九日，厥九日，所以就该到了愈的时候了。

6. 后三日脉之，而脉数，其热不罢者，此为热气有余，必发痈脓也——如果到了该热罢的时候不热罢，这说明热盛，热盛会发生痈脓，会局部的营血痈滞而发热，或者合并局部的感染灶发热。现代医学叫局部的感染灶。那痈脓就是热伤了营脉，营气壅滞在一个地方。发生壅聚叫痈。

三三三、伤寒，脉迟，六七日，而反与黄芩汤，彻其热。脉迟为寒，今与黄芩汤，复除其热，腹中应冷，当不能食，今反能食，此名除中，必死。

1. 脉迟为寒，六七日仍然是寒，与黄芩汤是反的，是不对的。

2. 脉迟为寒，用黄芩汤导致腹中更冷了。腹冷应该不能食，今反能食。说明除中就是脉寒加上腹中的寒，突然出现了反能食，胃的残阳。这是一个死候，这个情况是常常见到的。见到一些临终的病人常常有这种情况。能吃了，看着是一个好现象，常常是弥留之际，最后的一点残阳越出来了，你就是给他输液也好，鼻饲也好，营养针也好，都不可避免这个过程。

三三四、伤寒，先厥后发热，下利必自止，而反汗出，咽中痛者，其喉为痹。发热无汗，而利，必自止，若不止，必便脓血，便脓血者，其喉不痹。

1. 伤寒先厥后发热，下利必自止——先是四肢逆冷后发热，那说明厥去了，热复了。下利说明内寒也复了，必自止。

2. 而反汗出，咽中痛者，其喉为痹——汗出咽中痛，应该有了表证，反汗出在表上，咽中痛有热证。所以热应在喉了。

3. 发热无汗——没有汗，这不一定像麻黄汤证的表寒证，无汗，应该是没有表证。

4. 而利必自止——内热，没有寒了，利就止了。

5. 若不止，必便脓血——如果是利还没有止住，那么热也可能导致下利，下利的时候热伤血络可能出现脓血。

6. 便脓血者，其喉不痹——便脓血的，这个热就出现在里的下，所以就出现了喉不痹，而便脓血。这就是平时讲阴阳部位的时候，我反复说的：常常你看到下面有热的时候，上面是寒的，下面有热的时候，上面就没有热了。所以你看喉痹他就不便脓血，便脓血就不喉痹。所以汗出的时候，他喉痹，是在表、在阳、在上、在风。如果是汗不出的时候，他便脓血就不痹，汗不出，不是在表，他是在里、在下、在阴。

7. 前不久看了一个比较典型、比较严重的痔疮，痔疮有个特别的治法，是治龈交穴，上唇一提，上唇系带。用一个止血钳，夹一下，出血，下面据说能马上收回去。上次那例，唇系带上明显一个疙瘩，上面出一个小的，下面出一个大的。上口对应下口，都是一个消化道，一个进端，一个出端，两端是相应的。就像一个管，这边一拽，那边就有反应。这就是对应，那么结合这个喉痹和便脓血。喉应该比唇再往里一些，便脓血比痔疮还往里一些，是对应。那么再进一步，你能想到什么？为什么肺和大肠相表里，直肠再往上就是大肠，那么人在喉往下就是肺，再深一步是小肠。上面再下一端是哪里？心脏，心和小肠就表里，一圈一圈的，再往下肾和膀胱是前后的。再中间的是肝和胆，最近的是脾和胃，脾胃在中心，那就是五行的中央土。所以这个表里关系，可以从上下、从前后这么来解释。它是具有非常具体实际的对应意义的，不仅仅是一种想象、一种理论、一种模型、一种规定、一种它本身含着的一个五行属性。五行属性是人给它安上的。你只是用一种工具、一种模型来认识这种自然的现象。五行家发明这个学说的时候，它是和阴阳一样，来解释宇宙间万物的，从时间到空间，具体的细微东西都可以概括的，就是不外前、后、左、右、中。一个定位方法而已。

三三五、伤寒，一二日至四五日，厥者，必发热。前热者，后必厥；厥深者，热亦深；厥微者，热亦微。厥应下之，而反发汗者，必口伤烂赤。

1. 伤寒一二日至四五日厥者，必发热——伤寒可以刚开始一二日就有，也可以病程日久四五日就厥，这种情况必发热。就像感冒，外感了风寒以后，出现了四肢逆冷，寒战高烧。那么说伤寒一二日至四五日厥，说明平时这个人并没有厥。就是因为伤寒了才厥的，然后他会发热。

2. 前热者，后必厥——他会先发热，发完热后他会产生厥，那么这说明在日程的先后上寒热对应，阴阳对应，对举上一条的上下对应，表里对应，汗是在表，无汗是在里，那么喉痛和便脓血，就是一表一里。那么这里的先热后厥，先厥后热，这先后的阴阳对应，虽然没有明确地说出来，但通过具体事例的条文，就是用阴阳来论述的。

3. 厥深者，热亦深；厥微者，热亦微——这还是阴阳，一棵树，树冠高的，它根扎得也深，根系小的，它树冠也小。但就树来说，还不能光用深浅来说，有的树，它天生就扎根浅，但范围大。这还是阴阳对应关系。

4. 厥应下之，而反发汗者，必口伤烂赤——这个外面看着的厥，是因为内在的热太重，应当用下法来治疗的，这就是“厥应下之”。而反发汗者——你把这个内热发到外面来了，错误的治疗会导致口伤烂赤。把里面的火发到口上来了，就口伤烂赤了。

5. 我见过一个医生介绍自己的一个病例，用附子治逆冷的时候，出现耳朵和喉咙的肿，他说这是少阳之气恢复的现象，实际上这是一个误治。用大量的附子、干姜，要出问题的。有个别讲理论的同道他自己承认临床不足，但抱持一个学派，敢去给人治病，这是不太恰当的。所以看这些病例的时候，要有清醒的认识，要有自己的分析。

三三六、伤寒病，厥五日，热亦五日，设六日当复厥，不厥者，自愈。厥终不过五日，以热五日，故知自愈。

1. 伤寒病，厥五日，热亦五日——先从字面上看，这应该是先怕冷了五天，又发热了五天。也可以是隔一天间隔发作，一般不会连续的五天冷，连续的五天热的。结合上一条说的热深、厥深、热微、厥微。那么这应该是正好了，热了也五天了，厥了也五天了。

2. 设六日当复厥，不厥者自愈——假如说到了第六天上，应该再开始厥。那么这个厥五日，热亦五日，是不是这个热和厥同时在发生呢？并不是说五天怕冷，五天发热，这样就十天了，再一天就十一天。而这是六日，就可能同时发热和厥，浑身发热，但手足冰凉。也可能体温高一阵，出了汗，身体变凉了，用这个退烧药之后，常见到这种现象。热退了以后，手脚冰凉，末梢循环不好，一会又发起热来。热和厥间隙着或同时有的这五天。到了第六天上还是冷，那就反复地发烧。突然的出现手脚温和了，手脚开始温和，不厥的时候，就到了该好的时候了。

3. 厥终不过五日，以热五日，故知自愈——这一句相当于对前面的解释。厥没过五天，热也五天，那就应该好了。

4. 有人说前面这个：厥五日，热亦五日，这个设六日是热了五日后的第六日，应该是到了十天了，先厥了五日，又热了五日，六日应该是再厥的，没厥，应该就好了。这个说法也有道理。还有的人认为是模糊说法：张仲景所言的日是个大概的数，不是确数，不要拘泥于这五日，说的是什么呢？热和厥相等，具体临床来看，常常是混杂着得多。热也热够了，寒也寒够了，这病也应该就好了。所以这一句还是说的热深、厥深的问题。还有的说反复的发热恶寒，再一个周期的话，他会病情加重。如果先是阴盛的厥，然后热复，阴不再盛了，阴阳相等平和了，这病就好了。所以这三种说法可以并解。一个是：同时的厥、热。再一个就是先厥了五天，再热了五天。再一个说法就是仅仅是相等就是了。都有理。

三三七、凡厥者，阴阳气不相顺接，便为厥。厥者，手足逆冷者是也。

1. 凡厥者，阴阳气不相顺接，便为厥——对前面一大套厥字进行了一个定义，阴不接阳，或者阳不能把阴接到里面去，那就是厥，外面的寒冷。那同样说，阴在内，阳在外呢？那不就发热吗？那么这个厥和热同时有，就是不相顺的现象。

2. 厥者，手足逆冷者是也——厥就是手足怕冷。

3. 所以厥阴病的326条到337条，这12条说的就是伤寒病到了最后，出现厥和热的情况，一直到其他的症状，出现了能食除中的死证，说的是个大概的阴阳顺接、对应问题。最后阴阳不顺接，阴阳离绝，完全的热而暴食，完全的寒冷下去，不再热了，就完了。前面序上讲到过，这个伤寒病程传变上，常常和现在传染病中的鼠疫这个过程非常相似，而鼠疫伤了肠以后也是便脓血，突然暴食也是死亡。是否特指这个病，有待考证，从表现来看，可以参考。那么其他病出现这个情况的，比照论治。

三三八、伤寒，脉微而厥，至七八日肤冷，其人躁，无暂安时者，此为脏厥，非蛔厥也。蛔厥者，其人当吐蛔。今病者静，而复时烦者，此为脏寒。蛔上入其膈，故烦，须臾复止，得食而呕，又烦者，蛔闻食臭出，其人常自吐蛔。蛔厥者，乌梅丸主之。又主久利。

乌梅丸方

乌梅三百枚，细辛六两，干姜十两，黄连十六两，当归四两，附子六两（炮，去皮），蜀椒四两（出汗），桂枝六两（去皮），人参六两，黄柏六两。

上十味，异捣筛，合治之，以苦酒渍乌梅一宿，去核，蒸之五斗米下，饭熟，捣成泥，和药令相得，内臼中，与蜜杵二

千下，丸如梧桐子大。先食饮服十丸，日三服，稍加至二十丸，禁生冷、滑物、臭食等。

1. 伤寒脉微而厥——这里首先说的是脏厥的表现。

2. 脉微而厥——肯定是内在的虚。阳虚于内，不能达于外，阴阳不相顺接，阴气在外，所以就出现四肢逆冷的厥。

3. 至七八日肤冷——整个外界都是阴寒之气。

4. 其人躁，无暂安时者，此为脏厥，非蛔厥也——内在阳虚以后，能见到烦躁，心气不足，阳虚烦躁，前面反复提到加干姜治烦躁，温内阳的。说这是脏厥，不是蛔厥。蛔厥是什么样呢？

5. 蛔厥者，其人当吐蛔——内在有蛔虫引起来的四肢厥逆，人常常能吐蛔。

6. 今病者静，而复时烦者，此为脏寒——蛔厥的人可能是一直烦躁，而这个是平时安静，但一会阵发性地烦。脏寒，内脏的虚寒。

7. 蛔上入其膈，故烦，须臾复止——有了内脏的寒，虫就上入其膈了。在里虫嫌凉了，上面热，就往上走。这应该是一句，这句应该和下面连起来讲更像。因为脏里面寒，虫都往上面去，趋热。所以食动，须臾复止。

8. 得食而呕——这也是脏寒的表现。

9. 又烦者，蛔闻食臭出，其人常自吐蛔——外面也许还热一些，往上走热，蛔虫就出来了。

10. 蛔厥者，乌梅丸主之。又主久利——吐蛔现在可能很少见到了，卫生条件好了，抗寄生虫药都改善了。以前在农村，卫生条件差，没有自来水，吃井水。老人和小孩常见，定期吃那个宝塔糖。在卫生院见到常见的急腹症，胆道蛔虫，虫入到胆道以后，绞痛剧烈。那这个就可以说是烦了，烦起来阵发性的发作。当时在农村，都有这个常识，喝一口醋就能缓解下来了。一看到急性腹痛的，都首先怀疑是胆道蛔虫。包括急性的胃肠炎，而现在急性的腹痛，常常最后才考虑到胆道蛔虫。

11. 又主久利——长期的慢性的下利性的病，久利常常是有脏寒的。现在说的叫脾肾阳虚也好，叫肠寒也好，你知道久利是有寒，用着还是不错的，乌梅丸现在有成药售卖。

12. 这个方改汤也可以，做散用也好用。这个方子重用的是黄连、乌梅和干姜这三味药，苦、酸、辛。开乌梅丸这个方子，你不按这个比例开出来，肯定不是这个味。

13. 上十味，异捣筛，合治之——这个是要求单味捣，然后过筛。然后再混合在一起。

14. 以苦酒渍乌梅一宿，去核——先用醋把它泡软了，然后把核去掉。

15. 蒸之五斗米下，饭熟捣成泥——这个不是用米做药，要把饭去除掉，只是在米下蒸，否则用五斗米这么一点药，太少了。

16. 和药令相得——然后把蒸熟的乌梅和药一起捣。

17. 内臼中，与蜜杵二千下——然后放到臼中，张仲景这用的不是炼蜜，是生蜜。现代工艺制蜜丸多用炼蜜。

18. 丸如梧桐子大——现在的水丸基本就是这么大，基本是0.2克为标准。

19. 先食饮服十丸，日三服，稍加至二十丸，禁生冷、滑物、臭食等——10丸大约是2克，除了蜜以外，那就是1克。20丸也不过是4克。比现在的6克丸、9克丸还要小。生冷就是指的水果、凉饭类的。滑物就是海带、肉皮冻之类的。臭物就是咸鱼、臭豆腐、火腿了，一般是腐类的东西。

20. 这个方子一般的用治久利、直肠炎了、结肠炎了，现代医学诊断的肠功能紊乱，常常有很好的效果。它是厥阴病中的第一方，所以有时候治心中疼热，气上撞心，就那个反酸的情况，用干姜、黄连为主的，你把它改成汤，这个比例治，也有很好的效果。

21. 对一些慢性的溃疡性结肠炎，长期便血的，用这个做成散或做成汤来治，一到两个月的时间，效果还是不错的，这类的报道也很多，临床常用效果也好。

22. 这个方子在厥阴病中，说是治蛔厥，用来治久利和少阴病也比较好用、常用。

三三九、伤寒，热少厥微，指（一作稍）头寒，嘿嘿不欲食，烦躁，数日小便利，色白者，此热除也，欲得食，其病为愈。若厥而呕，胸胁烦满者，其后必便血。

1. 伤寒热少厥微，指（一作稍）头寒——厥微不是整个手的也不是四肢，只是指头梢上的。说明厥得微。

2. 嘿嘿不欲食——和少阳病一样，嘿嘿不欲食。

3. 烦躁，数日小便利，色白者，此热除也，欲得食，其病为愈——热少厥也微，不是很严重，小便不黄了，热要退了，能食了，里面的寒也不重了，这是欲愈的现象，他热也退，厥也退了。

4. 若厥而呕——寒气、阴气在外就是厥，阴气在胃就是呕。

5. 胸胁烦满者，其后必便血——阴阳相隔，不相顺接，阳气到了下面了，下面有热，那就便血了。前面提到的，咽喉干的就不便血，不干的无汗的，下面就便血。寒气、阴气在上，热气在下的表现。

三四零、病者手足厥冷，言我不结胸，小腹满，按之痛者，此冷结在膀胱关元也。

看着手足厥冷，是否有热结在里，寒在外呢？通过问诊，病人说：我不结胸。就是胸里不难受。只是说小腹满，你给他按按看，一按痛的，这是冷结，在膀胱、在关元、在小腹的冷。就是说热结在上可以出现厥，冷结在下，同样也可以出现手足厥冷。也可以说手足厥冷，一个是阴阳不相顺接，不均匀。再一个还可能是：内外都寒，本身就是寒。

三四一、伤寒，发热四日，厥反三日，复热四日，厥少热多者，其病当愈。四日至七日，热不除者，必便脓血。

1. 这句说的是热多厥少，这个应该是阳气来复，病就愈了。

2. 这个四日至七日是怎么回事呢？发热四日，厥反三日，这不就七天嘛，复热四日，又开始热了四天，那么他说的这个四日至七日，应该是发了热后的四日，厥反三日，复热四日，这是七日。第一个四日以后，后面的三日、四日，就是“四日至七日”。这个热应该退了，但热不除，没有好，当愈而未愈，热入到厥阴，入到下面去了，便脓血。

3. 厥阴的便脓血和久利，常常见到一些结肠性病变就这个情况，久利以后便脓血。用乌梅丸都可以治疗。

三四二、伤寒，厥四日，热反三日，复厥五日，其病为进。寒多热少，阳气退，故为进也。

1. 伤寒厥四日，热反三日，复厥五日，其病为进——先厥，反复的厥，热得少，这就是寒多热少。

2. 寒多热少，阳气退，故为进也——阳气越来越少，阴气越来越重，越来越寒象的，阳气消耗的，这是病进。那前面的一个样，即便便脓血，热有点伤了，那个是当愈的现象。

3. 你从这两条来看，有人提重视阳气，这也是理论根据之一。

三四三、伤寒，六七日，脉微，手足厥冷，烦躁，灸厥阴，厥不还者，死。

这是但厥无热。灸了也不还，有阴无阳，那么这是死证，从这往下五条讲的都是厥阴的死证。

三四四、伤寒，发热，下利，厥逆，躁不得卧者，死。

厥逆而烦躁的，内在的虚阳。

三四五、伤寒，发热，下利至甚，厥不止者，死。

这条和上条比，哪怕没有烦躁，只是利得很重，有发热，厥不止，这就看出同时的有发热和厥象。

三四六、伤寒，六七日，不利，便发热而利，其人汗出不止者，死。有阴无阳故也。

表阳虚，汗出不止，加上阳在脱，下面的下利加上汗出不止，内外俱脱，两伤两虚，内外皆虚，这也是死象。有阴无阳。

三四七、伤寒，五六日，不结胸，腹濡，脉虚，复厥者，不可下，此亡血，下之死。

1. 脉虚——没有力量，里面亡血了，不结胸、腹软——不是虚了以后，邪结在里面，脉虚再加上厥逆，内在的血虚，外面的阳气不相顺接，这是有虚有厥。

2. 不可下，这是亡血，一下以后，本来就虚，导致更虚。像前面提到脉迟是血虚，那么这个本来亡血，下了也会死。

三四八、发热而厥，七日下利者，为难治。

发热而厥，到七日下利止是好事。他越来越加重，病进行性地加重，这是难治，还没说到死相。那假如说下利不止，厥不止，那同样也是死相。

三四九、伤寒，脉促，手足厥逆，可灸之。

1. 脉促——应该是内在的热。

2. 手足厥逆——外面是寒。

3. 灸——温经脉，让阴阳顺接的方法。提到了一个灸治的方法。

三五零、伤寒，脉滑而厥者，里有热，白虎汤主之。

1. 这一条如果没这个厥字的话，就像在前面的太阳和阳明病篇都讲到白虎汤证。光从一个脉滑是很难看出白虎汤证的，这里后面说了一个病机，就是里有热。所以白虎汤是一个治热的方子。

2. 在《伤寒论》中太阳病篇的176条中提到：伤寒脉浮滑，此以表有热，里有寒，白虎汤主之。这个里有寒，好多人不解，说可能是错误的，如果表热里寒的，应该四逆汤证，但是相同的是脉滑。滑脉是阳脉，在《内经》中说的滑脉是指的气多血少。后来说“气有余便是火”。滑脉是指的气盛。所以在阳明病篇的219条讲到白虎汤的时候是三阳合病，提出发汗谵语，有手足逆冷，这是用白虎汤的证。

3. 脉滑而厥——厥就是手足逆冷，一个脉滑，后面再重新加了一句：里有热。

4. 这里在讲了“伤寒脉促，手足厥逆，可灸之”的寒证之后，讲的是辨脉的。以后连续三条是辨脉的，滑脉气盛，里有热，同样是厥，可以是里有热，外面阴阳不相顺接。那么里有热的可以清热，用白虎汤。

三五一、手足厥寒，脉细欲绝者，当归四逆汤主之。

当归四逆汤方

当归三两，桂枝三两（去皮），芍药三两，细辛三两，甘草二两（炙），通草二两，大枣二十五枚（擘，一法，十二枚）。

上七味，以水八升，煮取三升，去滓，温服一升，日三服。

1. 先提的是手足厥寒，只手和足，一个脉细，一个脉促，一个脉细欲绝。

2. 脉细欲绝加上手足厥寒，那就是肯定的寒证了。寒证的，光腹寒、里寒的用四逆汤，这里是用当归四逆汤。当归四逆汤和那个四逆汤，用药上大不同，这个方子用大枣用到25

枚，其中有的方书说到大枣用的是12枚，大部分一剂方子中，大枣用12枚的居多，作为一个剂量，12枚看来是个常用量，大剂的，像炙甘草汤用到30枚，这个比起来量不算很大，用到25枚，重视温补的作用。

3. 就看这些药3两的用量，小青龙汤也是用的3两，是一般的量，不多。细辛的3两，现在一般不是很严重的病，按照现在的说法细辛不过钱，一般用3克、6克、9克、12克就不小了。细辛用多了口麻，长期用有时候胸闷。煎汤在经方中常常量很大，没事的。现在临床报道，治类风湿，用细辛止疼，有用到90克的，久煎并没什么毒副作用。我自己开方给别人用的量15克、20克用过，再大的量没用过，还是谨慎。假如说无效的，你可以谨慎地往上加量。自己煎汤用小青龙细辛用30克、45克没问题。但是你要给别人开方，还是从小量开始为好。你自己有充分的证据也可以直接用大量。当然一次用到30克的时候，这一剂药，你分成3次服，喝了一次好了。剩下你就可以第二天再服，防止量太大，这喝多了一个胸闷，再一个脸上麻的感觉，头上发胀的感觉。但能很快改善胸闷的状况。

三五二、若其人内有久寒者，宜当归四逆加吴茱萸生姜汤。

当归四逆加吴茱萸生姜汤方

当归三两，芍药三两，甘草二两（炙），通草二两，桂枝三两（去皮），细辛三两，生姜半斤（切），吴茱萸二升，大枣二十五枚（擘）。

上九味，以水六升，清酒六升，和煮取五升，去滓，温分五服。一方，水、酒各四升。

1. 这就是上面的原方加了生姜半斤，吴茱萸二升。量很大，半斤八两。你从这大量的用生姜来看，这大枣用二十五枚，就不算是很多了。你这样配起来的方子，估计就不是很难喝。尤其还有二升的吴茱萸，大枣，甘味的和一下就好了。

2. 一斗二升煮取五升，火候也不短。五服是一天服完，还是一天三服，二天服完？这个没说。那么这个就可以根据具体情况、病人耐受程度。假如说喝了以后，他不好受，热乎了，那你就一天三次，再喝，假如说身体壮实，喝了什么反应没有，一天喝完也行。可以量各人情况来决定。就是这一剂的量，有三服的，有再服的，有顿服的，有五服的，比起来量不算很大。

3. 这个情况，在一些多年的产后病，见四肢凉的病人中，我常常用这个方子治疗。妇女产后，当归是常用的药，四肢厥逆的，脉特别细的，用这个。有时候和温经汤类似的妇科病，也可以用这个治疗，比它再轻一点的，这方子没有人参，没有阿胶。气虚严重，出血不止的，那用妇人方，专门的温经汤之类的。

4. 有人说这个当归四逆汤和当归加吴茱萸四逆汤才是厥阴病的代表方，这也是一种提法，说明在厥阴出现厥寒、脉细欲绝的时候，这是首选的方子。当然你要出现心中痛热、气上冲撞胸的时候，乌梅丸是更合证的、首选的。所以也不好说什么代表方，有什么证，用什么方就是了。

5. 在这里是辨脉，对手足厥寒、手足不温的厥证的三个治疗方法，分别是灸法、清法和温通法。

6. 那么从这个内有久寒来看的话，就不仅仅说的是暂时的伤寒，所以说《伤寒论》并不仅仅是治疗伤寒病，治的是杂病。有这个三阴三阳见证的，一样适用，从这个“内有久寒”就看出来了。所以讲的是病、脉、证、治，实际上调的是人的这种体质，也可以说是人体的阴阳不平衡的状态。那么厥阴篇说的就是阴阳不相顺接，一些严重的、沉重的病。所以经方这个非常简单，就是几句话，但是在这里能看出分别来，详细地说了各种不同的情况。

三五三、大汗出，热不去，内拘急，四肢疼，又下利厥逆而恶寒者，四逆汤主之。

1. 这条看起来比较复杂些，一般的情况下，伤寒汗出热去，脉静身凉，病好的现象，大汗出了热还不去，是真热吗？你看后面：内拘急，四肢疼——寒主拘急，疼痛一般也是寒象。

2. 又下利厥逆而恶寒者，四逆汤主之——内外都寒，因为大汗出了以后，导致表的阳虚，下利说明内在也是阳虚。

3. 所以这个方子，抓住总体的一个寒象，用四逆汤。看了这个方子，和这个用法，你就知道，现在有些辨证方法，看到一个症状，根据这个症状就推到一套病机上去，看到很多复杂的症状，就把病机推得相当复杂，缺乏根据。而这个情况，你看，这么复杂的东西，他归到一个简单的内涵上去，那四肢疼，厥逆是否用上面的当归四逆汤或者是当归四逆汤加吴茱萸四逆汤呢？讲完两个方子以后，回到四逆汤，这个四逆汤是从里到外的寒象都可以。而当归四逆汤提到一个“脉细欲绝”，当归和血脉，入血分，所以特别提出来的是脉象。一比较就看出来在这里重新提四逆汤的意义在什么地方。

4. 这一条只说了汗热，内外四肢，包括肠胃的下利症状。没有提脉，那相对于上面说的那个“脉细欲绝”来说，这就不同，他没提，没提就应该不是一个典型的征象。脉可能细些，可能不细，只要有寒，就用四逆汤。

5. 方子前面讲过，煎法也是一样。若强人可用大附子一枚，干姜三两，一般情况下是甘草比干姜多，四分甘草，三分干姜，身体壮实的，附子、干姜可以加量。

三五四、大汗，若大下利，而厥冷者，四逆汤主之。

1. 大汗应该是表阳虚。若大下利，应该是里阳虚。表里阳气虚都可以用附子、干姜温阳、回阳。

2. 所以看出这个汗后身冷、恶寒、厥冷是用附子，大下以后是用干姜的。单纯用这些东西，容易上火，喉咙里干。用炙甘草调和一下。用甜味的炙甘草缓解一下这个味道。

三五五、病人手足厥冷，脉乍紧者，邪结在胸中，心下满而烦，饥不能食者，病在胸中，当须吐之，宜瓜蒂散。

1. 瓜蒂散这个方子，前面也提到过，在这里见到：手足厥冷和上面的厥逆恶寒是一样，但是脉象和当归四逆相比较，不是脉细欲绝，而是乍紧，突然紧起来，脉紧是寒象，寒主收引 。

2. 邪结在胸中，心下满而烦——感觉心下满闷而烦，上半截不痛快，寒在胸膈，最多到了心下。

3. 饥不能食者——胃有寒气，或胸中有寒气，收引住了，下不去了。治疗方法是当须吐之。说明了病在胸中，这是《内经》的说法，邪在上者，引而越之，在胸膈以上，在上面的，用吐法。吐法现在用得很少，但典型的还是考虑用的。平时有备用行，平时没备的，像盐汤探吐了，都是吐的方法。

4. 异捣筛——分开捣，豆子不好捣，瓜蒂比它好捣一些。

5. 不吐者，少少加，得快吐乃止——用剧烈药的时候，从小量开始，一般的从0.5g开始，吐了就立即止住，不行的，稍稍加，防止过量。

6. 诸亡血虚家，不可与瓜蒂散——并且最后特别提出来，特别虚的人不适合用。亡血家一吐以后，阳气上越，有可能就头晕，太虚的人，吐了津液以后，可能引起全身的衰竭。实证的人可以用，平时身体壮实的人，临时有邪气结在胸中的可以考虑用。

三五六、伤寒，厥而心下悸，宜先治水，当服茯苓甘草汤，却治其厥。不尔，水渍入胃，必作利也。

1. 这个方子在太阳病篇中也提到。

2. 心下悸是水气的表现，茯苓甘草汤也叫苓桂甘姜汤。在前面提到的是在伤寒，汗出以后，不渴者，不渴说明有水气。用茯苓甘草汤。在这提到的是：宜先治水，当服茯苓甘草汤。

3. 在73条讲到：伤寒，汗出而渴者，五苓散主之；不渴者，茯苓甘草汤主之。它和五苓散的鉴别就是一个渴，一个不渴。

4. 在这里提出，也是指水气，水气一般是在上，就有心下悸。后面是个解释，为什么要先治水。如果你不先治水的话，水渍入胃，仅仅是在心下，再往下走了，到了胃，再往下，就下利了。在这里用就是提前预防产生下利的一个作用。

5. 这方用的量不大，当上面有水气、心下悸的时候，用姜是很不错的，所以苓桂姜甘汤也就是茯苓甘草汤，生姜用的量是最大的。有的时候你吃凉了，或喝凉了，心下悸动感，堵得慌，不想吃饭的时候，嚼一口生姜，明显感到一会就化开了。

6. 在苓桂剂中，苓桂术甘汤是比较有代表性的，在《金匮》中治痰饮篇中，病痰饮者当以温药和之，基本上是苓桂术甘汤为代表。这个区别一个是比它量小，所以比苓桂术甘汤的痰饮还要轻一些。再一个加了生姜，生姜味道要辛一些。还有苓桂枣甘汤，所谓的伤寒的苓桂剂，茯苓和桂枝相配的。温阳化水为主的方子，有大小比例的不同。刘渡舟老师对苓桂剂论述得比较多，用得比较多。但除了知道药物的组成、药理以外，还要知道具体精确的用法、每味药的量。用对了以后，效果就会明显看出来。

三五七、伤寒六七日，大下后，寸脉沉而迟，手足厥逆，下部脉不至，喉咽不利，唾脓血，泄利不止者，为难治，麻黄升麻汤主之。

麻黄二两半（去节），升麻一两一分，当归一两一分，知母十八铢，黄芩十八铢，萎蕤十八铢（一作菖蒲），芍药六铢，天门冬六铢（去心），桂枝六铢（去皮），茯苓六铢，甘草六铢（炙），石膏六铢（碎，绵裹），白术六铢，干姜六铢。

上十四味，以水一斗，先煮麻黄一两沸，去上沫，内诸药，煮取三升，去滓，分温三服，相去如炊三斗米顷，令尽汗出愈。

1. 伤寒六七日——这是伤寒病程比较久了，六七日是应该到恢复的时候，没有好。

2. 大下后——是说经过误治以后的。

3. 寸脉沉而迟——经过大下以后，是指的上气不足。

4. 手足厥逆——阳气受伤。

5. 下部脉不至——寸脉是指上部，而这又提到了下部。

6. 喉咽不利，唾脓血——下部脉不至的时候，出现了：喉咽不利，唾脓血。

7. 泄利不止者，为难治——你从脉象上来看，上下脉都不好，寸部沉而迟还略好一些，下部脉不至，直接就摸不到了，上下俱虚。上气虚可以出现咽喉不利，邪阻滞在咽喉，所以出现吐脓血，咽喉不利，下部直接脉不至，脉弱可能是泄利，那脉不至，可能就泄利不止了。上下俱虚，加上上面火热的，这个情况难治，两头都有的，不好治。

8. 麻黄升麻汤主之——这个方子，在《伤寒论》的汤方中算大的，药味比较多一些。麻黄、升麻、当归，这三味是主要的，麻黄是最多的，最多比麻黄汤的三两还要小，后面药味比较多，但是都比较小，一两不到。一两是24铢。18铢是四分之三两。萎蕤就是玉竹。所以经方用到十几味药的时候，药量都不是很大，那么你看现在开方，动辄十几二十几味药，6克、9克也就很正常了。假如你一两按15克算，那么四分之一就不到4克。所以一般3~9克来算，对一些复杂的病，难治的病，调理的病，也可以了，但是麻黄量大。

9. 这个方子，你从现在的中药理论上来解释，麻黄、桂枝是偏于治表的药，茯苓、白术、干姜是调理脾胃的。石膏、知母、黄芩这三个清热的。天门冬、萎蕤是养阴的。升麻、黄芩是清热解毒类的。有当归养血分的。温的有桂枝、干姜。表里、寒温、气血同用。看着比较杂的一个方子。

10. 相去如炊三斗米顷——煮三斗米多长时间呢，大锅煮，那要看火候旺不旺了，起码得一个来小时吧。

11. 令尽汗出愈——所以用麻黄为主药。一般的身体虚的是不用麻黄的，尤其下部脉不至的，而这个方子，有上下俱虚的现象，咽喉不利，吐脓血。泄利的又用麻黄，从现代的中药理论，药性上不太好解释。这个方子后来用得也不是很多。我也没怎么用过，印象不是很深。但这提供了寒热表里并用时候的一个方法，对一些复杂的病没办法的时候，只要有：咽喉不利，吐脓血，泄利不止的时候，那你就可以考虑用这个方子来治疗。原理搞不清楚，没关系。先辨证治疗，辨什么证？就是辨：咽喉不利，吐脓血，泄利不止，还有手足厥逆，再加上脉的沉迟。

12. 后来说咽痛者不能用桂枝，那麻黄就更不用说了。桂枝、干姜、麻黄，用这些都是热性的药，不太好。这个方即便有石膏、知母、升麻、黄芩、萎蕤、芍药、天门冬等凉的，但总的量来说，都不如麻黄量大。是否真的咽喉痛就不能用桂枝了呢？前不久，我治了一例中年女性，一次十付，吃了三次。甘草汤加半夏、桂枝、干姜的，她刚来时，说不出话来，半年多时间了。她卖化肥，整天得说话推销。你看吃了药，二十天上就很好了。这个你看半夏、桂枝、干姜，该用就用。时间长了有阴寒之象。所以传统的治少阴咽痛的方子，它都是偏温的。真正清凉得很少。你不能见到火就清，你要考虑到虚，虚的就要补，补的甘草重用，再加上这些温补的药可以。有的用寒了以后，形成了慢性的声带炎，声带结节了，不好办。手术就刮除，有的刮去了以后，你看，结节没有了，他还是声音嘶哑，说不出话来，有的十多年的，就不好办了。这个也半年左右了，一个月治过来，也可以了。

13. 这个方子脉证记好它。有些时候可以提供一个组方的参考。有人见配方中说干姜和知母，凉热并用行吗？润燥并用？一看乱七八糟。你知道这个方子，就知道不乱。

三五八、伤寒，四五日，腹中痛，若转气下趣少腹者，此欲自利也。

1. 伤寒四五日——伤寒四五日应该在太阴、少阴上。

2. 腹中痛——腹痛可以在太阴上，太阴病的腹满、腹痛。

3. 若转气下趣少腹者——肚子里有肠鸣往少腹里走。

4. 此欲自利也——提前你要知道这可能要产生腹泻了，有可能寒气下走。这句提示一个病的转归趋向，发展的一个规律。和事实相符合的。

三五九、伤寒，本自寒下，医复吐下之，寒格，更逆吐下，若食入口即吐，干姜黄芩黄连人参汤主之。

干姜黄芩黄连人参汤方

干姜、黄芩、黄连、人参各三两。

上四味，以水六升，煮取二升，去滓，分温再服。

1. 伤寒本自寒下——伤寒本来的下利是因为下焦的虚寒引起的下利，伤寒到了少阴、厥阴的下，都是因为下焦的虚寒。

2. 医复吐下之——医生在治疗上再用吐法和下法。

3. 寒格，更逆吐下——本来是下面有寒，你再用些寒药，用吐下法，两寒相格拒，有寒气用药以后，吐下会更厉害。这就是平日说的拒药。一般情况下这个药对证的，入进去以后，方法得当，都能够接受。药性和病性差别太大，或者用反的时候，他有自然的反应，拒药。寒病用寒药，会加重病情，他就更逆吐下。

4. 若食入口即吐——连饭都吐了。误治以后，越治越重，吃饭都吃不了。

5. 这个方子结合上面的方证来说，“伤寒本自寒下”，因为虚了，所以用人参。有寒用干姜，治虚寒用干姜。黄芩、黄连是苦寒的，常常是治下利用的，为什么治下利还用寒药呢？配着这个人参的时候用黄芩、黄连没问题。常常这个黄连不论寒热都可以用。黄连能治冷、热之利。后世一个方子，连理汤——黄连加上理中汤。前面讲到乌梅丸，黄连、干姜量比较大，也是这么用的。下利的时候白术一般不用，黄芩是不避的，而腹痛的时候是用芍药，不用黄芩的。通过前面的几个方子都看出来了，所以这里简简单单四味药，针对每种情况都很明确。常常效果还是可以的。你想着对虚寒严重吐下的时候，这个方子寒热并用，补清并用，除了方证以外，这里还能明确地看出每个药的药证。如果是仅仅分析到病机，而没有方子的，这样的方很难开出来。

6. 下面九条是没有方子的条文，讲病机的。

三六零、下利，有微热而渴，脉弱者，今自愈。

1. 有微热而渴——阳气像来复了。

2. 脉弱者，今自愈——里面寒气不盛了，这就快好了。

三六一、下利，脉数，有微热汗出，今自愈，设复紧，为未解（一云设脉浮复紧）。

1. 下利，脉数，有微热汗出，今自愈——和上条差不多，阳气来复。

2. 设复紧，为未解——又紧起来了，内在还有寒气。

三六二、下利，手足厥冷，无脉者，灸之，不温，若脉不还，反微喘者，死。少阴负趺阳者，为顺也。

1. 下利，手足厥冷，无脉者，灸之不温——比较严重的寒象。

2. 若脉不还，反微喘者，死——寒气在下，上面的肺气也虚了。肺气不足就表现为喘。这个情况就是见到无脉、厥冷、脉搏上不来，再加上喘。热了喘，肺热喘还可以理解。冷了应该呼吸深细，有点烦躁，这是不好的现象。呼吸衰减，循环衰竭的现象。

3. 少阴负趺阳者，为顺也——应该是太溪脉比趺阳脉小。那么阳气还有，虽然是手足凉了，但是趺阳脉还能摸得到。胃气还没有败。这个和那个“脉不返，反微喘”不一样。

三六三、下利，寸脉反浮数，尺中自涩者，必清脓血。

1. 这个清和圊是通用的。圊的意思就是干净，圊所相当于厕所，干净之所是指的最脏的地方，地方是脏，但你干净了。就是大便下脓血的意思。

2. 下利应该是脉上的迟、微、涩，是阴脉，是沉在里面的，他反浮数，有热。

3. 尺中自涩者，必清脓血——涩脉是阴脉，一般是气不足，血有余，推动得不痛快，络上凝结着血，再加上反浮数的热象，下面有热，灼伤了血络，就大便带血。

三六四、下利清谷，不可攻表，汗出必胀满。

1. 下利清谷——是在内的虚寒。没有热，所以谷不化。因为虚，而有下利。

2. 不可攻表，汗出必胀满——在里当治里，攻表是错的，假如说攻表汗出的，本来里阳虚，到了外面，表阳又虚了。会出现阳虚的腹胀满。

3. 汗后腹胀满者，前面有一个方子，厚朴半夏甘草人参汤，就适合这种情况，有厚朴治胀满，干姜、人参治虚治寒。这是一个误治的腹胀满，前面提了治疗了，所以这里不提。

三六五、下利，脉沉弦者，下重也；脉大者，为未止；脉微弱数者，为欲自止，虽发热，不死。

1. 下利，脉沉弦者，下重也——病人说下利，你看脉沉弦，沉是在里，弦是有寒。所以这个下利会出现下重，后来说的里急后重，都是指的下重，他有便意，老想去解手，但蹲着，又解不出来。这叫有便意，或有下坠感。

2. 脉大者，为未止——沉弦还大，邪气盛。

3. 脉微弱数者，为欲自止，虽发热，不死——微弱说明邪气减了，数，说明有阳气了，寒减了，阳气来复就欲自止。虽然有下利后重，只要脉不是很强，微弱数的，虽然发点热，这个不是死象。从脉上看，内脏的阳气来复。应该是说明这个意思。

三六六、下利，脉沉而迟，其人面少赤，身有微热，下利清谷者，必郁冒汗出而解，病人必微厥。所以然者，其面戴阳，下虚故也。

1. 在这里首先提出了戴阳证。

2. 下利，脉沉而迟——沉是在里，迟是不足，内在的虚寒。

3. 其人面少赤，身有微热，下利清谷者，必郁冒汗出而解——上面微微的有热象，下面是一派的寒象。这个情况可能会有点烦躁感，郁冒、眩晕感，然后出来汗，就解开了，就好了。

4. 病人必微厥。所以然者，其面戴阳，下虚故也——要好的时候，你看着面红，病人必四肢稍微偏凉一些，凉得不是很厉害，毕竟出了汗多少地有点伤了阳气，所以出现微厥。为什么这样呢？脸上看着戴阳的，下虚故也。

5. 注意这个说的戴阳，只是微热，面少赤。而在现在的中医诊断教材中把这个戴阳说的是虚阳外越，真寒假热，是一个病危的、欲死的症状。要注意这概念后来转化了。在这里看，这个其面戴阳，就应该是指具体的面上稍稍有点虚，有点红色。甚至可以汗出而解，不是什么大事。注意和现在一说戴阳就以为是快死了，不一样。

三六七、下利，脉数而渴者，今自愈。设不差，必清脓血，以有热故也。

1. 下利，脉数而渴者，今自愈——虽然有下利，脉数了，渴了，阳气来复，寒气少了，把水利下以后，感觉到渴了，这是通过脉说这个病机。可以自愈了，不用吃药了。

2. 设不差，必清脓血，以有热故也——这一句反过来论述。假如说他病情不减轻的，反过来说就是这个脉数是有热。下利见到热的就是快好了。假如不好的，下面就会拉血。

3. 必清脓血——就是大便带脓血。你看这个感冒快要好的时候，常常是口周或鼻周出水泡。这就说出火了，快要出来了。一些病毒性的感冒，肺火往外出来的时候，从口中出来，那么一个下利快好的时候，有时他有大便发坠感、肛门灼热感。从下面走，下点脓血，也是正常的，还有些下利完了，要好的时候，喉咙有点干，口中也有出泡的。那么按照《金匮》上的说法，病从里到外的，是快要好的现象，那么从外到里的，就是不好的现象。假如说先有喉咙疼，先有长痔疮，然后肚子胀起来，这不好。假如先肚子胀，那最后有点下利，有点吐，吐出来，肚子减了，这就好的现象。《金匮》在讲浸淫疮，疮的分布的时候，是这个过程。你看现在的流行病中，小孩子的传染病麻疹，它长有个次序：先躯干、头面到四肢、手掌心，这出齐了。出齐它就消退了。通过这一个典型的传染病，那么推测一些内伤的复杂的病，它这个机理是有一定道理的。都是从中央到外周，是快好了。还有一个，腰椎间盘突出症腰痛，臀部痛，大腿痛，小腿痛，脚麻，假如这个病先腰痛到腿痛，逐渐地往下走，一开始腰带着腿全痛，后来光膝盖以下痛了，后来光脚指头有点麻了，这就向愈的现象，这就病往外走。实际上反应里面那个神经受压迫的程度越来越轻。都是这个过程。假如说先是脚指头麻，逐渐的小腿，大腿到腰了，加重。这是很自然的一个现象。所以通过一定的现象归纳出一定理论，而这理论有普遍性，他就可以适用了。

三六八、下利后，脉绝，手足厥冷，晬时脉还，手足温者，生，脉不还者，死。

1. 下利重了，脱水了，血容量不足，脉就绝了，摸不到脉搏动了。末梢循环不好，他就手足冷了。这是自然的一个现象。

2. 晬时脉还，手足温者，生，脉不还者，死——晬时是指的周时，小儿的周岁叫晬，但这个晬时是指的一昼夜。过了一天一夜，这个脉就应该上来了。手足温了，厥逆也回了，这样就生了。

3. 这个血容量不足，经过自然调整以后，他能够适应，四肢都能到达，一般的你在脱水或血容量不足的时候，机体的自然反应是首先保证重要脏器的供血，心肝脑肾的供血，那么血在里面保证了，外面就少了。所以不足时是末梢的先麻，人体自然反应非常得灵敏。那么经过了一昼夜的动员，大脑得到了休息以后，它还得照顾到周围。在低的这个血容量上维持一个平衡。它应该是能脉还，全身能搏动起来，你还要保证外周组织的供血，这样的是可以活的。

4. 假如说过了一昼夜了，脉还不还。并且严重的，这个厥冷还会加重，这个是死证，非常危险。现在改善血容量，办法很多，不一定是输血。补充体液就行，等渗的输液，或者补充代血浆，扩充血容量。这个是能办到的。这个比直接用养阴的办法要来得快，也可以说是养阴的方法发展到现在，可以用直接往脉里注入营阴来改善这个脉绝、厥冷。所以不要单纯看它是中医的、西医的，它是医学的发展的现状。

三六九、伤寒，下利，日十余行，脉反实者，死。

脉证不符，为什么不符？下利得很严重，应该是脉弱和脉绝和手足厥冷了，而它反实，这个情况叫虚于内，而实于外。内在的脏器可能要衰竭了。水分不足了，应该回到里面供应主要脏器，它反实，都在外面供应了，里面怎么办，里面就出现死证。也可能是阳气入不得阴了，内在虚寒太重了，格阳于外了。阴阳离决就是死证。

三七零、下利清谷，里寒外热，汗出而厥者，通脉四逆汤主之。

1. 单纯的下利清谷有寒，用四逆汤的时候，这个干姜是一两半，比甘草少。附子用一枚，这用大者一枚。

2. 你看这个“下利清谷，里寒外热，汗出而厥者，通脉四逆汤主之”，和理中汤和后来附子理中汤区别是带着汗出而厥。厥是四肢逆冷，即便是外面有热象，面红可能是有热象。还有汗出，汗出是阳气继续脱失。所以这个用的剂量比较重，你不要以为他出汗或者有外热而减量。而是要重用的量。下利清谷是明显的内在的寒，加上厥，四肢逆冷，说明寒得比较重。中间你看着有点热象，所谓的里寒外热，都不要管，两头都是寒，内外都是寒，中间加一点热，就像坎卦的象一样。坎中满，水气重。

3. 用大量，分两次服。

4. 其脉即出者愈——你看着他的脸上红，现在说的虚阳外越，很严重的一种情况，服了以后如果循环能得到改善，脉恢复了，还容易好，如果服了以后，脉还不出，那就可能问题比较严重了。

5. 接着这个大寒的讲，紧接着下面讲的是一个热的。

三七一、热利下重者，白头翁汤主之。

白头翁汤方

白头翁二两，黄柏三两，黄连三两，秦皮三两。

上四味，以水七升，煮取二升，去滓，温服一升，不愈，更服一升。

1. 典型的热象。这个方子就是一派的寒凉的药。这方后来用来治痢疾的里急后重，便脓血的痢疾。便赤白痢。

2. 照现在说白头翁清热解毒，黄柏、黄连清热燥湿，秦皮解毒用，所以一般是毒血痢，肛门有灼热感，或口中臭，或大便黏滞，就是热重。下利严重的时候，重用的是黄柏、黄连、秦皮。白头翁只用了二两。

3. 现在流行性痢疾、细菌性痢疾感染的时候，用第三代抗生素——头孢类的，就很好用。大量，输液一瓶就好了，热重的时候加上点激素，解毒也很好用。所以这方子一般用得也比较少。

4. 高热加上便脓血发烧，治流行性痢疾的时候，一般是先西药用上，只要有效，一般用也很好。也有些用上以后，好不了，拖延时间长的，那你用中药这些方子，这个量也可以，所以不论中西医，能解决问题，能有效，能肯定、快速地解除痛苦，而不留其他的副作用后遗症的都是好方法。

5. 温服一升，不愈，更服一升——分两次服的方，是一个比较急的病种用这个服法。

三七二、下利，腹胀满，身体疼痛者，先温其里，乃攻其表。温里宜四逆汤，攻表宜桂枝汤。

在太阳病篇中提到表里先后时讲到过，表就桂枝汤，里就四逆汤。

三七三、下利，欲饮水者，以有热故也，白头翁汤主之。

如何知道有热？下利想喝水这就是有热。而有寒的下利，是下利不欲饮水，或饮水入口即吐。那是有寒的。这里再重申一下白头翁汤的主症。

三七四、下利，谵语者，有燥屎也，宜小承气汤。

这连续的都是对下利的辨证，对下利的不同情况，下利还带着说胡话的，这是有燥屎。用小承气汤清热。现在说的热结旁流，下利清水。

三七五、下利后更烦，按之心下濡者，为虚烦也，宜栀子豉汤。

1. 栀子豉汤治虚烦不寐。虚烦的道理前面说了，胃的虚，因为泻或者吐以后，邪热引而入里，动膈引起虚烦来。下利以后导致虚了，然后热气入进去了。为什么叫虚烦，心下濡，不是硬满，摸着濡。如果心下痞满，那可能考虑泻心汤、承气汤一类泻火热的。

2. 在这里讲了一个下利的热证，用白头翁汤是一个；还有热得更重，有谵语的时候，是小承气汤；只是烦有热，同样是热，但按之濡，是虚烦用栀子豉汤。栀子豉汤比小承气汤要轻，小承气汤和栀子豉汤相比较，就是一实一虚。栀子豉汤和白头翁汤比，白头翁重在下利，而栀子豉汤重在虚烦。同样是下利，也有不同。这就是对下利的反复辨证。

三七六、呕家，有痈脓者，不可治呕，脓尽自愈。

1. 呕家就是平时反复呕吐的人，或是以呕吐来就诊的病人，有痈脓者，这时你不要先治呕，脓尽自愈。

2. 痈脓是哪里的？比如项后痈，所谓的砍头疮，脑膜刺激征能引起呕吐来。但这不是平时的呕家。平时胃肠不好，有阑尾炎，往下不通，肠梗阻，也能引起呕吐。假如说是肠痈脓的，现在说的化脓性阑尾炎，《金匮》是用大黄牡丹汤往下通，而不是直接治呕，知道病有先后，因为痈脓引起吐的，先治痈脓。这是对下利伴着呕吐的。

三七七、呕而脉弱，小便复利，身有微热，见厥者难治，四逆汤主之。

四逆汤能够治呕吗？就是说四逆汤的厥逆证，可同时见到呕的证，你不要一看到呕，就要加点生姜、半夏。你要看四肢厥逆为主，就是先治厥逆。

三七八、干呕，吐涎沫，头痛者，吴茱萸汤主之。

1. 这是吴茱萸汤的一个重要主症。在厥阴病篇、阳明病和少阴病篇中都提到过吴茱萸汤。有些病人自己就说吐出一些白色的黏东西，像胃里的涎液一样，头痛，用吴茱萸汤主之。

2. 吴茱萸汤的表现：头痛带着呕吐，或者干呕，或者欲呕的现象。阳明是头痛欲呕。

三七九、呕而发热者，小柴胡汤主之。

这四条的呕，用三个方子来辨别。四逆汤、吴茱萸汤、小柴胡汤的都能治呕，那么它的见证是各不相同的。这是三个方子比较。这就是辨证，辨析治呕的不同情况。

三八零、伤寒，大吐、大下之，极虚，复极汗者，其人外气怫郁，复与之水，以发其汗，因得哕。所以然者，胃中寒冷故也。

1. 伤寒大吐、大下之，极虚，复极汗者，其人外气怫郁——三方面的折腾导致人很虚了。虚了以后，气不顺畅就怫郁了。

2. 复与之水，以发其汗，因得哕——汗都没有了，你还给他喝热水发汗，阳气不足，水化不开，在里面就哕了。

3. 所以然者，胃中寒冷故也——吐下以后，伤了中阳，胃中寒冷了。所以这个人大汗以后，或者吐下以后，你喝水喝急了以后，他会吐，或者呃逆。这等于是呃逆。这个情况现在见得不是很多。什么情况多？有些感染性病人，用抗生素加上激素，导致呃逆。还有些心脏病人，长期卧床，防止感染，过度用头孢类抗生素的见过不少呃逆，胃中寒。前两天刚给天津一个七八十的老亲戚治了，就是用寒药引起的。以前就治好一次，前两天又打电话来问我，又是呃逆不止，这次远程连视频都没看见，年纪大了，没敢给他用旋覆代赭汤，用的是小半夏加茯苓汤。用了也好，治胃中寒冷就是了。

三八一、伤寒，哕而腹满，视其前后，知何部不利，利之即愈。

1. 哕而腹满一般是寒的多。热结能不能？也能，大承气汤中热结不通的，也能出现哕而腹满。只要是出现腹满的，按照《内经》上标本先后篇，腹满是需要先治的，前后不利的，是先利其前后的。为什么腹满？一般都是前后不利。

2. 视其前后，知何部不利，利之即愈——那么这个何部，就是前部、后部了，前部就是指的小便不利，膀胱水蓄，后部就是指的肠道的大便不通。该利水利水，该通便通便。那么还有一个情况，妇人热入血室，血气不利，月经不调，血下不来，腹如敦状，还有像产后，胞衣不下。当然这说的伤寒哕而腹满，那对比只要是腹满的，不是伤寒的，其他原因的，也是需要先通利前后。你比如说肠痈，那就是要先利后，利下来。

你像前列腺炎，尿潴留，膀胱蓄水，也能这样。尿毒症水肿出现哕，腹满，虽然不是伤寒的，只要是腹满，前后不利的，都得先通。膀胱癃闭，怎么办？现在就插管，通下来就好了。还有因为脑血管的病，因为外伤，意识不好，防止他尿床不方便，也是先插管。所以利其前后是非常重要的。这个前后通了，这个哕和腹满就利了。通过利下而治上。所以《内经》也好，《伤寒》也好，重视大小便的情况。同样在现代医学中，对这个也是非常重视的。在外科也是非常重视这个，手术以后，只要是有矢气了，肠蠕动有了，这个就比较放心了。还有外伤以后，昏迷的病人，大便通了以后，避免了氨的过度吸收，对他有好处。那对中医来说，大承气汤，大黄还能活血、通窍，防止浊气上熏，不同角度的中西医学的表述，是真正的一个临床事实，并且在临床上能够久经验证。

3. 所有的饮食、睡眠、大小便，现在中医内科的，不论什么病都要问问这个，好像知道这个就会治一切病了，实际上不尽然。这个重要，但不是对什么病都重要。假如说长一个汗斑癣，你还问他饮食、睡眠、大小便，问出来以后，反多弄出一个病来，你调那一套，那是不对的，针对症状，直接相关的，你要问一问。其他的就不需要了。重视全身调整，但是也不要把一切都归到全身上去，还要重视局部的情况。

辨霍乱病脉证并治

合六法，方六首。

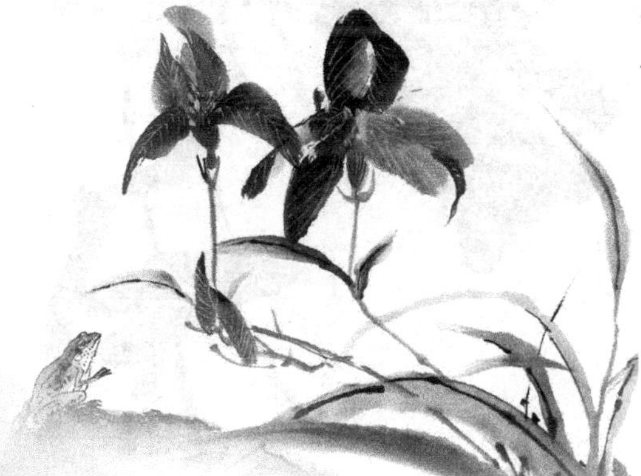

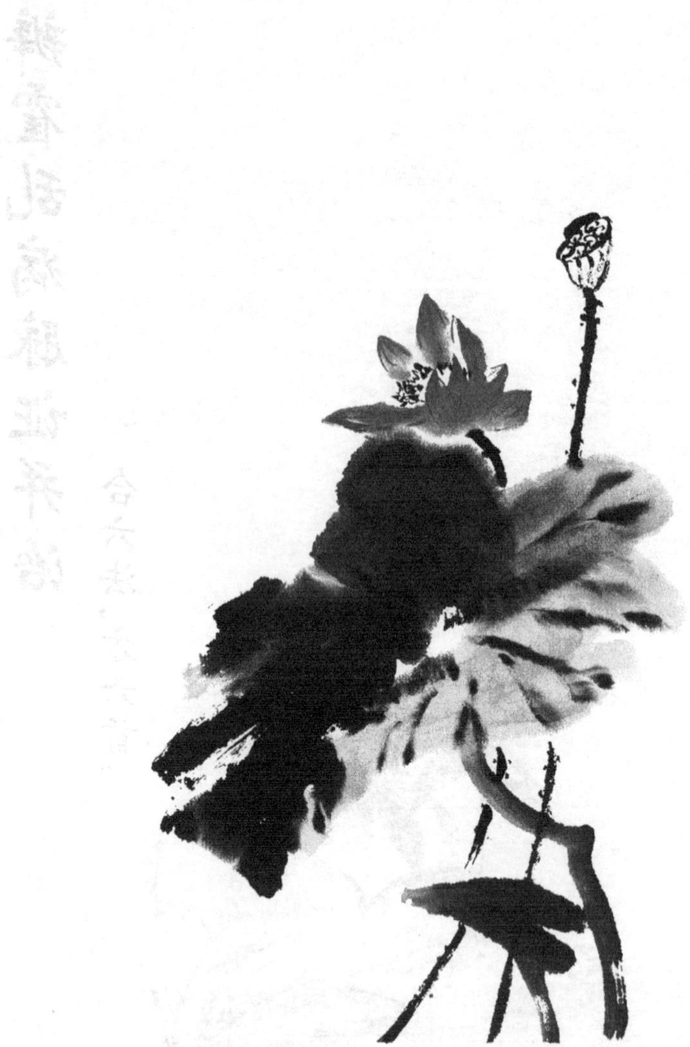

三八二、问曰：病有霍乱者，何？答曰：呕吐而利，此名霍乱。

1. 这个和《金匮》一样，是以一个病来作为篇名的，《金匮》是以具体病名为篇名，而《伤寒论》在具体编次的时候，把霍乱放在《伤寒论》的篇次里了，由于霍乱是可以因伤寒而引起来的。所以和杂病还不全是同一类。

2. 问曰：病有霍乱者，何？——就是问什么是霍乱病？

3. 答曰：呕吐而利，此名霍乱——霍乱的典型表现就是呕吐和利，所谓挥霍缭乱，上吐下泻。在现代医学中说的霍乱病是特指由于霍乱弧菌引起来的，也是以吐泻为主要表现的病。而西医介绍到中国的时候，也用霍乱这个名词，用中医的霍乱来特指一个病，就是因为表现是一致的。那么现代医学的诊治是以有霍乱弧菌的感染为标准。而中医本来的霍乱意义要比那个广，是指一切的，以呕吐、腹泻为主要表现，由外感引起来的为主，包括一些急性的胃肠炎都算。

三八三、问曰：病发热，头痛，身疼，恶寒，吐利者，此属何病？答曰：此名霍乱。霍乱自吐下，又利止，复更发热也。

1. 问曰：病发热头痛，身疼恶寒吐利者，此属何病？——发热、头痛、身热恶寒，像太阳病，但是又有吐利。表里都有。

2. 答曰：此名霍乱。霍乱自吐下，又利止，复更发热也——霍乱这个吐下，不是因为误治引起来的，泻下以后，不下利了，还能反复地发热。这句说明霍乱是个外感病，有太阳病的表现，但能直接入到里面去。可以表里同病，可以由表及里，也可以由里及表，由里面的利止之后再发热。这是它的特点。

3. 382条和383条就是对霍乱这个病的具体情况进行了描述。

三八四、伤寒，其脉微涩者，本是霍乱，今是伤寒，却四五日，至阴经上转入阴，必利，本呕，下利者，不可治也。欲似大便，而反失气，仍不利者，此属阳明也，便必硬，十三日愈。所以然者，经尽故也。下利后，当便硬，硬则能食者愈。今反不能食，到后经中，颇能食，复过一经能食，过之一日当愈，不愈者，不属阳明也。

1. 伤寒，其脉微涩者，本是霍乱——内在的阴液脱了，他就会出现微涩脉。

2. 今是伤寒，却四五日，至阴经上转入阴，必利——这说的霍乱的利和伤寒四五日转到少阴、厥阴，或太阴、少阴的利不同。

3. 本呕下利者，不可治也——这说本来有霍乱，再伤寒至四五日，再转成阴经的那个下利，就导致不可治，这说霍乱像感冒一样，像伤寒一样有太阳病的表现。那么到了四五日转到少阴、太阴去了，再加上本呕下利，和那个本是霍乱，说的一个意思。本来就有剧烈的吐下了，然后发热，再逐渐到少阳、阳明、太阴、少阴，这个不可治。和少阴的死证论述是一样的。先是有虚，再加上病导致更虚，这个不好治。

4. 欲似大便，而反失气，仍不利者，此属阳明也，便必硬，十三日愈——有便意，但是仅仅是失气，没有下利，这属于阳明，便必硬，可能是经下利以后，没多少的粪便了，所以出现了“欲似大便，而反失气”。这说明不下利了。没有水分了，那就胃家实了，属于阳明了。阳明的表现就是：便必硬。这样的话还是在阳，阳气盛，虽然泻、吐得虚了，阳气尚旺，到十三日可以愈。

5. 所以然者，经尽故也——到了阳明，万物所归，止在阳明，没有伤及阴，就到了该好的时候了。

6. 下利后，当便硬，硬则能食者愈——因霍乱的下利以后，没有水分了，大便硬，没有伤及阳气。能食是没有伤胃阳，没有寒，所以愈。

7. 今反不能食——阳明没有寒气的应该能食，所以说反是不能食。

8. 到后经中，颇能食——到后经应该是到少阳。一日太阳，二日阳明，三日到少阳。到少阳不可以食，能食，应还在阳明。

9. 复过一经能食——到了太阴还能食。

10. 过之一日当愈——到了太阴还没有引起腹满，过了以后就能够食了。

11. 不愈者，不属阳明也——不愈的话，那就不属于在阳经了，转到阴经了。转到太阴是腹满不欲食的。到少阳也是默默不欲饮食。那么在阳明，只要是阳气不失，是能食。不愈者，不属阳明也——那就到了少阳，到了太阴了。

12. 后面这一句和前面那一句：硬者，能食者愈，是连起来看，阳明火热尚存，没有伤及胃阳，不往少阳和太阴上转，这病就好治，是能够好的。如果出现不能食的，也许要往深了加重。这段说的是这个意思。

13. 这个和前面伤寒的三阴三阳病的转变中，讲的是一样的。

三八五、恶寒，脉微（一作缓）而复利，利止，亡血也，

四逆加人参汤主之。

四逆加人参汤方

甘草二两（炙），附子一枚（生，去皮，破八片），干姜一两半，人参一两。

上四味，以水三升，煮取一升二合，去滓，分温再服。

1. 在前面讲麻黄汤的时候提到：衄家勿汗，出血家不要发汗，讲到是血汗同源，那么在这里你看到利止亡血，脉微就是血不充。下面有利，利好了以后，脉会更微，血会更少。讲的是水血同源，就是人体从体表上出的汗，或者从大便中利下的水分，直接关系到血容量的多少。人会因为下利或吐下，脱水以后，导致循环血容量不足，血压低，重要脏器的供血不足，导致器官的衰竭。所谓的利止亡血就是这个意思。这个认识也是相当高明的，对血的循环状态，血容量观察得很真。

2. 这个用四逆加人参汤主之，不是急着先补液，而是先温其阳，脉微有可能是四逆，虽然没有说有四逆症状，但用的方子是加人参汤。渴的时候加人参，白虎汤、柴胡汤的加也是那样，加人参能够补充水分，治渴。人参用的量不大，一两。只要看到脉微、四逆，就可以用四逆加人参汤，是防止亡血的。

三八六、霍乱，头痛，发热，身疼痛，热多欲饮水者，五苓散主之；寒多不用水者，理中丸主之。

理中丸方

人参、干姜、甘草（炙）、白术各三两。

上四味，捣筛，蜜和为丸，如鸡子黄许大。以沸汤数合，和一丸，研碎，温服之，日三四，夜二服。腹中未热，益至三四丸，然不及汤。汤法：以四物依两数切，用水八升，煮取三

升，去滓，温服一升，日三服。若脐上筑者，肾气动也，去术，加桂四两；吐多者，去术，加生姜三两；下多者，还用术；悸者，加茯苓二两；渴欲得水者，加术，足前成四两半；腹中痛者，加人参，足前成四两半；寒者，加干姜，足前成四两半；腹满者，去术，加附子一枚。服汤后，如食顷，饮热粥一升许，微自温，勿发揭衣被。

1. 霍乱，头痛发热，身疼痛——像太阳表证。

2. 热多欲饮水者，五苓散主之；寒多不用水者，理中丸主之——前面提到霍乱首先是呕吐下利，然后伴有头痛发热，身疼痛。如果发热多，想喝水，口干的，用五苓散治其水气。由于经过呕和利下以后，水气不利了，先用五苓散利其水。伤了中阳用理中丸。这是对霍乱辨证，又回到前面的方子上去。说明五苓散和理中丸是一些通治的方子，不管是阳病还是阴病，也不管是霍乱，只要出现水气不利，就用五苓散，也不管它是霍乱是伤寒。只要出现内寒多，就用理中丸。

3. 对不同的病，强调用相同的方子，重视的是一个寒多，一个欲饮水。这就是辨证用方。也可以说五苓散的证眼就是这个欲饮水，而理中丸的证眼就是内寒多。不管什么病，妇科病也照常能用。妇科病、产后病、其他杂病，包括外感，包括霍乱，是证用是方。

4. 如鸡子黄许大——现在基本上就是我们用的9克丸（3钱丸）。

5. 这里提出一个方法来，丸子可以用汤泡开喝，还有一个就是丸方和汤方是可以通的，至少这个丸是可以做汤来服的。那在这个法则下，他没提的有些丸，是否也可以？应该有些丸也可以做成汤来用的。那是否汤可以做成丸来用呢？他说了：

丸不及汤。那汤做成丸就有可能少了量。所以这个剂型变化的时候，要有根据，一是有历史的根据；二是有相类同的根据，最重要的是有临床反复用药的根据。

6. 后面一个加减法。

7. 若脐上筑者，肾气动也，去术，加桂四两——脐上筑应该是在脐部有拱动感，和那个奔豚差不多，但没有跳起来，只是动一下，奔豚和欲作奔豚的时候，用桂，在前面是常用的。

8. 吐多者，去术，加生姜三两——生姜止吐。

9. 下多者，还用术——在这里，白术可以用来止泻。白术是燥湿的一个药，治泻。那后来有人研究白术含有一定成分的油，能治大便干燥用。那只是在《中药临床用药》那本书上列了几十例的报道，我看到的资料就是那一个，你不要认为那一个就是肯定的，传统上更肯定的证据是用来止泻的。燥湿，本身粉质比较多，这个药燥的。是否通大便？有待观察。没有肯定证据以前不要轻试，防止误事。

10. 悸者，加茯苓二两——茯苓可以治心悸。

11. 渴欲得水者，加术，足前成四两半——渴的像五苓散用茯苓，里面也有白术，你像阳证的渴的，像白虎汤，小柴胡渴的加人参，加瓜蒌根，白虎汤里是加人参的，在这里寒而渴的是加白术。

12. 腹中痛者，加人参，足前成四两半——腹中痛，阳证的是加芍药的，真武汤里是加附子的，而这个方子痛的时候是加人参，加量。

13. 寒者，加干姜，足前成四两半——你看他这个加量，一般都是加原有剂量的一半。

14. 腹满者，去术加附子一枚——那么有些便秘腹满的，是否用术通便，这就值得考虑了。腹满可以用厚朴。大部分是加厚朴的，这里是加附子，寒气重，重用的附子，白术能壅滞脾胃。

15. 假如说用到四两半的人参、干姜做汤的，应该是足够发汗的。现在一般用小量的，多喝几付，不温覆也行，用丸子小量多吃几天，肚子热的那个程度和速度上，不及汤。也能调过来。

三八七、吐利止而身痛不休者，当消息和解其外，宜桂枝汤小和之。

桂枝汤是和解外的，解表的。后来说桂枝汤是解肌的，解肌也是《伤寒论》上说的，有说桂枝汤是解表的，把解肌定为是小柴胡和解少阳是和法是解肌。而在这里是：消息和解其外，是用桂枝汤的。桂枝汤是桂枝、芍药，阴阳平和，很好的一个方子，治身痛、治汗出都是用它。

三八八、吐利，汗出，发热，恶寒，四肢拘急，手足厥冷者，四逆汤主之。

1. 吐利汗出，发热恶寒是霍乱的典型表现。出现：四肢拘急，手足厥冷者，以四逆为主，先用四逆汤来温。

2. 用四逆汤的指征，和前面用四逆加人参汤的区别，恶寒、脉微而复利，应该四逆加人参汤的时候，脉微得更厉害，四逆的程度更加严重一些。那么这一条和四逆加人参汤对比来看，他没有说脉，只说手足厥冷。应该那个脉微更轻一些。

3. 后面也强调，强人可大附子一枚，干姜三两。四逆汤可以加量。

三八九、既吐且利，小便复利，而大汗出，下利清谷，内寒外热，脉微欲绝者，四逆汤主之。

这里提到了脉微，和脉微欲绝，比前面加人参汤那个脉微是轻是重呢，说是脉微欲绝，看起来好像是重，重的这个情况应该加人参也行。什么时候加人参，什么时候不加人参，这就有个比较了。他这提到内寒外热。应该考虑热的时候先不加人参。脉上也许更重一些，但是证上提到了外热。那个只是亡血，亡血的那个面上也许是苍白的，脉特别微，血上不来，快用人参给鼓荡正气，而这个呢，外面是热，有可能面红着，从这一个外热和亡血来猜测可能有那样的气色，一个红色和一个白色。因为这个还带着大汗出，那个只是利。

三九零、吐已下断，汗出而厥，四肢拘急不解，脉微欲绝者，通脉四逆加猪胆汤主之。

通脉四逆加猪胆汤方

甘草二两（炙），干姜三两（强人可四两），附子大者一枚（生，去皮，破八片），猪胆汁半合。

上四味，以水三升，煮取一升二合，去滓，内猪胆汁，分温再服，其脉即来，无猪胆，以羊胆代之。

1. 吐已下断——吐好了，下利断绝了，不下利了。

2. 但是外面却大汗出，四肢厥逆。四肢拘急不解，也是脉微欲绝，通脉四逆加猪胆汤主之。

3. 通脉四逆量比较大，附子用大者一枚，干姜用四两。应该用猪胆汁加人尿，但这个没有加人尿。

4. 无猪胆，以羊胆代之——那无羊胆的时候，用人尿也得加。

5. 现在社区卫生院有条件就能办到，先给输液。先补充有效血容量再说。这个方子可能用的机会不多，但是你应该知道，中医本身是有办法来治疗的。你在只有中医条件下，应该知道除了输液还有一法，就是这法。

6. 这个不光是四肢拘急，还带着抽筋了。

三九一、吐利，发汗，脉平，小烦者，以新虚，不胜谷气故也。

1. 霍乱以后又吐又利了，还发了汗了，阴液应该是丢失得很多。小烦，内在的心气不足，他脉上是平的，这是一个新虚，刚刚病好失了水分以后，刚吃上饭，血都到胃肠去化谷物了，心血不足了，出现小烦，所以在人吐利发汗，失水以后，劳累以后，千万不要暴饮暴食，吃饭吃急了，会导致烦的发生。

2. 这个情况是个常见的现象。人不光是心虚以后，就是过度劳累以后也是这样，特别饿的时候，你吃饭吃急了，会不胜谷气，连消化能力都没有。吃完以后，你心慌，闷胀感，有点头晕。严重的一下子就撑死了。本来身体比较虚弱了，重要脏器靠血容量供氧的，突然胃里吃多了，血都到胃里消谷去了。引起重要脏器一下子衰竭，缺血缺氧。这个血量还过不来，血液维持不上去，能坏事。

3. 对于虚损的病人或者严重胃肠炎的病人，吐泻以后，在开始恢复的时候，要有一个渐进的过程，现在有的讲极端的断食疗法，连续七天不吃饭，一天没问题，两三天估计也问题不大，超过七天不吃饭，你用流食或汤食维持着，你在恢复饮食时，要注意两个问题：一个是不能暴食，再一个问题就是在这段时间内不要让大便干燥了。否则你一吃饭了，里面长期饿了以后水分缺失，大便干燥，也能出问题。

4. 所以在这个霍乱篇中，到最后嘱咐到的这一小句话，这也是从临床实际中来的宝贵经验。指导你在虚后，恢复饮食的时候，怎么样遵循一个渐进的法则，不至于伤及正气。

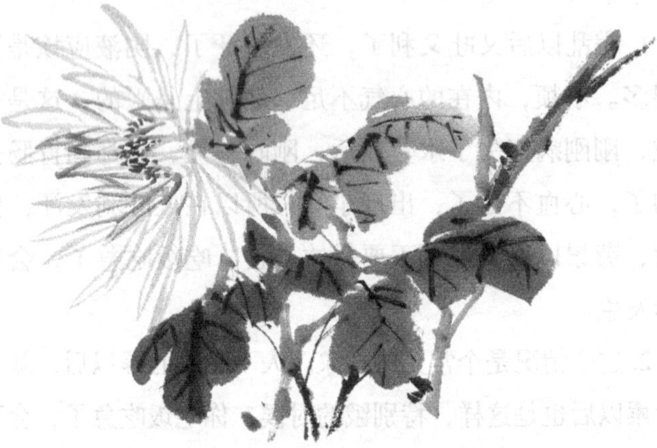

辨阴阳易差后劳复病脉证并治

合六法，方六首。

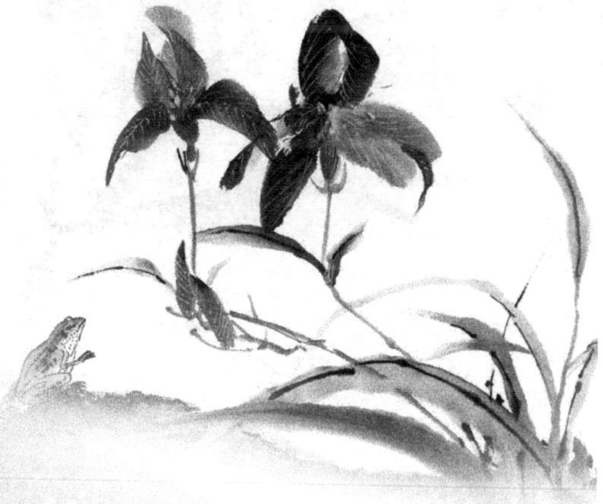

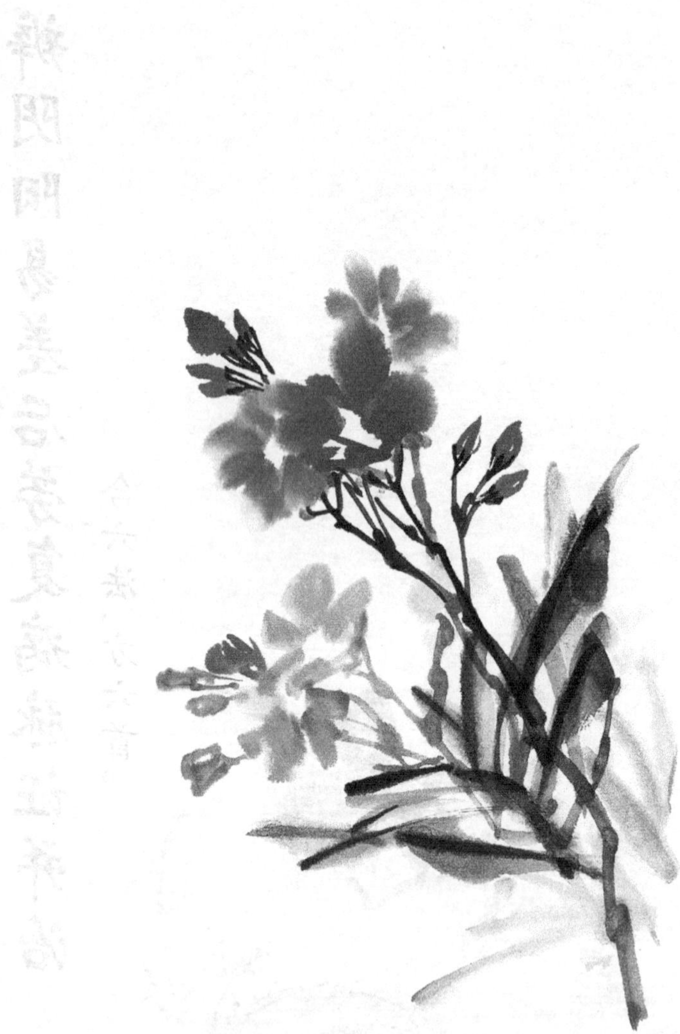

三九二、伤寒，阴阳易之为病，其人身体重，少气，少腹里急，或引阴中拘挛，热上冲胸，头重不欲举，眼中生花（一作眵），膝胫拘急者，烧裈散主之。

烧裈散方

妇人中裈近隐处，取烧作灰。

上一味，水服方寸匕，日三服，小便即利，阴头微肿，此为愈矣。妇人病，取男子裈烧服。

1. 辨阴阳易差后劳复病脉证并治——这个题目说的是两个方面，一个是阴阳易病，一个是瘥后劳复。

2. 这个“阴阳易”是指什么呢？是指伤寒以后，因为房事从女性传过来的病。那么这是这个人本来有了伤寒传过来的呢，还是女性有了伤寒以后，男性跟她房事传过来的？有人说男易女，女易男。这就是一个男女相传染的病。这是一个笼统的说法。从后面讲的瘥后劳复来看，应该是本人伤寒，然后又感染了阴气，伤寒没有好，然后行房事，出现了身体重、少气、少腹里急。本身是个有病的身体，你行房以后，伤肾气，所以周的重，少气，少腹里急，都是肾虚的表现。

3. 或引阴中拘挛——也是阴不足的现象。

4. 热上冲胸，头重不欲举，眼中生花（一作眵）——热上冲胸，阴不治阳，冲上去了。头重不欲举——上虚下实了。同样是不足现象。

5. 膝胫拘急者，烧裈散主之——你可以说肝虚也行，肾虚也行，他就是一个不足的现象。本身有伤寒的外感，再加上有内在的不足，两相交易，导致这个病。

6. 妇人中裈近隐处，取烧作灰——这个中裈是什么衣服？

中国传统的服装，里面是穿裈，穿一条半长不短的裤子，外面穿一个裙子一罩，男的女的都这服装。不穿裤衩，或者叫穿大裤衩子。中裈，这个地方相当于内裤，近阴处。

7. 那么你要知道这个衣服是什么东西，现在化纤的一烧，有毒。那时的衣服是棉的、麻的或者葛的。丝绸不是随便穿的，丝绸是一定级别的人才能穿的，百姓穿是犯禁的。即便是丝的也是天然的，没有化纤一说。烧成灰以后，纤维基本是以炭为主，所以也无关紧要。

8. 从这个病来说，现代有人说是性传播疾病。那有淋病、梅毒，这个都好治，青霉素和头孢都能抗了，现在很简单。艾滋病也是传染病，还有像病毒感染，像肝炎，可以通过阴阳易传播。通过体液的密切接触能直接传播的传染病。有的人说这病就是这么传播的，但是你看看这个表现来说，知道应该是房事导致得加重。尤其眼中生花，头重不欲举。

9. 这个方我没见老师用过，见过一些报道，也不确定，我自己也没用过。但是根据这一套表现，不管是阴阳易也好，是房劳也好，我是按照《金匮》里的虚劳病来治的。用的是桂加龙牡汤，也有效。

10. 有些病可以通过房事传播，有些病可以通过房事加重。对有些病治疗的时候，得多一句话嘱咐一下：生活起居上，要节制房事。

三九三、大病差后，劳复者，枳实栀子豉汤主之。

枳实栀子豉汤方

枳实三枚（炙），栀子十四个（擘），豉一升（绵裹）。

上三味，以清浆水七升，空煮取四升，内枳实、栀子，煮

取二升，下豉，更煮五六沸，去滓，温分再服，覆令微似汗。若有宿食者，内大黄如博棋子五六枚，服之愈。

1. 大病——没具体说是什么病，是否指一切病，还是指传染病？应该是都包括，很严重的病。刚刚好了以后，因为过劳又复发的，用这个方子治疗。

2. 复发以后什么症状，没有说，一个是回复到原有的病，再一个就是一般的胸膈满闷、不欲饮食之类的。所以用枳实栀子豉汤。栀子豉汤太阳病时讲过，这加了一个枳实。栀子豉汤系列有好多种加减。有枳实栀子豉汤，有加厚朴的，有加生姜的，有加甘草的，呕吐的、腹胀的都有。这是一个劳复，这提供了一个方法，这病刚好了以后，一劳累犯了，怎么治？按以前的治，还是按虚损治？按虚的治，补的话，病刚好，身体弱，不受补。泻的话，又怕他泻过了，不得劲。这提供一个方子，叫枳实栀子豉汤，碰到这种情况，你在没办法应付的时候，补泻无从下手的时候，没有思路，那么这个方证就是告诉你从这里入手就行了。

3. 这个方用枳实顺顺气，栀子清清热。博棋子就是围棋子。象棋过去又叫双陆。

三九四、伤寒差以后，更发热，小柴胡汤主之。脉浮者，以汗解之；脉沉实（一作紧）者，以下解之。

1. 你看这个小柴胡汤用法很广，只要发热就用小柴胡。身体虚弱加上发热就用小柴胡。这是因为气血虚弱，邪气内在，入了里了，所以发热了。

2. 在讲到小柴胡的时候，太阳病篇提到过。是因为气虚血弱，邪气深入的。所以小柴胡里有人参、甘草、大枣。

3. 脉浮者，以汗解之——就是用桂枝汤。

4. 脉沉实（一作紧）者，以下解之——下用承气类，调胃承气或小承气。

5. 病好以后，还留下一点后遗症的，复发的，还是见什么证，用什么方。最后再次强调的是辨证论治。

三九五、大病差后，从腰以下有水气者，牡蛎泽泻散主之。

牡蛎泽泻散方

牡蛎（熬）、泽泻、蜀漆（暖水洗，去腥）、葶苈子（熬）、商陆根（熬）、海藻（洗，去咸）、栝楼根各等分。

上七味，异捣，下筛为散，更于臼中治之，白饮和服方寸匕，日三服。小便利，止后服。

1. 这个方子治证也很明确，病好了以后，导致腰以下有水了。一般是伤及了肾，或者是由于体虚的时候，从下面感受了寒湿。寒湿之气袭于下，为阴邪袭阴位，腰以下有水气，用方是选择牡蛎泽泻散。

2. 牡蛎熬——是指的炒，不是炖。这个方子牡蛎沉下，泽泻、商陆是去水的，葶苈子在葶苈大枣泻肺汤中是泻肺水的。牡蛎、海藻都是海里咸的沉下的东西，取同类入象。瓜蒌根是个阴性的药，治渴用的。照现代的中药药理来解释，不太好解释。所以这个方子，原方用的也不太见。但这里提供了一个方法，见腰以下水肿的，有这么个散剂治疗。

3. 如果不理解，见到这种情况多的时候，你没法治的时候，这提示一个方法，也是照着用就行了。不一定非得用现代的药性理论来解释它。

4. 白饮和服方寸匕，日三服。小便利，止后服——白饮就是米汤。从这里可以看出来，他是通过利小便去水的。那么是否用肾气丸？用五苓散可以，治小便不利，治水气。那些方子都是后来用得多一些的。如果你那些方子用熟了，能有效的，可以，不是不行。如果你没招了，典型的病，这也是可选择之一。在仲景的方中，有这样的格式，就比如说“短气有微饮，苓桂术甘汤主之，肾气丸亦主之”，那么同样一个病，哪个方都行。你可以用你熟了的，肯定有效的方。但是你有一个备选的，肯定更有好处。

三九六、大病差后，喜唾，久不了了，胸上有寒，当以丸药温之，宜理中丸。

1. 治下焦下利的时候，理中丸理中焦，此在下焦不合适。那这里是：胸上有寒，那就不是在中焦。理中丸就不是理中焦了。结合前面有的条文，应该知道理中丸是治中上二焦有寒。

2. 那么在临床上看到下焦有寒的腹泻，除了用赤石脂禹余粮之外，治少阴下利的，有桃花散，用干姜赤石脂，附子也是入下焦寒的，那后来加附子就可以用来治下焦。单纯止下焦的利，加赤石脂禹余粮都可以，这个方常用来加附子治下焦，还是可以的。

3. 喜唾，久不了了——就是口里总是吐清唾沫。长时间好不了。这就叫胸上有寒。现在临床上对小孩总是流清涎的，一般从寒来治。吐浊涎的，黏唾沫的，一般从热治。热的常常是干，有涎的少，也有浊黏，臭痰，那就从热治。

4. 所以这个方里可以看出来，病好了以后，理中丸，可以养人用的。

三九七、伤寒解后，虚羸少气，气逆欲吐，竹叶石膏汤主之。

竹叶二把，石膏一斤，半夏半升（洗），麦门冬一升（去心），人参二两，甘草二两（炙），粳米半斤。

上七味，以水一斗，煮取六升，去滓，内粳米，煮米熟，汤成去米，温服一升，日三服。

1. 这就很明确了伤寒解后，没有说病瘥后，大病解后。

2. 虚羸少气——虚就是指的没有力量，这四个字是形气俱虚。羸是指的形体的消瘦。少气是指的短气乏力，呼吸气短。这四个字说得相当精炼，但形气俱照顾到了。

3. 气逆欲吐——不光气短了，还气老往上窜，想吐。有欲呕的感觉，和嗳气的感觉。而不是呃逆，不是哕。所以注意有呕，有欲吐，有呕吐，有气逆欲吐，有哕，不同的症状。这要辨析清楚，临床上常常见一个感冒经过长期的治疗，有的是误用抗生素治疗，或者是过度的用药以后，导致人出汗、恶心、想吐、不想吃。气逆欲吐常常见到大环内酯之类的抗生素或者是头孢类的抗生素导致的胃肠反应。虚羸少气，气逆欲吐，都能见到。

4. 那么以前没有这种治疗的时候，他伤寒解后这样，所以经典中不可能论到这种情况——药物副作用怎么办？药物不良反应怎么办？但是出现了相同的证：虚羸少气，气逆欲吐。是一样的证，根据辨证论治的法则，治的就是这个证。无论何种原因导致的人体的各种反应，你知道了这个病态反应就好了。就像非典、艾滋病，以前没有这个病毒的命名，那么现在用中药治疗一样有效一样。出发点就在辨别相同的证，这个证就是具体的症状和体征。

5. 竹叶石膏汤是个常用的方子，多少的有点虚热，不想吃饭的，常用。

6. 粳米半斤——有的说是半升，一般米是半升，现在你用只要加上一点就行了。我习惯的用法是一起煮，怕煎法上复杂的把病人说糊涂了。那汤也黏糊，也可以。

7. 这方子临床上用是很好的，恢复食欲，治乏力很好用的一个方子。

三九八、病人脉已解，而日暮微烦，以病新差，人强与谷，脾胃气尚弱，不能消谷，故令微烦，损谷则愈。

1. 从脉上看五脏气已经恢复了，好了，没有病脉了，而到天傍黑的时候，心里烦躁感，什么原因呢？因为这个病刚刚好了，听人劝吃饱饭，真吃饱了，出问题了，你脾胃气还弱，刚好了，消化能力还不强壮，不能消谷，所以令微烦。消化能力不行，吃下去，消化不了，在胃里停滞住了，营血都到胃里去消化了，心血就不足了，所以令微烦。这个不用治，饿两天就好了。不是让你完全挨饿，减食就好了。

2. 从《伤寒论》的第一篇开始：啜热稀粥，到最后让你损谷，在治病的时候，始终贯彻的是少吃饭，吃稀饭。

3. 从《伤寒论》的这篇可以看到，生病饮食调整非常重要，不是开了方子就算完了，住院的病人首先是护理和饮食，然后才是怎么样用药。

4. 讲到这一篇，《伤寒论》就讲完了，从始至终反复强调的辨病、脉、证、治。辨证尤为突出，辨脉为了区别，辨病，大概的阴阳轻重不能弄错。常见的证基本都有了，还有一些特别的，以证为主的，那属于特别的杂病，在《伤寒杂病论》的另一篇专论杂病的《金匮要略》中。